1945–1975: Der blutige Kampf um die Fristenlösung

... und was seither geschah

Schriftenreihe
des Museums für Verhütung und Schwangerschaftsabbruch
Band 2/Frühjahr 2025

Herausgeber:
MUVS, Museum für Verhütung und Schwangerschaftsabbruch,
Mariahilfer Gürtel 37, 1150 Wien, Österreich, www.muvs.org

Susanne Krejsa MacManus
Christian Fiala

1945–1975:
Der blutige Kampf um die Fristenlösung

… und was seither geschah

MUVS MUSEUM FÜR VERHÜTUNG UND SCHWANGERSCHAFTSABBRUCH

VERLAGSHAUS DER ÄRZTE

Die Frage des Genderns wird in diesem Buch variabel gehandhabt. In manchen Bereichen verbietet es sich: Abtreibungen werden ausnahmslos an Frauen durchgeführt. Für die meisten anderen Fälle haben wir uns für eine möglichst gut lesbare Form des Genderns entschieden. Dennoch gehen wir das Risiko ein, dass unser Buch in wenigen Jahren als ›aus der Zeit gefallen‹ angesehen werden könnte, da sich die jeweils als korrekt angesehene Form des Genderns schnell verändert.

Fotoquellen siehe Abbildungen und Fußnoten. Wir entschuldigen uns für eventuell fehlende Angaben. Ein Wort zu den Anführungszeichen: Doppelte Anführungszeichen (» «) verwenden wir ausschließlich für wörtliche Zitate/direkte Rede. Alle anderen Hervorhebungen erscheinen zwischen einfachen Anführungszeichen (› ‹) oder kursiv.

Coverfoto: Küchentisch mit improvisierten Behelfen für illegale Abtreibungen / Petra Haider
Gestaltung, Satz: Ekke Wolf, typic.at
Druck: DZS Grafik d.o.o., Ljubljana
Auflage: 1000 Stück
ISBN 978-3-99052-331-5

Inhalt

31. Dezember 1974: Morgen tritt die Fristenlösung in Österreich in Kraft (§§ 96–97 StGB). Damit sind Erlebnisse wie das folgende – hoffentlich für immer – vorbei:

Ein angeblicher Arzt legt der schwangeren 16jährigen Isabella W. Ende März 1971 einen Gummi-Katheter ein, den er ›Englisches Rohr‹ nennt. In der darauffolgenden Nacht bekommt sie Fieber, worauf ihre Mutter den Hausarzt verständigt. Dr. M. veranlasst die Einlieferung in die Rudolfsstiftung. Weil ihr graust, entfernt sich die Jugendliche vorher den Katheter nicht selbst. Die Ärzte im Krankenhaus weigern sich, mit der medizinisch dringend notwendigen Behandlung der schweren Entzündung zu beginnen, bevor sie der Polizei vollständig und wahrheitsgemäß Auskunft gegeben hat. Sie ist 5 Tage unter äußerster Lebensgefahr im Spital, wo man ihr den jauchig gewordenen Katheter operativ entfernt – nachdem sie gegenüber der Polizei ausgesagt hat. Beim nachfolgenden Gerichtsverfahren wurden sie, ihre Mutter und der angebliche Arzt jeweils zu zwei Monaten Kerker, verschärft durch einen Fasttag pro Monat verurteilt, aber wenigstens ›nur‹ auf Bewährung.[1]

Seit 1. Jänner 1975 ist in Österreich der selbstbestimmte Schwangerschaftsabbruch zwar immer noch eine Straftat und die betroffene Frau wird im Strafgesetzbuch mit bis zu einem Jahr Gefängnis bedroht, aber sie bleibt straffrei, wenn der Eingriff durch eine/n ÄrztIn[2] nach einem Beratungsgespräch innerhalb von drei Monaten nach der Einnistung der befruchteten Eizelle (= etwa 1 Woche nach der Befruchtung) vorgenommen wird (sogenannte Fristenlösung, §§ 96 und 97 StGB). Damit wurde der seit Kaiserin Maria Theresia geltende § 144 abgelöst.

Das geltende Strafgesetz im Wortlaut

§ 96 (1): *Wer mit Einwilligung der Schwangeren deren Schwangerschaft abbricht, ist mit Freiheitsstrafe bis zu einem Jahr oder mit Geldstrafe bis zu 720 Tagessätzen, begeht er die Tat gewerbsmäßig, mit Freiheitsstrafe bis zu drei Jahren zu bestrafen.*

(2): *Ist der unmittelbare Täter kein Arzt, so ist er mit Freiheitsstrafe bis zu drei Jahren, begeht er die Tat gewerbsmäßig oder hat sie den Tod der Schwangeren zur Folge, mit Freiheitsstrafe von sechs Monaten bis zu fünf Jahren zu bestrafen.*

1 Landesgericht für Strafsachen, Wien; Jugendgerichtshof, 1a Vr/143/71 Hv 185/71.
2 Jede/r in Österreich approbierte ÄrztIn – unabhängig von der Fachrichtung – darf Schwangerschaftsabbrüche durchführen.

(3): *Eine Frau, die den Abbruch ihrer Schwangerschaft selbst vornimmt oder durch einen anderen zuläßt, ist mit Freiheitsstrafe bis zu einem Jahr oder mit Geldstrafe bis zu 720 Tagessätzen zu bestrafen.*

Straflosigkeit des Schwangerschaftsabbruches
§ 97: *Die Tat ist nach § 96 nicht strafbar,*
1: *wenn der Schwangerschaftsabbruch innerhalb der ersten drei Monate nach Beginn der Schwangerschaft nach vorhergehender ärztlicher Beratung von einem Arzt vorgenommen wird;*
oder
(1) 2: *wenn der Schwangerschaftsabbruch zur Abwendung einer nicht anders abwendbaren ernsten Gefahr für das Leben oder eines schweren Schadens für die körperliche oder seelische Gesundheit der Schwangeren erforderlich ist oder eine ernste Gefahr besteht, daß das Kind geistig oder körperlich schwer geschädigt sein werde, oder die Schwangere zur Zeit der Schwängerung unmündig gewesen ist*
und in allen diesen Fällen der Abbruch von einem Arzt vorgenommen wird.

Kurz zusammengefasst: Die Fristenlösung von 1975

Das geltende österreichische Strafrecht bedroht betroffene Frauen nach wie vor für einen Schwangerschaftsabbruch mit 1 Jahr Gefängnis, jedoch wird unter folgenden Bedingungen von einer Bestrafung abgesehen:

Jede Frau hat das Recht, ohne Angabe von Gründen ihre Schwangerschaft – innerhalb der ersten drei Monate, also innerhalb von 16 Wochen nach dem 1. Tag der letzten Menstruation – durch eine/n ÄrztIn nach einem Gespräch abbrechen zu lassen. (Wird der Schwangerschaftsabbruch hingegen ›in Eigenregie‹ und ohne ÄrztIn durchgeführt – etwa mit Hilfe der ›Abtreibungspille‹ –, droht weiterhin bis zu einem Jahr Gefängnis.)

Bei medizinischer Gefahr für die Frau oder schwerer Fehlbildung des zu erwartenden Kindes oder wenn die Frau geschwängert wurde, als sie noch nicht 14 Jahre alt war, darf die Schwangerschaft jederzeit durch ein/e ÄrztIn abgebrochen werden.

Die politische und legistische Entwicklung, die nach vielen Jahren des Kampfes schließlich zu dieser (Fristen-)Lösung geführt hat, wurde bereits ausführlich dargestellt – von mehreren AutorInnen und auch von uns. Auch Diskussionen mit der katholischen Kirche sind anderweitig aufgearbeitet, sodass wir uns auf wenige Details beschränken können.

Bisher kaum untersucht wurden jedoch die Einflüsse gesellschaftlicher, medizinischer und organisatorischer Abläufe, das soziale Umfeld, das Verhalten direkt und indirekt Beteiligter sowie der Anteil von Exekutive und Judikative. Auch hinsichtlich des aufzuarbeitenden Untersuchungszeitraumes bestand Nachholbedarf.

Aus diesen Gründen untersuchten wir im MUVS-Forschungsprojekt ›Abtreibung in Österreich 1945–1974/1975‹ Strafprozessakten, Zeitungsartikel, Dokumente aus Krankenhäusern sowie Darstellungen aus Literatur und Kunst und führten Gespräche mit Betroffenen, mit ZeitzeugInnen und mit Angehörigen von Akteuren und Akteurinnen. Auch frühere Quellen wurden herangezogen, wenn sie die – durch die NS-Zeit unterbrochene – Vorgeschichte und Kontinuität im Umgang mit der Thematik beleuchten konnten.

Unsere Aufarbeitung soll verständlich machen, auf welchen Grundlagen und in welchem gesellschaftlichen Klima die Entscheidung für die 1975 eingeführte Fristenlösung getroffen wurde.

Einleitung

Bis zum 31. Dezember 1974 hatte Maria Theresias langer Arm gereicht: Ihr Strafgesetzbuch Constitutio Criminalis Theresiana aus dem Jahr 1768 sah die Todesstrafe auf Abtreibung vor. Es galt zwar schon bei seiner Einsetzung als rückständig und wurde bereits nach zwanzig Jahren abgelöst, erneuert und reformiert, doch begründete es das Abtreibungsverbot und die Bestrafung der Frau bis weit in unsere Zeit. Bis Ende 1974 galten folgende Paragraphen 144 bis 146 aus dem Strafgesetzbuch:

Sechzehntes Hauptstück. Von der Abtreibung der Leibesfrucht, Abtreibung der eigenen Leibesfrucht

- § 144. *Eine Frauensperson, welche absichtlich was immer für eine Handlung unternimmt, wodurch die Abtreibung ihrer Leibesfrucht verursacht, oder ihre Entbindung auf solche Art, dass das Kind tot zur Welt kommt, bewirkt wird, macht sich eines Verbrechens schuldig.*
- § 145. *Ist die Abtreibung versucht, aber nicht erfolgt, so soll die Strafe auf Kerker zwischen sechs Monaten und einem Jahre ausgemessen; die zustande gebrachte Abtreibung mit schwerem Kerker zwischen einem und fünf Jahren bestraft werden.*
- § 146. *(St.G.B. 1937.) Mitschuldiger dieses Verbrechens ist, wer die Schwangere zur Abtreibung ihrer Leibesfrucht verleitet oder ihr dazu Hilfe leistet, mag es auch nur beim Versuche der Mitwirkung geblieben sein.*

Der Mitschuldige ist mit schwerem Kerker zwischen einem und fünf Jahren, wenn er aber gewerbsmäßig zur Abtreibung mitwirkt, zwischen fünf und zehn Jahren zu bestrafen.

Bis es endlich zur Fristenlösung kam, diskutierten und stritten, rangen und kämpften unzählig viele Menschen um den vermeintlich richtigen Weg, auch solche, die eigentlich Aussenstehende waren. Ihre Motive hätten nicht unterschiedlicher sein können: Ethik, Moral, Religiosität, Ideologie, Patriotismus, Liberalismus, Nationalismus, Humanismus, Barmherzigkeit, ärztliche Standesehre, kommerzielle Erwägungen, Konkurrenzdenken etc. Demgegenüber kam der Wunsch der betroffenen Frauen nach Selbstbestimmung gar nicht vor oder zumindest viel zu kurz.

Ein Paradebeispiel für ein neuzeitliches unermüdliches Sturmlaufen ohne Erfolg war etwa der Einsatz der ›Oma der Fristenlösung‹, der sozialistischen Nationalratsabgeordneten Adelheid Popp (1869–1939), deren Bemühungen, die Abtreibung auf Verlangen der Frau aus dem Strafgesetz zu löschen, zwischen 1919 und 1931 im Parlament zehnmal scheiterten (siehe S. 142 ff.). Wie es 60 Jahre später schließlich doch gelang, beschrieb der ehemalige Sekretär des SPÖ-Parlamentsclubs und spätere österreichische Bundespräsident Heinz Fischer (geb. 1938) bei seinem Besuch im MUVS[1]. Zwar wurde das ursprünglich von Adelheid Popp diskutierte Ziel der Herausnahme des Schwangerschaftsabbruches aus dem Strafgesetzbuch nicht verwirklicht – und ist es bis heute nicht –, dennoch war die Fristenlösung als Kompromiss gesellschaftspolitisch ein großer Schritt. Er ermöglicht unter bestimmten Bedingungen eine straffreie Durchführung von Abtreibungen, wodurch viel Leid und Schmerz vermieden wird. Und gesundheitliche Schädigungen und Todesfälle durch nicht-professionell durchgeführte ›Back-Street-Abortions‹ sind damit fast über Nacht verschwunden.

Wir haben uns in unserer vorliegenden Forschungsarbeit auf die Zeit ab 1945 konzentriert, also beginnend mit dem Ende des Zweiten Weltkrieges. Dieses war ein wesentlicher Einschnitt und zugleich doch keiner: Die *Tradition* der verbotenen aber dennoch durchgeführten Abtreibungen der Zeiten vor dem ›Dritten Reich‹ und speziell ab Beginn des 20. Jahrhunderts bleibt immer präsent. Die Zeit des Nationalsozialismus mit ihrer massiven Verschärfung der Strafandrohungen bis hin zur Todesstrafe für *gewerbsmäßige Abtreiberinnen*, die in Wien letztmalig im Januar 1945 ausgeführt wurde[2], haben wir ausgelassen, weil es hier um andere Motivationen und Zielsetzungen gegangen ist. Dennoch konstatieren wir Ausläufer in unser Forschungsprojekt, da in den ersten Nachkriegsjahren legistische Verfügungen aus der Nazi-Zeit noch aufrecht waren, wie beispielsweise folgende Information aus dem Jahr 1948 zeigt:

»Aus gegebenem Anlaß wird auf die Bestimmungen der gemäß § 2, Rechtsüberleitungsgesetz, StGBl. Nr. 6/1945, noch in Geltung stehenden Polizeiverordnung über Verfahren, Mittel und Gegenstände zur Unterbrechung und Verhütung von Schwangerschaften vom 21. Jänner 1941, RGBl. I, S. 63, aufmerksam gemacht.«[3]

Als indirekte Folgen der NS-Zeit sind auch die teilweise legalen oder jedenfalls offiziell geduldeten Abtreibungen nach Vergewaltigungen durch Besatzungssoldaten zu nennen – (siehe S. 33–36).

1 https://www.muvs.org/de/museum/projekte-und-initiativen/heinz-fischer-im-interview/
2 https://muvs.org/de/themen/schicksale/1945-maria-karoline-g-engelmacherin/
3 Mitteilungen des Bundesministeriums für soziale Verwaltung: Intrauterinpessare, Österr. Ärzteztg. 25.12.1948, 56.

Was ist ein ›Kind‹?

Nur etwa jede zweite befruchtete Eizelle entwickelt sich zu einem Kind und statistisch gesehen erlebt jede Frau in ihrem Leben 1 Spontanabort. Dennoch sind durchschnittlich 12–15 Schwangerschaften pro Frauenleben ›natürlich‹, bzw. ›naturgewollt‹ – die Natur will sich fortpflanzen. Daraus ergeben sich rund zehn Geburten, abhängig von Gesundheitszustand, Wohn- und Hygieneverhältnissen, Zugang zu sauberem Trinkwasser und energiereicher Nahrung etc. Von diesen etwa 10 Geburten haben früher nur ca. sieben Kinder überlebt. Diese enorme Kinderzahl ist den meisten Menschen aus wirtschaftlichen, sozialen oder anderen Gründen aber zu hoch – damals wie heute.

Da der Terminus ›Schwangerschaftsabbruch‹ nach den Erfahrungen des Museums für Verhütung und Schwangerschaftsabbruch (MUVS) sowohl im Untersuchungszeitraum als auch bei heutigen LeserInnen und BesucherInnen unterschiedlich verstanden wird, zuerst eine Abklärung:

Heute nicht mehr gebräuchlich, aber historisch noch präsent – weil in Dokumenten, Redemanuskripten und Gerichtsakten zu finden – sind die Umschreibungen *Peinlicher Eingriff*, *Verbotener Eingriff* und *Schwangerschaftsunterbrechung*. Der Terminus ›Unterbrechung‹ ist deswegen falsch, weil die Schwangerschaft ja nicht nach einer *Pause* fortgesetzt wird.

Die heute gebräuchlichen und medizinisch korrekten Termini *Schwangerschaftsabbruch*, *Vorzeitige Beendigung der Schwangerschaft* und die umgangssprachliche Kurzform *Abtreibung* werden im Folgenden gleichberechtigt eingesetzt.

Um irrige Interpretationen auszuschließen, nachfolgend eine Klarstellung des Begriffes Abtreibung: Einerseits geht es um die absichtliche vorzeitige Beendigung einer (ungewollten) Schwangerschaft zu einem frühen Stadium, in dem der Fötus noch nicht alleine lebensfähig ist; eingeschlossen ist aber in historischen Dokumenten häufig auch die sogenannte verschleppte oder verspätete Abtreibung[1] entweder als Neonatizid (Neugeborenentötung) oder als Neugeborenenweglegung.[2]

Medizinisch gesehen bedeutet *Abtreibung* die Beendigung der Schwangerschaft *bevor* der Fötus selbständig lebensfähig ist. Wird eine Schwangerschaft bei gegebener Lebensfähigkeit des Fötus beendet, handelt es sich um die Einleitung einer Geburt.

---

1 Susanne Krejsa MacManus, Christian Fiala: Fristenlösung – In der Not benutzen die Verzweifelten Malvenwurzeln, Ärzte Woche 25 (2019).

2 Claudia Klier: Challenges in the prevention of neonaticide and infant abandonment, Adressing Filicide, Key note, Melbourne, 13.–14. November 2019.

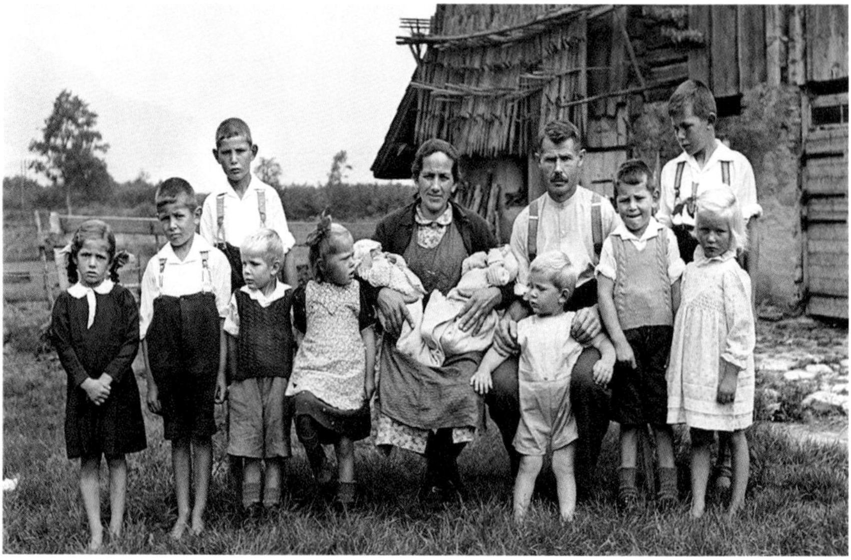

Abb. 1: Familie mit 10 Kindern

Medizinische Terminologie für die sogenannte *Leibesfrucht*:
- 3.–11. Schwangerschaftswoche: Embryo
- 11. Schwangerschaftswoche bis zur Geburt: Fötus
- Ab dem Beginn der Geburtswehen: Kind

Das künftige Kind: Was es ist und was es nicht ist

Ob/wann ein Schwangerschaftsabbruch von der Gesellschaft zu rechtfertigen sei, wurde im Lauf der Geschichte nach unterschiedlichen Anschauungen beurteilt: In einer Monarchie bzw. Diktatur anders als in einer Demokratie, im Krieg anders als im Frieden, im Wohlstand anders als in Notzeiten, außerdem abhängig vom herrschenden Regime und der Religion. Vor allem aber von betroffenen Frauen anders als von nicht-betroffenen Außenstehenden.

Historisch ist die Begründung für ein Verbot der Abtreibung ausschließlich von bevölkerungspolitischen Überlegungen diktiert, denn Machthaber wollten möglichst viele Kinder für ihre Kriege und Großmacht-Träume. So schrieb etwa das k. u. k. Kriegsministerium im Jahre 1916 – also mitten im 1. Weltkrieg –, *»die großen Verluste an wertvollstem Menschenmaterial, die der Krieg mit sich bringt«* seien zu ersetzen und deshalb die Abtreibung zu verbieten. Adolf Hitler erklärte, *»der Staat* *hat das Kind zum kostbarsten Gut eines Volkes zu erklären*«[3], während der Diktator Nicolae Ceaușescu Rumänien 1967 in ein Großreich verwandeln wollte, wofür die damaligen 16 Millionen Einwohner nicht ausreichten.

Nach dem 2. Weltkrieg verschob sich der öffentliche Diskurs zunehmend in moralische/ethische Argumente für die Beibehaltung des Verbotes.

Diskutiert wurde beispielsweise anhand folgender Überlegungen:

- Wie lange gilt die Schwangerschaft als Teil der schwangeren Frau und ab wann gilt der Fötus als eigener Organismus?
- Wer hat ein Recht auf die Entscheidung? Beispielsweise Staat (SteuerzahlerInnen, Soldaten, nationalistische Bestrebungen), Kirche (Seelen, Einnahmen), Medizinbetrieb (›eigenmächtige Entscheidungen‹ versus ›Anordnung der/s Ärztin‹), patriarchales System (Frau als Eigentum des Vaters/Mannes/Sohnes).
- Wessen Leben gilt als schützenswerter, das der Frau oder das des Fötus?
- Welche Rolle hat oder soll der Staat übernehmen in der Bevormundung der Frau gegenüber dem Fötus?
- Für alle aufgezählten Aspekte lassen sich Beispiele in der Rechtssprechung und in der öffentlichen Diskussion finden.

Eine/r der wenigen ÄrztInnen, die dem Staat das Verfügungsrecht über den weiblichen Körper absprachen, war der deutsche Arzt Emil Thiemann. Er war der Meinung, daß sich der Staat nicht in die Entscheidung einmischen solle, ob eine Frau ein Kind austragen soll oder nicht — das zu entscheiden sei ausschließlich Sache der Eltern oder der alleinstehenden Frau. »*Haben sich das Ehepaar oder die betreffende Frau für eine Unterbrechung entschieden, so darf ihnen kein Hindernis in den Weg gelegt werden.*«[4]

Er äußerte sich auch zur Frage der Wortwahl: »*Es dürfte kein Zweifel darüber bestehen, daß die Abtreibung, d. h., der Abbruch einer bestehenden Schwangerschaft, das unerwünschteste Mittel der »Geburtenkontrolle« ist, ein Begriff, der im übrigen auch den Eindruck erweckt, daß es sich um eine staatliche Maßnahme handelt. Für die primär persönliche individuelle Entscheidung sollte man den Begriff der »Empfängnisregelung« verwenden, der den Schwangerschaftsabbruch als Mittel der Wahl ausschließt* [...]«.[5]

Die Überlegungen und die Gründe für die Entscheidung der schwangeren Frau blieben bei den Diskussionen über alle Zeiten hinweg unberücksichtigt – bis heute. Ebenso die Frage, wie die betroffene Frau bzw. das Paar mit einem (weiteren – eben ungewollten –) Kind leben sollten, für das sie nicht sorgen konnten. (Ein schreckliches Beispiel aus der Geschichte war das ›soziale Experiment‹ Rumänien, wo der

3 Hans Stadler: Richtlinien für Schwangerschaftsunterbrechung und Unfruchtbarmachung aus gesundheitlichen Gründen, 1940, Motto.
4 Hamburger Ärzteblatt vom April 1966, zit. nach Hans Harmsen, Münchener Medizinische Wochenschrift 1966/2, 2325f.
5 Ebd.

Diktator Ceauşescu eigene Kinderheime für diese zwangsweise geborenen Kinder bauen ließ.)[6]

Häufig wird die Vorstellung von ›Leben‹ mit ›Lebensfähigkeit‹ verwechselt. So wird eine befruchtete Eizelle und ihr Potential mit einem bereits selbstständig lebensfähigen Kind gleichgesetzt.

Tatsächlich ist der Fötus aber erst viel später außerhalb des mütterlichen Organismus lebensfähig – je nach medizinischer Versorgung und gesundheitlichen Risiken etwa ab der 24.–26. Schwangerschaftswoche. Bis zur Selbstständigkeit ist ein Fötus jedoch ein integraler Teil des Körpers der Frau und in allen Belangen vollkommen von diesem abhängig.

In Streitgesprächen werden frühe Entwicklungsstadien oft mit einem Kind gleichgesetzt. Zum Beispiel der Herzschlag eines Fötus: Ab dem 28. Tag nach der Einnistungder befruchteten Eizelle pulsieren Muskelzellen, aus denen sich im Lauf der Entwicklung ein Herz bilden wird. Auch das Blut muss sich erst bilden, das vom Herz in die ebenfalls erst entstehenden Blutgefäße transportiert werden wird. Aber dieses frühe Entwicklungsstadium hat nichts mit dem zu tun, was wir als ›Herz‹ bezeichnen.

Bei der gerne verwendeten romantisierenden Vorstellung wird ignoriert, dass ›Fruchtsack‹, ›Embryo‹ und ›Fötus‹ (erst) frühe Entwicklungsstadien eines Kindes darstellen, aber selbst noch kein Kind sind. Mit einem Vergleich wird das sichtbar: Blumensamen enthalten das Potential zum schönblühenden Blumenstrauß. Wenn alles gut geht, werden sie sich dahin entwickeln. Es wäre aber unzutreffend, bei einem Säckchen Blumensamen von einem Blumenstrauß zu sprechen; ebenso unzutreffend ist es, den Fötus mit einem Kind gleichzusetzen.

Im Gegensatz dazu ist ein ›Kind‹ definitionsgemäß ein eigenständig lebensfähiges Individuum, also unabhängig vom mütterlichen Organismus. Beim Schwangerschaftsabbruch wird die Schwangerschaft zu einem Zeitpunkt beendet, zu dem zwar lebende Zellen existieren, aus denen bei ungestörter Entwicklung ein lebensfähiges Kind entstehen könnte. Um ein selbstständiges ›Kind‹ handelt es sich zu diesem Zeitpunkt allerdings definitiv noch nicht.

Auch das menschliche Entwicklungsstadium ›Kind‹ birgt künftiges Potential in sich: Es kann sich möglicherweise zu einem ›Erwachsenen‹ oder ›Greis‹ entwickeln – ist aber zu diesem Zeitpunkt noch keiner.

6 https://abortionfilms.org/de/show/3487/das-experiment-770-gebaren-auf-befehl/

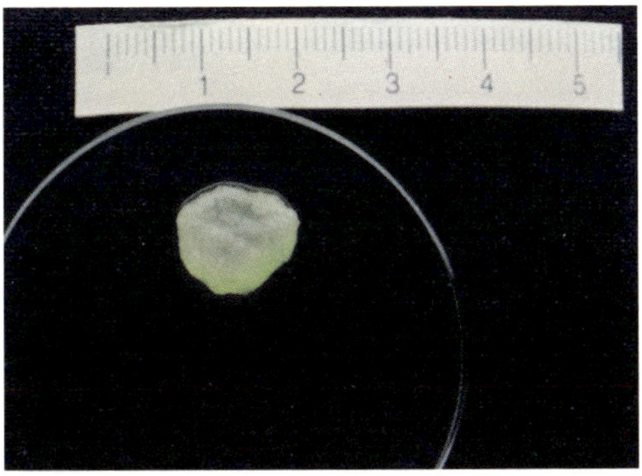

Abb. 2: Fruchtsack in der 5. Schwangerschaftswoche;
Fruchtsack in der 6. Schwangerschaftswoche, 2 × 3 cm groß;
das dazupassende Ultraschallbild

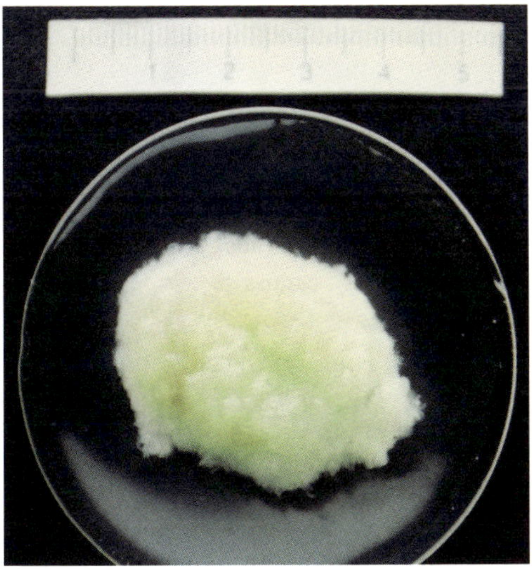

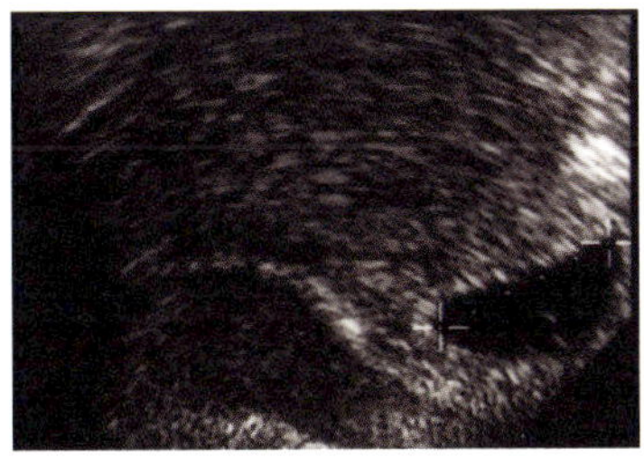

Voraussetzungen

Ein Zitat aus dem Jahr 1913: »*Das Resultat des Geschlechtsverkehrs ist im Allgemeinen das Kind.*«[1]

Dieser scheinbar so triviale Satz spiegelt die damalige Unmöglichkeit wieder, Sex und Zeugung (verlässlich) voneinander zu trennen. Kurz zuvor hatte der Wiener Philosoph Sigmund Freud folgende Forderung aufgestellt: »*Es wäre einer der größten Triumphe der Menschheit, eine der fühlbarsten Befreiungen vom Naturzwange, dem unser Geschlecht unterworfen ist, wenn es gelänge, den verantwortlichen Akt der Kinderzeugung zu einer willkürlichen und beabsichtigten Handlung zu erheben, um ihn von der Verquickung mit der notwendigen Befriedigung eines natürlichen Bedürfnisses loszulösen.*«[2]

In der Vergangenheit hatten Eltern deutlich mehr Kinder als heute – trotzdem kam es zu einer großen Anzahl unerwünschter Schwangerschaften. Zum einen fehlte das Wissen über fruchtbare Tage und die Methoden zu ihrer Berechnung. Dieses Wissen gibt es erst seit Ende der 1920er-Jahre, als der österreichische Gynäkologe Hermann Knaus (1892–1970) und sein japanischer Kollege Kyūsaku Ogino (1882–1975) nachweisen konnten, dass es *fruchtbare* und *unfruchtbare* Tage gibt, und wann sie innerhalb des weiblichen Zyklus' auftreten. Zuvor hatte es teils abstruse Schätzungen und Vermutungen gegeben.

Anhand der Erkenntnisse von Knaus und Ogino wurden Rechenbehelfe entwickelt, mit deren Hilfe ungewollte Schwangerschaften verhütet werden sollten. Auch die heutigen Verhütungscomputer basieren auf ihrer Entdeckung.[3]

Allerdings ist das so genannte *Tagezählen* keine sehr verlässliche Verhütungsmethode, denn Strapazen, Reisen, Aufregungen, Krankheiten etc. können den weiblichen Monatszyklus beeinflussen, sodass die Methoden der Selbstbeobachtung in Wahrheit sehr unverlässlich sind.

Waren ungewollte Schwangerschaften für verheiratete Frauen (und ihre Partner) in vielen Fällen ein schwerwiegendes Problem, so war eine *uneheliche* Geburt für Mutter und Kind meistens sogar eine Katastrophe, die nicht nur zur sozialen Isolation führte, sondern häufig auch in die Armut.

Trotz des gesetzlichen Verbotes gab es daher vor Einführung der Fristenlösung unvorstellbar viele Schwangerschaftsabbrüche, Schätzungen sprachen von *jährlich*

1 Faltblatt: Liebe – ohne unerwünschte Kinder, 1913, Inventarnummer a1837, Archiv MUVS.

2 Sigmund Freud: Die Sexualität in der Ätiologie der Neurosen (1898)

3 Susanne Krejsa MacManus, Christian Fiala: Der Detektiv der fruchtbaren Tage – Die Geschichte des Gynäkologen Hermann Knaus (2016).

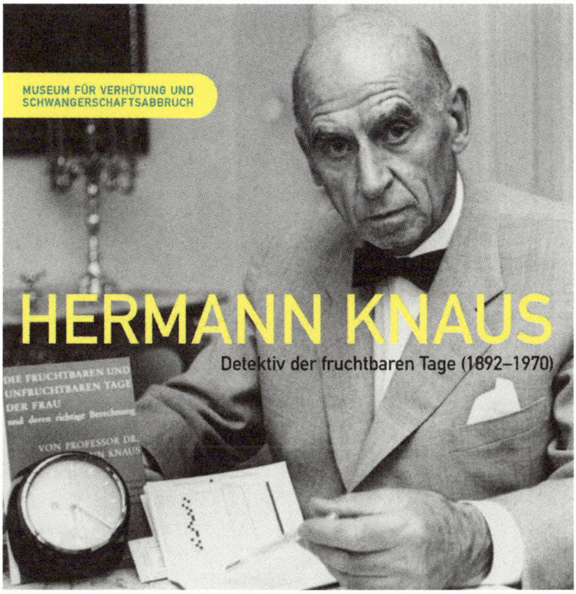

Abb. 3: Im Jahr 1929 konnte Knaus zeigen, dass menschliche Eizellen nur wenige Stunden lang befruchtbar sind, dass menschliche Samenzellen *»spätestens am 2. Tage nach ihrer Aufnahme in den weiblichen Fortpflanzungsapparat zur Eizelle gelangen müssen (...), um dieselbe noch befruchten zu können«* und dass die Befruchtung nur in einem engen Zeitfenster rund um den Eisprung erfolgen kann.

100 000 bis 300 000. Der Nationalratsabgeordnete Gustav Zeilinger (1917–1997) sagte darüber 1955 im Budgetausschuss des Parlaments:

»Da an jeder Abtreibung etwa drei Personen beteiligt sind, begehen in Österreich rund 600 000 Personen im Jahr ein Verbrechen. Das bedeutet, dass in neun Jahren das ganze Bundesvolk – mit Ausnahme der Kinder – dieses Verbrechen begeht.«[4]

Häufig waren beengte Wohnverhältnisse das ausschlaggebende Motiv für einen Schwangerschaftsabbruch. So sagte eine angeklagte Frau im Jahr 1956 vor Gericht aus:

»Wir haben noch bei der Mutter gewohnt, die eine Wohnung bestehend aus Zimmer, Küche und Kabinett hat. Bei meiner Mutter hat ausserdem noch meine Schwester mit ihrer Tochter gewohnt. Meine Schwester hat mit der Lunge zu tun und musste daher allein das Kabinett bewohnen, so dass wir im Zimmer insgesamt 4 erwachsene Personen und 2 Kinder wohnen mussten. [...] *Wir hätten kein Bett im Zimmer mehr aufstellen können.* [...] *Inzwischen wohnen wir in einer Notwohnung.«*[5]

Zu den Schwangerschaftsabbrüchen hinzugerechnet werden müssen die damals sehr häufigen Neugeborenentötungen (Neonatizid), Kindstötungen (Infantizid), Kindesweglegungen und das Sterbenlassen von Pflegekindern. Trotz der unzähligen Berichte existieren dafür jedoch keine seriösen Schätzungen.

Wie sich damals und heute, hier und überall, gezeigt hat und zeigt, lassen sich Abtreibungen nur erschweren aber nicht verhindern. Jedoch sind die Begleit-

4 Meldung der Austria Presse Agentur (APA) 1182 vom 25. November 1955.
5 WStLA, Serie 2.3.4.A11, Vr 4313/1955, Hauptverhandlung vom 24. April 1956.

umstände heimlich durchgeführter Eingriffe gesundheitsgefährdend, sozial und gesellschaftlich deletär sowie inhuman. Das sind keine neuen Erkenntnisse, wie beispielsweise das folgende Zitat eines Wiener Strafverteidigers aus dem Jahr 1911 zeigt:

»*Die Strafdrohung ist praktisch erfolglos und schädigt dadurch die Staatsautorität; ein genauer Beweis der Kausalität ist meist unmöglich. Die Strafdrohung treibt auch die Schwangere vom Arzt zum Pfuscher, der ihr Leben gefährdet. Das Verbot der Abtreibung* [...] *führt zu dem verwerflichen, aber leicht ausführbaren Verbrechen der Kindestötung, und begünstigt das Erpressertum. Endlich widerspricht die Bestrafung der Fruchtabtreibung, wenigstens innerhalb der ersten Schwangerschaftsmonate, dem Volksempfinden.*«[6]

So sah es auch der damalige österreichische Bundeskanzler Bruno Kreisky (1911–1990) in der Diskussion um die Einführung der Fristenlösung (1973):

»*Die geltenden Strafrechtsbestimmungen haben zu einer Eindämmung der Zahl der illegalen Abtreibungen nichts beigetragen.* [...] *Gerade die sozial minderprivilegierte Frau* [wird] *dem lebensgefährlichen Pfuscherwesen in die Arme getrieben. Zahlreiche tragische Todesfälle zeugen davon.* [...] *Mit der Androhung von gerichtlichen Verfahren und Strafen kann man der Frau nicht helfen, sondern würde sie nur erneut in den Untergrund verweisen.*«[7]

Schließlich fragten im Jahr 1986 der Philosoph Michael Benedikt (1928–2012) und Richard Potz (* 1943), Professor für Rechtsphilosophie mit Schwerpunkt Kirchenrecht: »*Soll der Gesetzgeber zur Frage des Schwangerschaftsabbruchs überhaupt Stellung nehmen? Denn letztlich ist es unmöglich, generalisierbare ethische Normen für diesen Problemkreis abzuleiten* [...]«[8]

Bruno Kreisky vertrat »*den Standpunkt* [...], *daß überhaupt kein auf den Schwangerschaftsabbruch bezogener Paragraph im Strafgesetz stehen sollte. Nicht zu unrecht deutete er an, daß bei der zur Debatte stehenden Fristenlösung letztlich jede Freisetzung den Charakter des Willkürlichen tragen müsse* [...].[9]

---

6 Ernst Jahoda: § 144 StG oder Kampf der Vermehrung? Wien, 1947, 24.

7 Stiftung Bruno Kreisky Archiv (StBKA), Bruno Kreisky an Franz König v. 16. Februar 1973, Prominenten-Korrespondenz, König Franz.

8 Michael Benedikt, Richard Potz (Hrsg): Zygote-Fötus-Mensch, Zur Anthropologie des werdenden Lebens, 1986, 156.

9 Ebd.

Mutters Bauch gehört dem Staat

Dass der Staat das Sagen über die Fortpflanzung beansprucht, ist nicht neu: Wenn die Bevölkerungszahl am Überschwappen ist, gibt's die 1-Kind-Politik, wie in China ab den 1960er-Jahren, oder die Förderung von Vasektomien und Sterilisationen, wie in Südkorea vor wenigen Jahrzehnten.

Fast immer ist den politischen Machthabern aber die Geburtenrate zu niedrig, denn BürgerInnen, SteuerzahlerInnen, SoldatInnen wurden und werden gebraucht ... In unserer Zeit auch Pflegekräfte für die alternde Bevölkerung ... Schon seit Maria Theresias Zeiten sind Abtreibungen genau deshalb gesetzlich verboten. Die Geschichte wiederholt sich: Noch heute stehen Abtreibungen in unserem Strafgesetzbuch und können zu Gefängnisstrafen führen und Frauen müssen die Kosten dafür – wie auch für Verhütung – selbst tragen.

Dazu die Rechtshistorikerin Danijela Ilic:

»*... die Frage, ob abgetrieben werden darf oder nicht,* [war] *immer schon eine Herrschaftsfrage* [...], *und es griffen immer übergeordnete gesetzgebende Instanzen in diesen Bereich ein, um nicht dem Individuum die Entscheidung selbst zu überlassen. Doch strenge gesetzliche Bestimmungen führen selten zu dem Erfolg, den sie beabsichtigten. Die strafrechtliche Sanktionierung beeinflusste das Verhalten der betroffenen Frauen kaum. Bisher konnten keine gesetzlichen Bestimmungen Schwangerschaftsabbrüche verhindern. Die generalpräventive Wirkung der Abtreibungsbestimmungen ist somit wohl in Frage zu stellen. Vielmehr wäre es wohl notwendig, das Thema nicht zu tabuisieren und Aufklärungskampagnen in Bezug auf ungewollte Schwangerschaften durchzuführen.*«[1]

Und der Schriftsteller Thomas Bernhard:

»*Der Staat denkt, die Kinder sind die Kinder des Staates und handelt entsprechend und tut seit Jahrhunderten seine verheerende Wirkung. Der Staat gebiert in Wahrheit die Kinder, nur Staatskinder werden geboren, das ist die Wahrheit. Es gibt kein freies Kind, es gibt nur das Staatskind, mit dem der Staat machen kann, was er will, der Staat bringt die Kinder auf die Welt, den Müttern wird nur eingeredet, dass sie die Kinder auf die Welt bringen, es ist der Staatsbauch, aus dem die Kinder kommen, das ist die Wahrheit. Hunderttausende kommen alljährlich aus dem Staatsbauch als Staatskinder, das ist die Wahrheit.*«[2]

1 Danijela Ilic: Die rechtshistorische Entwicklung der Strafbarkeit des Schwangerschaftsabbruchs in Österreich, Diplomarbeit Linz, 2018, 44.
2 Thomas Bernhard (1931–1989): Alte Meister (Roman), 1985.

Ein paar weitere Zitate von ›damals‹ bis heute:

Verordnung aus dem Jahr 1916 – k. und k. Kriegsministerium an das k. k. Ministerium des Inneren:

»Angesichts der großen Verluste an wertvollstem Menschenmaterial, die der Krieg mit sich bringt, muß die Heeresverwaltung pflichtgemäß allen Maßregeln ihr besonderes Augenmerk zuwenden, die geeignet sind, den Ersatz der Verluste zu fördern, oder eine Schmälerung dieses Ersatzes hintanzuhalten. In der zweiten Richtung spielen der Gebrauch von Verhütungsmittel und die Abtreibung der Leibesfrucht eine bedeutende Rolle. Sie wirken dem natürlichen Ausgleich entgegen, der schon im Kriege, noch viel mehr aber nach seinem Ende, eintreten würde, da der geschlechtliche Verkehr sich stark steigern wird. […] *Sonach ergibt sich, daß dieses schädliche Verhalten in der Bevölkerung zunimmt u. noch mehr zunehmen wird, gerade in einer Zeit, in der das Interesse des Staates so sehr wie noch nie darauf gerichtet ist, es hintanzuhalten.«*[3]

1918: Der Gynäkologe J. A. Amann (1866–1919):

»Die Zukunft des Staates hängt in erster Linie von dem dauernden Zuwachs einer gesunden Bevölkerung ab […]*. Aus der Beziehung der Geburtenzahl zur Zahl der Sterbefälle ergibt sich* […]*, dass, wenn es so weiter geht, in 10 Jahren Geburten und Todesfälle sich ausgleichen und der Bevölkerungsstillstand, wie wir ihn schon vor dem Kriege in Frankreich hatten, eintreten wird. Damit wäre die Gefahr heraufbeschworen, der die antiken Kulturvölker erlegen sind: die Gefahr der Überflügelung und Überwucherung durch die fortpflanzungstüchtigen Nachbarvölker.«*[4]

»Das privatwirtschaftliche Ideal, dem Einzelnen möglichst viel an wirtschaftlichen Gütern zur Verfügung zu stellen, läßt eine geringere Kinderzahl wünschenswert erscheinen. Vom nationalen Standpunkt aus wird eine größere Menschenzahl gefordert, die einer Nation erhöhte Geltung verschafft, ohne Rücksicht auf das Wohlergehen des Einzelnen.«[5]

1927: Der Arzt Meyenberg:

»In der Tat haben […] *im wesentlichen soziale Gesichtspunkte hinter den Schwankungen der Strafbarkeit der Fruchtabtreibung gestanden. Es war das Bedürfnis der römischen Latifundienbesitzer nach Arbeitskräften, nach Neuauffrischung der dahingeschwundenen Heere des römischen Reiches und des Mittelalters, das glauben machte, durch solche Gesetze die Neurekrutierung zu fördern – schon damals eine unwirksame Maßnahme.«*[6]

---

3 https://www.muvs.org/de/themen/medizin-zitate/schreiben-kriegsministeriums-ministerium-des-inneren/ (abg. 14. Dezember 2022).

4 Josef Albert Amann: Zum Bevölkerungsproblem, MMW 1918/2, 1132-1135, hier: 1132.

5 Ebd.

6 E. C. A. Meyenberg: Zeugung und Zeugungsregelung, 1927, 140.

1948: Max Apfelthaler (1893–1956), Vorstand der Gynäkologisch-geburtshilflichen Abteilung am Wilhelminenspital in Wien:

»*Jeder Verstoß gegen die Gesetze der Natur ist* […] *gleichbedeutend mit einem Vergehen gegen göttliche Ordnung.* […] *Die wirkliche Frau kann ihre natürlichen Mutterinstinkte vielleicht vorübergehend aus irgendwelchen Gründen zurückdrängen, aber nur wenige Frauen können dieselben dauernd überwinden.*«[7]

1953: Primarius Konrad Eberle (ÖVP-Gemeinderatsmitglied und Vorsitzender des Wiener Gemeinderatsausschusses V – Gesundheitswesen):

»*Wir bringen in Österreich im Jahr mehr als 300 000 ungeborene Kinder um.* […] *Diese 300 000 Kinder, die wir nicht leben lassen, werden einmal uns Ärzten als Patienten abgehen. Sie werden aber auch all den Kaufleuten als Konsumenten und Kunden abgehen, sie werden den Krankenkassen einmal als Pflichtversicherte abgehen, sie werden vor allem uns allen einmal abgehen, wenn es sich darum handelt, für unsere Gehälter und unsere Pensionen irgendwie aufzukommen.*«[8]

»*Am Mord dieser 300 000 ungeborenen Kinder tragen aber nicht nur die schwangeren Frauen Schuld, die sich zu dieser furchtbaren Tat herbeilassen, an dieser unheimlichen Zahl – das muss ich hier auch offen bekennen – haben auch Ärzte sehr, sehr viel und große Mitschuld.*

Nur zu oft kommen Frauen aus Bequemlichkeit und Egoismus zum Arzt und ersuchen ihn um eine medizinische Indikation, die Schwangerschaft zu unterbrechen; oder es kommen Frauen, die von irgendwem geschickt wurden, um wegen einer sozialen Indikation die Schwangerschaft unterbrechen zu lassen.

Hiezu ist zu sagen und das möchte ich als Arzt hier erwähnen: Die medizinische Indikation zur Schwangerschaftsunterbrechung [gemeint ist: Schwangerschaftsabbruch, Anm. d. A.] *ist bei einer sorgfältigen Überprüfung sehr, sehr eingeschränkt. Zur wirtschaftlichen Indikation möchte ich sagen, daß, sosehr Mitleid für einen guten Arzt unerläßlich ist, wir Ärzte es gesundheitlich und mit aller Entschiedenheit ablehnen müssen, dass man uns zumutet, wirtschaftliche Not mit medizinischen und heute noch keineswegs ungefährlichen Mitteln zu behandeln.*«[9]

Schon im Jahr 1955, also fünf Jahre vor dem Höhepunkt an Geburten und dem darauffolgenden *Pillenknick*, schlug das Institut für Markt- und Meinungsforschung Alarm: »*Das Kinderproblem ist in Österreich mehr als aktuell. Alarmierende Statistiken weisen darauf hin, dass schon in einigen Jahrzehnten der Weiterbestand unserer Wirtschaft und unserer sozialen Einrichtungen gefährdet ist, wenn die Geburtenanzahl so niedrig bleibt, wie sie ist.*«[10]

7 Max Apfelthaler: Medizinische Erwägungen zu dem Fragenkreis der künstlichen Schwangerschafts-Unterbrechung, Wien, 1948, 30.
8 Konrad Eberle (1903–1961), Primarius, LAbg. Gem.R. Präs. OMed.R., 16. Dezember 1953, Rede im Gemeinderat.
9 Ebd.
10 Querschnitte der Öffentlichen Meinung, Wien v. 25. Oktober 1955, Heft 3.

Jahr	Anzahl der Geburten
1955	108 575
1963	134 809
2023	77 605

Die Austria Presse Agentur veröffentlichte im selben Jahr entsprechende Statistiken[11]: »*Österreich hat heute die geringste Geburtenrate der ganzen Welt. Während am Ende des 19. Jahrhunderts auf je 1000 Einwohner noch 33 Lebendgeborene kamen, wurden 1953 nur mehr 14,8 Lebendgeburten je 1000 Österreicher gezählt. Im Jahre 1953 wurden bei einer Gesamtbevölkerung von 6 958 517 Personen nur 102 867 Lebendgeburten verzeichnet.*«

Und weiter: »*Besonders stark ist die Geburtenrate in der Bundeshauptstadt Wien gesunken. Im Jahre 1950 wurden auf je 1000 Einwohner nur 8 Lebendgeburten registriert. … in Wien gibt es die geringste Geburtenrate von allen Grossstädten.*«[12]

Dies kommentierte 1955 Univ.-Prof. Dr. Hans Schmitz (1897–1970), Leiter des Instituts für Arbeits- und Sozialrecht an der Universität Wien: »*Zur Erhaltung der Volkszahl wären jährlich rund 18 bis 20 Geburten auf 1000 Einwohner nötig, die österreichische Geburtenrate hält jedoch bei 14,8 Promille.*«[13] Bereits im Jahr zuvor hatte er in seiner Funktion als Präsident des Österreichischen Familienbundes gewarnt: »*Wenigstens drei Kinder im Durchschnitt müßte die Familie zählen, wenn sich das Volk erhalten soll.*«[14] Daraus errechnete der Journalist Hellmut Andics in der Boulevard-Zeitung Bild-Telegraf: »So um das Jahr 2300 wird der letzte Österreicher zu Grabe getragen.«[15]

Nicht anders ist es heute, wie uns der Blick auf die aktuellen Nachrichten zeigt:

2024: »*Bei der jüngsten Bezirksvertretungssitzung kam der Resolutionsantrag der Bierpartei ›Sicherer Zugang zu Schwangerschaftsabbrüchen‹ nochmals auf den Tisch. Vor der Abstimmung entwickelte sich ein reger Gedankenaustausch. Dabei war von FPÖ-Seite zu hören, dass ›ein leichter Zugang zu Schwangerschaftsabbrüchen dazu führe, dass sich die Geburtenrate halbiere‹.*«[16]

Es gab aber auch früher schon Gegenmeinungen zum Wunsch nach Bevölkerungswachstum:

11 APA i 176 v. 20. September 1955
12 Ebd.
13 Soziale und medizinische Indikation, Presse v. 18. Oktober 1955
14 Referat vom 6. März 1954, zit. nach Hellmut Andics: Anno Domini 2300, Bild-Telegraph v 29. 10. 1955, 9.
15 Ebd.
16 Michael J. Payer: Ein Argument zum Kopfschütteln, Wiener bz Ottakring v. 13. 3. 2024, 2.

1919: Der sozialistische Arzt und Statistiker Sigismund Peller (1890–1985): »*Die Aufnahmskapazität des Staates für den Nachwuchs ist nicht unbegrenzt; sie hängt von wirtschaftlichen und politischen Verhältnissen ab. Keinesfalls dürfen, speziell nach Ausgang dieses Krieges, militärische Erwägungen ausschlaggebend sein. Soweit eine erhöhte Vermehrung dem Staate, das ist dem Volksganzen, dienlich ist, soll der Staat durch wesentliche Übernahme der Lasten des Aufwuchses, zum Teil durch gänzliche Verstaatlichung desselben eine Geburtenzunahme fördern.*«[17]

Warum glauben eigentlich alle Regierungen, es bräuchte viele Geburten? Prof. Rainer Münz[18], Experte für Bevölkerungsentwicklung und Migration, sieht drei Ursachen für den Bevölkerungsschwund:

- »*Ein wichtiger Auslöser* [der sinkenden Geburtenzahlen] *war der deutliche Rückgang der Säuglings- und Kindersterblichkeit. Mehr Kinder überlebten durch Zugang zu sauberem Wasser, eine bessere Versorgung mit Lebensmitteln, aber auch dank Massenimpfungen gegen diverse Infektionskrankheiten. Dadurch gab es keinen Grund mehr, Kinder in Überzahl in die Welt zu setzen.*[19]
- *Hinzu kam der Strukturwandel von der Agrar- zur Industriegesellschaft – und später zur Dienstleistungsgesellschaft. Dies hatte Auswirkungen auf die Funktion von Kindern. Einerseits schrumpfte die Zahl der Bauern und der kleinen Gewerbetreibenden, für die Kinder als Arbeitskräfte eine wichtige Rolle spielten. Andererseits kam es zu einem generellen Verbot der Kinderarbeit in Bergbau, Gewerbe und Industrie. Dadurch schwand auch außerhalb der Landwirtschaft der wirtschaftliche Nutzen eigener Kinder. Sie wurden stattdessen zu einem Kostenfaktor.*[20]
- *Die Entstehung des Sozialstaats beseitigte schließlich die Rolle erwachsener Kinder als Garanten des Überlebens ihrer Eltern bei Krankheit, Unfall, Arbeitslosigkeit oder im Alter. Krankenkassen, Arbeitslosen- und Pensionsversicherungen federn heute all diese Wechselfälle des Lebens ab. Die Risiken sind vergesellschaftet.*
  Wer sich heute in Europa, Nordamerika oder Ostasien dennoch für eigene Kinder entscheidet, tut dies in der Regel aus sozialen und emotionalen Gründen.«[21]

»*Noch nie lag unsere Lebenserwartung so hoch wie heute. Und noch nie bekamen wir so wenige Kinder. Weltweit am niedrigsten ist das Niveau in Südkorea. Dort bekommen Frauen im Schnitt nur noch 0,8 Kinder. In Singapur (1,1), China (1,2) und Japan (1,3) liegt dieser Wert nur wenig höher. Auch in Europa gibt es etliche Länder mit sehr geringer Kinderzahl: Italien, Spanien und Österreich sind mit zuletzt 1,3 Kindern pro Frau die Schlusslichter.*«[22]

---

17 Sigismund Peller: Offizielle Abortusstatistik und klinische Kontrollergebnisse, Wiener Klinische Wochenschrift 7/1919, 169–173, hier: 172.
18 Der Pragmaticus 08/2024, 52–57.
19 Ebd.
20 Ebd.
21 Ebd.
22 Ebd.

WER ENTSCHEIDET ÜBER DIE FRUCHTBARKEIT?

MANN / VATER / BRUDER / SOHN

„Es gehört zum Prinzip des Patriarchats, daß Frauen nicht das Recht haben sollen, über sich selbst zu bestimmen. Daß der Körper der Frau grundsätzlich dem Mann zur Verfügung zu stehen hat."

Nach: Ingrid Strobl, Gentechnologie: Instrument der Auslese. In: Paula Bradish, Erika Feyerabend, Ute Winkler (Hg.). Frauen gegen Gen- und Reproduktionstechnologien, 1988

ÄRZTE / ÄRZTINNEN

„Ihr Körper war für sie nicht Quelle der Lust und der Auseinandersetzung mit sich selbst, sonder war zu einem Objekt geworden: für den Frauenarzt zur Befriedigung seines medizinischen Forscherdrangs, für die Mode- und Kosmetikindustrie zur Befriedigung ihrer Profitinteressen, für den Staat und den Unternehmer zur Produktion künftiger Arbeitskräfte."

Nach: Ursula Scheu, Lexikon der Frauenzitate. Kluge Gedanken, freche Bonmots, zeitlose Weisheiten, 2002

MILITÄR

„Angesichts der großen Verluste an wertvollstem Menschenmaterial, die der Krieg mit sich bringt, muß die Heeresverwaltung pflichtgemäß allen Maßregeln ihr besonderes Augenmerk zuwenden, die geeignet sind, den Ersatz der Verluste zu fördern, oder eine Schmälerung dieses Ersatzes hintanzuhalten. In der zweiten Richtung spielen der Gebrauch von Verhütungsmitteln und die Abtreibung der Leibesfrucht eine bedeutende Rolle. Sie wirken dem natürlichen Ausgleichentgegen, der schon im Kriege, noch viel mehr aber nach seinem Ende, eintreten würde, da der geschlechtliche Verkehr sich stark steigern wird..."

Schreiben vom 16.2.1916 des K.u.K. Ministeriums des Inneren an das K.u.K. Kriegsministerium, Wien

JUSTIZSYSTEM

„Der eigentliche Zweck des § 218, meinte Franz Lindekuh, sei der, die Eingeweide des weiblichen Körpe als ein dem männlichen Unternehmungsgeist reserviertes Spekulationsgebiet strafrechtlich abzusperrer

Nach: Frank Wedekind, Musik, Sittengemälde in vier Bildern, 1906

WIRTSCHAFT

„Die Abnahme der Geburten im Deutschen Reiche, die mit banger Sorge um die wirtschaftliche undpolitische Zukunft des deutschen Volkes erfüllen muß und die neben verschiedenen Ursachen anderer Art wesentlich auch der absichtlichen Verhütung der Kindererzeugung mit Hilfe von empfängnisverhütenden Mitteln sowie der schon seit längerer Zeit in starker Zunehme begriffenen Abtreibungen der Leibesfrucht zuzuschreiben ist."

Antrag Bayerns an den Reichsrat, betreffend Verhinderung von Geburten, Unfruchtbarmachung und Schwangerschaftsunterbrechung, 1922

KIRCHE

„Der wesentliche Wert der Frau liegt in ihrer Gebärfähigkeit und in ihrem hauswirtschaftlichen Nutzen.
Thomas von Aquin, Kirchenlehrer, 1225-1275.

Die Kirche lehrt in richtiger Erwägung der Sachlage: die Seele des Kindes und die Seele der Mutter sind vor Gott gleich und gleichberechtigt. Stirbt das Kind ungetauft, so geht es für das ewige übernatürliche Leben verloren, also muß unter allen Umständen die Taufe des Kindes erstrebt werden, die Seele der Mutter aber kann immer für die Ewigkeit gerettet werden, sie kann sich stets auf einen eventuellen Tod vorbereiten. Mit der gültigen Taufe ist der wichtigste Teil des Menschen, die Seele, gerettet.

Nach: Rüttemann, Geburtshilfe und praktische Theologie, 1909

STAAT

„Für mich sorgen sie alle: Kirche, Staat, Ärzte und Richter. Neun Monate lang.
Wenn aber diese neun Monate vorbei sind, dann muss ich sehen, wie ich weiterkomme.
Die Tuberkulose? Kein Arzt hilft mir.Nichts zu essen? Keine Milch? Kein Staat hilft mir.
Qual und Seelennot? Die Kirche tröstet mich, aber davon werde ich nicht satt.
Fünfzig Lebensjahre wird sich niemand um mich kümmern, niemand.
Da muss ich mir selbst helfen?"

Nach: Kurt Tucholsky, Die Leibesfrucht spricht, 1931

Abb. 4: Wer entscheidet über die Fruchtbarkeit der Frau?

Unmoralisch, unsittlich, unzüchtig

Staat und Kirche sprachen ihren *UntertanInnen* jedes Recht auf eigene Wünsche hinsichtlich Sexualität und Geburtenkontrolle ab und lockerten ihr Verbot nur in kleinen Schritten, wenn sie dazu gezwungen wurden. *Verunglimpfung* und *Kriminalisierung* sind immer erfolgreiche Waffen gegen derlei ›Eigenmächtigkeiten‹.

Die Liste möglicher ›Kriminaldelikte‹ zur Bevormundung der Bevölkerung ist fantasievoll und wurde über die Jahrhunderte immer länger: ›Unmoral‹, ›Unzucht‹, ›Unsittlichkeit‹, ›Verstoß gegen die guten Sitten‹, ›Verletzung der öffentlichen Sittlichkeit‹, ›Verletzung der Schamhaftigkeit‹, ›Schutz der Volksgesundheit‹, ›Pornografie‹.

So legte beispielsweise die Allergnädigste Kaiserin Maria Theresia schon im Jahr 1766 großes Augenmerk auf die Überwachung der so genannten »*Bilderkrämer, (die) sich nicht nur eines ihnen niemals zugestandenen Buchhandels anmaßen, sondern sogar mit Vermeidung aller Censur, und Hintergehung Unsrer Mauthen sich erfrechen, allerhand verbotene und ärgerliche Bücher einzuschwärzen, und unter der Hand auszustreuen.*«[1]

Kaiser Ferdinand I., der sich gerne als ›Der Gütige‹ bezeichnen ließ, hielt im Jahr 1844 fest, dass »*das Wort ›Unzucht‹ im § 115 Nr. 3 des I. Theiles des Strafgesetzbuches in seiner gewöhnlichen Bedeutung zu nehmen sei, ohne es auf Beischlaf zu beschränken*«.

Auch sein Nachfolger Franz Joseph I. kämpfte gegen »*Handlungen, die nach ihrer Eigenschaft zur Verbreitung des Sittenverderbnisses beitragen, wie auch solche, womit Unordnungen und Ausschweifungen als gewöhnliche Folgen verbunden sind*«.[2]

Ein besonderes politisches Züchtigungsmittel war immer schon der Vorwurf, die ›Sittlichkeit‹ würde durch ›Druckschriften‹ – also Medien – verletzt. 1852 gebührte darauf ›strenger Arrest von sechs Monaten bis zu einem Jahre‹. Mit diesem Paragrafen ließ sich fast alles ahnden, was unerwünscht war – von aufklärerischen Schriften bis hin zu Informationen über Verhütungsmittel.

Ungefähr zur gleichen Zeit trieb in den USA der amerikanische Politiker und Moralapostel Anthony Comstock (1844–1915), Sekretär der New Yorker ›Gesellschaft zur Unterdrückung des Lasters‹, sein Unwesen. Er setzte 1873 das ›Comstock Law‹ durch, das jeden Postversand von »*obszöner, unzüchtiger oder wollüstiger*

1 Codex Austriacus Band 6, 663
2 1852

Literatur in Form von Büchern, Flugblättern, Bildern, Schriften, Blättern oder anderen Publikationen ›unanständiger Art‹« verbot. Nach Comstocks Auffassung stellte Empfängnisverhütung die größte Obszönität dar.[3]

Wegen der zunehmenden und grenzüberschreitenden Verbreitung von Massenmedien wurden bald internationale Absprachen nötig, um »unzüchtige Veröffentlichungen« einzudämmen. Bei der Pariser Konferenz im Jahre 1910 beschlossen zwölf europäische Mächte sowie Brasilien und die USA, in ihren Ländern entsprechende Behörden zu errichten und den Kollegen in den anderen Ländern »*Strafnachrichten über die in diesem Lande erfolgten Verurteilungen mitzuteilen*«.

Wenige Jahre später lief das amtliche Sittlichkeitsmonopol unter dem Fähnchen ›Jugendschutz‹: Verboten werden sollte alles, was die »jugendlichen Triebe« ausnützte und damit das »*sittliche Wohl der Jugend*« gefährdete.[4]

1925 waren bereits mehr als 40 Staaten »*von dem einmütigen Wunsche geleitet, die Verbreitung und den Vertrieb von unzüchtigen Veröffentlichungen so wirkungsvoll wie möglich zu bekämpfen*«. Tatsächlich ging es aber nicht nur um Medien, sondern auch um »*andere unzüchtige Gegenstände*«. Strafbar machte sich, wer sie anfertigte, lagerte, einführte, ausführte, beförderte (selbst oder durch Dritte), auf irgendeine andere Weise in Umlauf setzte oder ihren Umlauf oder Vertrieb förderte, verteilte, ausstellte oder gewerbsmäßig vermietete.

Im Jahr 1934 regelte/verbot die staatliche »*Verordnung… zum Schutze der Sittlichkeit und der Volksgesundheit*« die Bekanntmachung und den Verkauf »*angeblicher Heilmittel und Heilverfahren sowie Abtreibungsmittel*« und »*mechanisch wirkender empfängnisverhütender Mittel*«.[5]

Ebenfalls unter Strafe gestellt wurden »*sittlich anstößige Lichtbilder und Ansichtskarten*«, »*Zeitungen mit sittlich anstößigen Bildern*« sowie »*Schriften wirklich oder angeblich unzüchtigen Inhaltes*«. So bot der Gesetzgeber *übellaunigen* oder *übelwollenden* Gerichten viel Handhabe.

1950 kam der nächste Schlag gegen die Sexual-Erziehung und -Aufklärung: Das österreichische Pornographie-Gesetz trat in Kraft. Danach machte sich »*einer gerichtlich strafbaren Handlung schuldig, wer in gewinnsüchtiger Absicht unzüchtige Schriften, Abbildungen, Laufbilder oder andere unzüchtige Gegenstände herstellt, verlegt oder zum Zwecke der Verbreitung vorrätig hält*«.

Das war eine Bedrohung für Beate Uhses ›Versandhaus für Ehe- und Sexualliteratur und für hygienische Artikel‹: In ihrer ›Schrift X‹ klärte sie über sichere und unsichere Tage auf: »*Es entsteht für uns… die soziale Pflicht, die Befriedigung des Sexualtriebes von der Zeugung scharf zu trennen…*« Trotz der unsicheren gesetzlichen Lage – in Deutschland nicht anders als in Österreich – verkaufte sie innerhalb eines Jahres 32 000 Exemplare. ›Skandalös‹ war dabei weniger der Inhalt

3 https://www.muvs.org/de/themen/pionierinnen/madame-restell-und-dr-mauriceau/
4 Preßgesetz 1922
5 Verordnung der Bundesregierung vom 23. 3. 1934 (BGBl. I Nr. 171)

der ›Schrift X‹ als vielmehr die Tatsache, dass über Verhütung offen informiert wurde.

Die Liste staatlicher und kirchlicher Interventionen gegenüber dem Wunsch der BürgerInnen nach selbstverantwortlicher Gestaltung ihres Privatbereiches ist viel länger, aber es ist müßig, sie alle aufzuzählen. Stattdessen soll der Blick geschärft werden: Wer ist es, der ›Sittlichkeit‹ definiert? Was legitimiert ihn dazu und was sind seine zugrunde liegenden Interessen?

Katholische Kirche: Familienplanung ist ›sittenwidrig‹

Papst Pius XI. betonte 1930 in der Enzyklika ›Casti connubii‹ den ›natürlichen Auftrag‹ der Ehe zur Fortpflanzung: »*Die christlichen Eltern mögen außerdem bedenken, dass es nicht nur ihre Aufgabe ist, für die Erhaltung und Ausbreitung des Menschengeschlechtes auf Erden zu sorgen, ja nicht einmal nur, irgendwelche Verehrer des wahren Gottes heranzuziehen, sondern der Kirche Christi Nachkommenschaft zuzuführen, die Mitbürger der Heiligen und die Hausgenossen Gottes zu mehren, damit das dem Dienste Gottes und unseres Erlöser geweihte Volk von Tag zu Tag zunehme.*«

Im Jahr 1949 bekam der Lindauer Stadtpfarrer Josef Hirschvogel vom Domkapitel des Bistums Augsburg Redeverbot, denn seine Vorträge und Publikationen über die Geburtenregelung würden die ›*Ehrfurcht vor der Ehe und dem Geheimnis des Lebens*‹ beeinträchtigen. Sein Vortragszyklus zum Thema ›Naturgemäße Geburtenregelung‹ hatte scharenweise Zuhörer angezogen.

1953 kommentierte die katholische Kirche die Berechnung der fruchtbaren und unfruchtbaren Tage nach Hermann Knaus und Kyūsaku Ogino wie folgt: »*Sind… die Scheu vor den Opfern, die Kinder auferlegen, oder der Hang zu den Freiheiten und den Vergnügungsmöglichkeiten eines kinderlosen Ehelebens oder das Streben, den Lebensstandard der Familie möglichst hoch zu halten, das Motiv (für die Zeitwahl), dann sündigen solche Eheleute wegen ihrer falschen Grundhaltung und wegen der Missachtung des Sinnes des Ehelebens…. Es müssen also gewichtige Gründe vorliegen, damit die Zeitwahl gerechtfertigt ist.*«[1]

Der Gesetzesänderung zugunsten der Fristenlösung gingen nicht nur langjährige politische Auseinandersetzungen voraus, sondern auch ein Kräftemessen mit der Katholischen Kirche in Österreich. Dazu Prof. Johannes Huber, Mediziner und Theologe, von 1973 bis 1983 persönlicher Sekretär von Kardinal Franz König: »*Wenn sich Kirche und Staat zu nahe gekommen wären, hätte die Gefahr bestanden, dass sich die Kirche unter dem Druck der Politik einmischen würde. So waren Kreisky und König gleichermaßen an einer Äquidistanz zwischen Kirche und Staat interessiert.*

Auch der damalige Justizminister Christian Broda (1916–1987) hatte ein sehr gutes Verhältnis zu Kardinal König. Um anlässlich der Reform des Strafgesetzes die belastete Terminologie ›Abtreibung‹ zu vermeiden und gleichzeitig auch die Situation ungewollt schwangerer Frauen verständlich zu machen, führte Broda den Begriff ›Konfliktlösung‹ ein.«[2]

1 Hermann Knaus: Die fruchtbaren und unfruchtbaren Tage der Frau und deren richtige Berechnung, Maudrich, 1953.
2 Johannes Huber: Pers. Mitt. vom 25. Juli 2024.

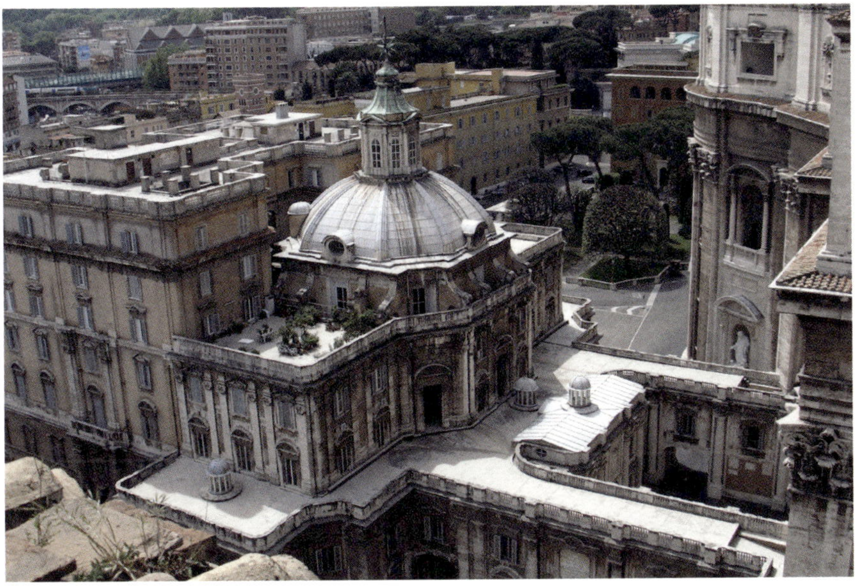

Abb. 5: Vatikan. Die katholische Kirche positioniert sich traditionell gegen die selbstständige Entscheidung einer Frau, ihre Schwangerschaft zu beenden. Das Argument lautet, dass der Mensch nach Gottes Ebenbild geschaffen wurde und deswegen jedes menschliche Leben geschützt werden müsse, auch das von Embryonen.

Im Jahr 1983 veröffentlichte die katholische Kirche ein neues Kirchenrecht, um den »*gewandelten Anforderungen der modernen Welt*« zu entsprechen und ein Gesetzbuch zu schaffen, »*das den Bedürfnissen des Volkes Gottes angepasst ist.*«[3] »*Geradezu grotesk verschoben haben sich im neuen Codex die Akzente in der Bewertung der Abtreibung*«, schrieb der ›Spiegel‹ 1983 in seiner Analyse des neu gefassten katholischen Kirchenrechtes. Und führt aus: »*Wurde im alten Codex Mord strenger geahndet als Abtreibung, so im neuen Codex eher umgekehrt: Auf Mord an einem Laien steht im neuen Recht der Verlust von Titeln, auf Mord an einem Kleriker Strafversetzung, auf Bischofsmord Amtsenthebung; jedoch nur auf Papstmord und auf Abtreibung steht die Höchststrafe: Exkommunikation.*«

Im Wortlaut des Codex iuri canonici 1983 heißt es: »*Wer eine Abtreibung vornimmt, zieht sich mit erfolgter Ausführung die Tatstrafe der Exkommunikation zu.*« (Canon 1398)

Auch der Canon 1041 beschäftigt sich mit dem Schwangerschaftsabbruch: »*Vom Empfang der Weihen sind fernzuhalten, die mit irgendeinem Hindernis behaftet sind:*

4) wer vorsätzlich einen Menschen getötet oder eine vollendete Abtreibung vorgenommen hat, sowie alle, die positiv daran mitgewirkt haben.«

3 Papst Paul VI., zitiert nach ›Der Spiegel‹ vom 24. 1. 1983.

Im Jahr 1999, als die UNO 60 000 ›post-rape-parcels‹ inklusive der ›Pille danach‹ in die Flüchtlingslager in Albanien und Mazedonien schickte, meinte der Vatikan: *»Die ›Pille danach‹ ist ein Tötungsdelikt. Es ist den Frauen im Kosovo, wenn sie vergewaltigt wurden, nicht gestattet, die ›Pille danach‹ zu nehmen.«* Und der österreichische Bischof Kurt Krenn setzte eifrig nach: »Das unbedingte Lebensrecht des Kindes geht vor, ganz gleich, wie es entstanden ist.«[4]

Den skurrilen Streit um die weiblichen Kriegsopfer hatte der Vatikan schon 1992 eröffnet. Auch im Bosnienkrieg hatte die UNO an hunderte Mädchen, die meisten waren zwischen zehn und zwölf Jahre alt, die ›Pille danach‹ verteilt. Unter Protest des Vatikans – und mit Folgen für die Zeit danach: Rom stornierte die Zahlung des Mitgliedsbeitrages zum UNO-Kinderhilfswerk UNICEF.[5]

Im *Heiligen Jahr der Barmherzigkeit 2015–2016* erlaubte Papst Franziskus es Priestern, bei Schwangerschaftsabbrüchen die Absolution zu erteilen. Das war in Deutschland schon lange möglich, aufgrund eines besonderen Beschlusses der Bischofskonferenz, in anderen Ländern der Welt jedoch nicht. Abtreibung bleibt damit für den Vatikan eine schwere Sünde, aber sie ist eben nicht so schwer, dass sie aus theologischer Sicht nicht vergeben werden könnte, wenn die betroffene Frau Buße, Reue und Umkehrbereitschaft zeigt.[6]

4 Zit. n. ›Der Standard‹ vom 23. 4. 1999.
5 NEWS 16/99
6 https://www.zeit.de/gesellschaft/familie/2015-09/papst-franziskus-ehe-annullierung-abtreibung/seite-2 (abg. 2024 10 22)

Einschub: Medizinische Eingriffe nach Vergewaltigungen durch Besatzungssoldaten

»*Nach Angaben Wiener Ärzte sollen* [alleine] *in den drei Wochen nach dem sowjetischen Einmarsch* [1945] *87000 Wienerinnen von Sowjetsoldaten vergewaltigt worden sein.*«[1]

Angesichts der großen Zahl daraus resultierender unerwünschter Schwangerschaften musste trotz bestehendem Abtreibungsverbot eine Lösung gefunden werden. Um schnell zu handeln erhielten alle Vorstände von gynäkologischen Abteilungen an Wiener Spitälern bereits im Mai 1945 sowohl vom Sozialministerium als auch vom Gesundheitsamt der Stadt Wien mündlich die Ermächtigung, im Falle von Vergewaltigungen durch Soldaten einen Schwangerschaftsabbruch durchzuführen.[2]

Am 3. Juli 1945 kam es zu einer offiziellen Besprechung im Ministerium für Soziale Verwaltung. Teilnehmer waren der Chef der Wiener Gerichtsmedizin Fritz Reuter (1875–1959), die Gynäkologen Tassilo Antoine (1895–1980), Chef der I. Universitäts-Frauenklinik Wien, Heinrich Kahr (1888–1947), Vorstand der II. Universitäts-Frauenklinik Wien, Maximilian Apfelthaller (1893–1956), Vorstand der Gynäkologisch-geburtshilflichen Abteilung am Wilhelminenspital, Julius Richter (1878–1958) vom Krankenhaus Wieden und Hans Heidler (1889–1955), Vorstand der Semmelweis-Frauenklinik, sowie Tarbuk[3] als Vertreter der Wiener Ärztekammer.

Entsprechend der erzielten Regelung durften an den Wiener öffentlichen Krankenanstalten bei den betroffenen Frauen kostenlos Schwangerschaftsabbrüche vorgenommen werden, jedoch in den Krankengeschichten die Worte *Russen* oder *Vergewaltigung* keinesfalls aufscheinen, denn »*Österreich war nach dem Krieg auf die Gunst der Alliierten angewiesen. Es war vor allem die Sowjetunion, die sich für einen selbständigen Staat Österreich einsetzte.*«[4]

So wurde also für den (kostenlosen) Schwangerschaftsabbruch die folgende Formulierung vereinbart: »*Patientin wird aus gesundheitlichen Gründen und kriegsbedingter Notlage zur Schwangerschaftsunterbrechung aufgenommen.*«[5] Um die durchführenden ÄrztInnen von juristischen Konsequenzen freizuhalten, war jedoch eine ausführliche schriftliche Indikationsstellung erforderlich.[6]

---

1 Tony Judt: Geschichte Europas von 1945 bis zur Gegenwart, 2006, 36.
2 WStLA, Serie 2.3.4.A11, Vr 4005/1945 und Vr 4718/1946 Vernehmung des angeklagten Arztes J. K. vom 29. Mai 1946.
3 Keine weiteren Informationen bezüglich des Vornamens verfügbar.
4 Verena Weninger: Suizid und Vergewaltigung von Frauen 1945 in Wien, Dipl.Arbeit 2015, Universität Wien, 53.
5 Maria Mesner: Frauensache? Zur Auseinandersetzung um den Schwangerschaftsabbruch in Österreich, 1994, 39–40.
6 Ebd.

Die erzielte Vereinbarung wurde nur einem beschränkten Adressatenkreis zugänglich gemacht und nicht veröffentlicht.[7] Bis Ende 1945 holten einige Krankenanstalten wie etwa die Frauenklinik Gersthof zu ihrer eigenen Absicherung zusätzlich eine Bestätigung der Wiener Ärztekammer ein und verlangten *überdies* eine eidesstattliche Erklärung der schwangeren Patientin, wonach die Schwangerschaft von der Vergewaltigung durch einen russischen Soldaten herrührte. Dabei berief sich die Klinik auf eine entsprechende Weisung der Ärztekammer Wien. Bei einer Rückfrage des Landesgerichtes Wien im Zuge eines Strafprozesses bestritt die Ärztekammer jedoch, jemals eine derartige allgemeine Weisung an die ÄrztInnen gegeben zu haben.[8]

Die Möglichkeit eines ärztlich vorgenommenen Schwangerschaftsabbruches nützten bisweilen aber auch Frauen, deren Schwangerschaft nicht das Resultat einer Vergewaltigung durch russische Soldaten war. Beratungsstellen gaben dazu inoffiziell Empfehlungen ab:

»Als wir bereits im Hofraume der Frauenklinik waren, teilte mir D. mit, daß ich anzugeben hätte, daß meine Schwangerschaft durch einen Russen herrühre.«[9] *»Als ich in der Aufnahmekanzlei der Frauenklinik war, wurde mir nahe gelegt, daß ich eine eidesstattliche Erklärung darüber abgeben müsse, daß ich von einen ›Stuprun‹*[10] [sic!] *vergewaltigt worden bin.«*[11]

Wurde die falsche Behauptung aber aufgedeckt – etwa durch eine Anzeige –, konnte auch der Arzt oder die Ärztin in Schwierigkeiten kommen, der oder die im guten Glauben gehandelt hatte.[12]

Dramatisch war der Bedarf an Schwangerschaftsabbrüchen im Verhältnis zu den beengten organisatorischen Möglichkeiten der Spitäler: So waren etwa an der II. Univ.-Frauenklinik rund 50 Betten ausschließlich für Schwangerschaftsabbrüche reserviert; in den 6 Wochen zwischen 21. Mai und 3. Juli 1945 wurden 273 entsprechende Eingriffe durchgeführt. Im Krankenhaus Wieden mussten täglich 12 bis 14 Eingriffe vorgenommen werden, eine weitere Ausweitung war kapazitätsmäßig nicht möglich.

Ähnlich war die Situation an der I. Univ.-Frauenklinik. Lediglich das Wilhelminenspital mit 74 Betten hatte noch Erweiterungsmöglichkeiten, benötigte aber zusätzliches Personal. Die Semmelweis-Klinik konnte 20 bis 30 ihrer 150 Betten für Schwangerschaftsabbrüche reservieren. Um dem Bettenmangel zu begegnen, wurden im Mai 1946 alle geburtshilflich-gynäkologischen Abteilungen öffentlicher Krankenhäuser sowie das Frauenhospiz der Wiener Gebietskrankenkasse in das Programm einbezogen.[13]

7 AdR, Staatsamt für soziale Verwaltung 03, V-45.701-21/46, Karton 14.

8 WStLA, Serie 2.3.4.A11, Vr 4718/46, Alexander Hartwich, 4. Juni 1946. *Der Vollständigkeit halber sei erwähnt, dass das Schreiben noch den (ausgestrichenen) Briefkopf ›Reichsärztekammer‹ trug.*

9 WStLA, Serie 2.3.4.A11, Vr 4718/46, Angaben der Beschuldigten vom 17.5.1946.

10 Mit dem lateinischen Begriff ›Stuprum‹ ist ein erzwungener Beischlaf gemeint.

11 WStLA, Serie 2.3.4.A11, Vr 4718/46, Angaben der Beschuldigten vom 17.5.1946.

12 WStLA, Serie 2.3.4.A11, Vr 4718/46.

13 AdR/03, V-45.701-21/46, Staatsamt für soziale Verwaltung, Karton 14.

Die Wiener Regelung hatte auch Einfluss auf andere Bundesländer, etwa auf das Burgenland:

»Etwa im Juni 1945 kam eine Kommission vom Gesundheitsamt in Wien I, Hanuschgasse 3, ins Spital nach Eisenstadt zur Besichtigung. [...] *Wir brachten mit den Herren verschiedene Angelegenheiten des Spitals zur Sprache und fragten u. a. auch, ob man bei den Vergewaltigungen Abtreibungen vornehmen könne. Die Herren äußerten ihre Meinung, dass man in solchen Fällen die Abtreibungen schon durchführen könne. Man solle das nur machen, ohne Aufsehen zu erregen.«*[14]

In der Steiermark *»gab die provisorische Steiermärkische Landesregierung am 26. Mai 1945 Abtreibungen ›bis zur gesetzlichen Regelung durch die österreichische Bundesregierung‹ frei.* [Dadurch waren Abtreibungen aus] *›ethischer Anzeige bei erwiesenen Notzuchtfällen‹ möglich,* [wenn] *›mit Sicherheit oder großer Wahrscheinlichkeit ein Notzuchtakt begangen‹ worden war.«*[15]

Ähnlich wie in Wien durfte der Eingriff nur in öffentlichen Krankenanstalten vorgenommen werden; die Kosten trugen die Krankenkassen oder die Landesregierung. Alle am Prüfungs- und Feststellungsverfahren beteiligten Personen waren zur Amtsverschwiegenheit verpflichtet. Zwischen Anfang Juni 1945 und Ende Dezember 1945 wurden in der Steiermark rund 635 Schwangerschaftsabbrüche nach angezeigten Vergewaltigungen durchgeführt.[16]

Die Steiermark war bis Ende Juli 1946 von sowjetischen Truppen besetzt, anschließend bis 1955 von britischen. Vergewaltigungsfälle und daraus entstandene Schwangerschaften kamen auch in den von französischen bzw. amerikanischen Soldaten besetzten Bundesländern vor.

Da offenbar auch einzelne ÄrztInnen bzw. Privatkliniken und Entbindungsheime[17] diese Regelung für sich nutzten, wies das Gesundheitsministerium im Frühjahr 1946 mit Nachdruck auf die offizielle Rechtslage hin:

»Im Hinblick auf die Unklarheit, die anscheinend in Ärztekreisen, besonders aber in den Kreisen der Fachärzte für Gynäkologie, in bezug auf die Frage der Schwangerschaftsunterbrechung herrscht, wie aus wiederholten Anfragen an das Volksgesundheitsamt hervorgeht, wird Nachstehendes eröffnet.

Da die reichsgesetzlichen Bestimmungen, insbesonders aber das Gesetz zur Verhütung erbkranken Nachwuchses vom 14. Juli 1933 bzw. 26. Juni 1935 in Österreich aufgehoben wurde und das seinerzeitige österr. Bundesgesetz zum Schutze des keimenden Lebens, RGBl. Nr. 203/1937, bis jetzt noch nicht wieder in Kraft getreten ist, sind für die Frage der Zulässigkeit bzw. Nichtzulässigkeit einer Unterbrechung der

14 WStLA, Serie 2.3.4.A11, Vr 4005/1945, Vernehmung W.B. vom 24. Juli 1947.

15 Rundschreiben der Provisorischen Steiermärkischen Landesregierung an alle Gesundheitsämter betreffend Schwangerschaftsunterbrechungen aus gesundheitlichen oder anderen Gründen, 26. Mai 1945, zit. n. : Stefan Karner, Barbara Stelzl-Marx, Alexander Tschubarjan (Hg): Die Rote Armee in Österreich – Sowjetische Besatzung 1945–1955, 2005, 607–9.

16 Ebd. Stelzl-Marx

17 Z.B. WStLA, Serie 1.3.2.213.A4.A/80 (Aufgelassene Privatanstalten): Privates Entbindungsheim.

Schwangerschaft derzeit wieder lediglich die Bestimmungen des österr. Strafgesetzes, RGBl. Nr. 117 ex 1852, in der heutigen Fassung maßgebend. Danach ist die Unterbrechung der Schwangerschaft unter allen Umständen strafbar, es sei denn, daß der zuverlässige Nachweis erbracht wurde, daß die Austragung der Schwangerschaft für die Schwangere mit einer Gefahr für das Leben und die Gesundheit verbunden ist. Dieser Nachweis ist von dem behandelnden Arzt in allen Fällen, in denen die Unterbrechung der Schwangerschaft auf Grund der medizinischen Indikation beabsichtigt ist, durch ein entsprechendes fachärztliches Zeugnis zu erbringen, aus dem einwandfrei hervorgeht, daß die Schwangere an einer Erkrankung leidet, die bei Fortdauer der Schwangerschaft nach begründeter wissenschaftlicher Erfahrung sich verschlimmern und das Leben und die Gesundheit der Schwangeren bedrohen würde. Es bedarf wohl keiner besonderen Betonung, daß dieser Nachweis, da in jedem Falle einer Schwangerschaftsunterbrechung bei der gegenwärtigen Rechtslage mit einer gerichtlichen Verfolgung zu rechnen ist, jeder Nachprüfung standhalten muß.

Um daher einerseits die Ärzteschaft vor allfälligen Unannehmlichkeiten, die sich aus zu wenig rigoroser Betrachtung dieser Bestimmungen ergeben könnten, zu bewahren und andererseits auch dafür Vorsorge zu treffen, daß der Schwangeren unter allen Umständen eine sachgemäße Beratung und Hilfe zuteil wird, sieht sich das Bundesministerium für soziale Verwaltung, Volksgesundheitsamt, veranlaßt, bis zur Wiederinkraftsetzung des Gesetzes zum Schutze des keimenden Lebens, die unter einem eingeleitet wird, die Ärztekammer Wien einzuladen, der Ärzteschaft dringend zu empfehlen, Schwangerschaftsunterbrechungen in der Privatordination oder auch in Privatkrankenanstalten unbedingt zu unterlassen und hilfesuchende Schwangere zu diesem Behufe ausschließlich an die beiden Universitätskliniken für Frauenheilkunde und Geburtshilfe oder an die geburtshilflich-gynäkologische Abteilung des Krankenhauses der Stadt Wien in Lainz zu verweisen.«[18]

18 Gesetzliche Grundlagen zur Unterbrechung der Schwangerschaft, Österr. Ärztezeitung März/April 1946, 1.

Die Beteiligten

Die ungewollt schwangeren Frauen

Zwischen 1945 und 1974 betrugen im Raum Wien/Teilen Niederösterreichs und Teilen Burgenlands die Gerichtsurteile für illegale Abtreibungen zwischen zwei Wochen und zwei Monaten Gefängnis, häufig verschärft durch ein hartes Lager und/oder einen Fasttag pro Monat. Wenngleich sich die Gerichte bemühten, Milderungsgründe der ungewollt Schwangeren anzuerkennen, und wenngleich die Strafen (nur) bedingt ausgesprochen wurden – Bewährungsfrist in der Regel 2 bis 3 Jahre – waren die Frauen sodann vorbestraft.

Ihre ungewollte Schwangerschaft heimlich zu beenden oder beenden zu lassen, war aber nicht für jede Frau gleich riskant. Anhand von Gerichtsakten aus der Zeit zwischen 1945 und 1974 lassen sich folgende drei Gruppen unterscheiden:

Finanziell besser gestellte Frauen konnten sich Befunde kaufen, aufgrund derer ein Abbruch aus *medizinischen Gründen* erforderlich schien. Dies fand vor allem in *Privatsanatorien* statt. Tatsächlich war beispielsweise das Wiener Sanatorium Auerspergstraße (erbaut 1907) über Jahre dafür bekannt, vorgeblich *medizinisch indizierte* Abtreibungen durchzuführen. Der indirekte Beweis folgte nach einer Anzeige und der darauffolgenden polizeilichen Razzia im Jahr 1955: »*In den Tagen* [nach der Razzia] *stieg in den gynäkologischen Abteilungen der öffentlichen Spitäler die Zahl der schwangeren Frauen, die mit schweren Blutungen – offensichtlich nach unqualifizierten Eingriffen – eingeliefert wurden, sprunghaft an.*«[1]

Die zweite Gruppe umfasste Frauen aus ärmlichen sozialen Verhältnissen, die nicht außerhäuslich berufstätig waren, sondern die Familie versorgten. Sie konnten sich keine konstruierte ärztliche Indikation für eine vorgeblich *legale* Abtreibung kaufen. Flog ihre *illegale* Abtreibung auf und wurden sie vor Gericht gestellt, kamen sie im Normalfall mit einer bedingten Strafe davon. Mangels eigener Berufstätigkeit hatte die bedingte Strafe keine gravierenden Konsequenzen für sie; wegen der Häufigkeit derartiger Abtreibungen in ihrem sozialen Umfeld hatten sie auch nicht mit sozialer Ausgrenzung zu kämpfen. (Anders war die Vorgangsweise der Gerichte im Falle einer Säuglingstötung.)

Katastrophale Auswirkungen hatte das Abtreibungsverbot hingegen auf berufstätige Frauen. In den Jahrzehnten nach 1945 waren allerdings weniger Frauen als heute berufstätig. Diese Gruppe hatte im Falle eines Bekanntwerdens ihrer Abtreibung und daraus folgendem Gerichtsverfahren die härtesten Konsequenzen zu

1 Hellmut Andics: Anno Domini 2300, Bild-Telegraph v 29. 10. 1955, 9.

tragen: Selbst über eine – damals häufige – *bedingte* Bestrafung wurde der Arbeitgeber informiert.

»Auf Befragen durch den Vorsitzenden gibt die Angeklagte an: Mir ist eine Verurteilung lieber als eine Vertagung der Hauptverhandlung, weil ich meine Stellung nicht verlieren möchte. Ich bin […] der Wiener Verkehrsbetriebe. Wenn ich eine bedingte Strafe bekomme, erfahren meiner Meinung nach meine Vorgesetzten nichts davon. Der Vorsitzende belehrt die Angeklagte, dass der Dienstvorgesetzte verständigt werden muss.«[2]

Von der *Gnade* der ArbeitgeberInnen oder Vorgesetzten hing es ab, ob die Verurteilte am Arbeitsplatz mit einer Verwarnung davonkam, oder eine Geldstrafe bezahlen musste oder sogar ihren Job verlor.

Hier ein Auszug aus einer Gerichtsakte: *»Ich bringe hiemit* [der Unternehmensleitung] *zur Kenntnis, dass ich* […] *wegen Übertretung des § 144* […] *eine bedingte Arreststrafe von 5 Wochen mit 2-jähriger Bewährungsfrist erhalten habe.* […] *Unter Hinweis auf meine jahrelange klaglose Tätigkeit als* […] *bitte und ersuche ich* [die Unternehmensleitung] *von einer Rechtsfolge abzusehen.«*[3]

Wie ArbeitgeberInnen mit derartigen Fällen umgingen, lässt sich heute kaum noch untersuchen, da entsprechende Unterlagen in den Gerichtsakten nicht aufscheinen. Selbst wenn man Nachkommen/Familienmitglieder ausfindig machen könnte, wäre es taktlos, sie einzuweihen und auszufragen. Jedoch konnten wir mit Hilfe des Archivs des Österreichischen Gewerkschaftsbundes zwei Fälle eruieren, in denen die verurteilten Frauen an ihrem Arbeitsplatz in Pension gegangen sind, also wegen ihrer Verurteilung nicht entlassen worden waren. Ob sie eine Verwarnung oder eine Geldstrafe erhalten hatten oder keines von beiden, lässt sich nicht mehr nachweisen.

Einen weiteren Fall machte die Autorin Sylvia Köchl ausfindig: *»Das Urteil wurde, wie üblich, vom LG Wien an die Bezirksbehörden und Arbeitgeber*innen der Verurteilten, in diesem Fall auch der Direktion der städtischen Wiener Verkehrsbetriebe, der Dienstgeberin von* […], *zugestellt. Als ihre Strafe dann als verbüßt galt, arbeitete sie nach wie vor als Straßenbahnschaffnerin, war also nicht wegen der Verurteilung* [zu 6. Monaten strengem Arrest, aufgeschoben für eine Probezeit von drei Jahren] *entlassen worden.«*[4]

Auch wenn die Entscheidung zum Schwangerschaftsabbruch in der überwiegenden Anzahl von der Frau selbst ausging oder eine gemeinsame Entscheidung der Partner war, finden sich in den Strafprozessakten auch Beispiele von massiven Drohungen des Mannes.

2 WStLA, Serie 2.3.4.A11, Vr 4301/1955.
3 WStLA, Serie 2.3.4.A11, Ergänzung zu Vr4301/1955, Ansuchen der Verurteilten v. 23. 7. 1956.
4 Sylvia Köchl: Delikt Abtreibung – Frauenarmut, ungewollte Schwangerschaften und illegale Abbrüche. 2024, 219.

L. P. hatte zwischen Winter 1962/63 und Februar 1966 insgesamt 5 Abtreibungen. »*Dies machte ich aber nur, weil mein Mann kein zweites Kind haben wollte und mich zu diesen Handlungen zwang.* [...] *Obwohl er kein Kind haben wollte, gebrauchte er auch kein Schutzmittel und so wurde ich wieder schwanger. Als ich dies meinem Mann sagte, verlangte er von mir, daß ich etwas unternehme. Als mein Mann sah, dass meine Bemühungen* [Hilfe zu finden] *umsonst waren, wurde er immer unverträglicher.* [...] *Mit meinem Mann war es nicht mehr auszuhalten und so begab ich mich zu ...* [...] *Zu dieser Zeit war ich schon derart lebensmüde, daß es mir auch egal gewesen wäre, wenn ich bei einer solchen Schwangerschaftsunterbrechung draufgegangen wäre.*«[5]

Dazu sagte ihr Mann, der im Streit auch einmal eine Hacke nach ihr geworfen hatte: »*Wenn meine Frau angibt, daß ich die Schwangerschaftsunterbrechung von ihr verlangte, so ist dies eine Lüge.*« Und später: »*Betonen möchte ich, dass meine Gattin sehr verlogen ist.*«[6]

Die Erzeuger

Die Auswirkungen des gesetzlichen Verbotes des Schwangerschaftsabbruches auf Ehemänner/Partner waren völlig anders als auf die betroffenen Frauen: Als Familienerhalter blieben sie im Allgemeinen strafrechtlich ungeschoren. Angesichts der Häufigkeit von Abtreibungen wären bei einer Verurteilung der Männer als Familienerhalter die finanziellen Lasten für den Staat untragbar groß gewesen. Daher wurde sogar darauf verzichtet, angeklagte Frauen eindringlich nach dem Namen des Schwängerers/Mitwissers/Geldgebers zu befragen. Die Antwort »*Ich möchte den Namen des Mannes/des Schwängerers aus gewissen Gründen nicht nennen*« wurde vom Gericht ohne weitere Nachfrage akzeptiert.

Darüber wunderte sich beispielsweise der Gynäkologe Hans Naujoks (1957):

»*Es ist erstaunlich, wie selten der Schwängerer vom Gericht auch als Beklagter herangezogen wird oder überhaupt vor Gericht erscheinen muß, obgleich doch die Frage der Beihilfe oder zumindest der Anstiftung sehr nahe liegt. Es besteht hier eine merkwürdige Diskretion* [...].«[7]

In den seltenen Fällen, in denen Männer in Gerichtsprotokollen als mögliche Erzeuger aufscheinen, versuchten sie gelegentlich, ihre Rolle im Geschehen mit der Behauptung zu verleugnen, sie wären gar nicht zeugungsfähig oder sie würden sich garantiert rechtzeitig zurückziehen: »*Es ist ganz unverständlich, es ist einfach nie vorgekommen, dass ich einen Verkehr vor dem Samenerguss nicht unterbrochen*

5 WStLA, Serie 2.3.4.A11 Vr 7024/1966, Aussage vom 13. September 1966.
6 Ebd.
7 Hans Naujoks: Gerichtliche Geburtshilfe, Stuttgart, 1957, 29 f.

hätte.«[8] Falls dieses Argument nicht stark genug war, kam noch der Nachsatz, *auch andere Männer hätten sich der Gunst* [der betreffenden Frau] *erfreut.*[9]

Auch der Lebenswandel der beteiligten Männer stößt in den untersuchten Akten auf wesentlich weniger Interesse als derjenige der angeklagten Frauen. Nur selten wird das Verhalten des Mannes dazu herangezogen, die Wahrscheinlichkeit seiner Mithilfe an einem Schwangerschaftsabbruch oder einer Säuglingstötung zu begründen. Und auch dann nur mit einer Wortwahl, die im Vergleich zur Charakterschilderung der Frauen stark abgeschwächt ist. So beispielsweise bei einem Familienvater mit drei Kindern, der im Alter von 51 Jahren eine 34-jährige Untergebene schwängerte: »[…] *dass W. ab und zu für den Alkohol zusprechen soll, wodurch er in seiner sexuellen Art ausartet«.*[10]

Das Desinteresse der Gerichte am Namen des Schwängerers ist für uns erstaunlich. Zum einen, weil der Schwängerer ein Beteiligter ist, in vielen Fällen von der Abtreibung wusste, die Frau möglicherweise dazu aufforderte oder sogar dazu zwang,[11] die Kosten ganz oder teilweise bezahlte, eine Adresse ausfindig machte, die Frau zum Ort der Abtreibung fuhr (und vor dem Haus wartete), an der Spurenverwischung beteiligt war etc. In seltenen Fällen leistete der Schwängerer beim Eingriff sogar konkrete Hilfsdienste.

Zum anderen wird auch dem Gericht bewusst gewesen sein, dass ohne Befassung mit dem möglicherweise an Abtreibung oder Säuglingstötung beteiligten Schwängerer lediglich die Frau bestraft wurde. Sie war es auch, die die Gerichtskosten zu tragen hatte, soweit einbringlich.

§ 146. (St.G.B. 1937) Mitschuldiger dieses Verbrechens ist, wer die Schwangere zur Abtreibung ihrer Leibesfrucht verleitet oder ihr dazu Hilfe leistet, mag es auch nur beim Versuche der Mitwirkung geblieben sein.

Der Mitschuldige ist mit schwerem Kerker zwischen einem und fünf Jahren, wenn er aber gewerbsmäßig zur Abtreibung mitwirkt, zwischen fünf und zehn Jahren zu bestrafen.

Es fragt sich, warum das Gericht in fast allen Fällen so wenig Interesse daran hatte, den Namen des Schwängerers zu erfahren. Dem geht eine lange Geschichte voraus: Durch eine Landesfürstliche Verordnung Maria Theresias vom 20. Juli 1770 wurde die Namensnennung des Vaters eines unehelichen Kindes in den Taufbüchern verboten. Ausnahmen waren nur möglich, wenn der Mann dies ausdrücklich wünschte, bzw. wenn das Kind durch die nachfolgende Trauung legitimiert wurde.[12] Denn die Angabe konnte richtig sein oder falsch:

8 WStLA, Serie 2.3.4.A11, Vr 3751/1964.
9 Ebd.
10 WStLA, Serie 2.3.4.A11, Vr 416/1955, Ermittlungsbericht des Detektivbüros M. v. 2. Jänner 1955.
11 Zum Beispiel: WStLA, Serie 2.3.4. A11, Vr 1613/1955: »*In weiterer Folge kam nun H.S. wiederholt zu E.N. und drängte darauf, dass die Schwangerschaft unterbrochen werde.*«
12 Felix Gundacker: Die Matrikenführung der römisch-katholischen und protestantischen Pfarrgemeinden in Österreich, 2018. https://www.felixgundacker.at/vvs/wp-content/uploads/2020/01/matrikenfuehrung.pdf, (abg. 20. April 2020).

»... derley gemeiniglich auf bloßes Angeben der Mutter, oder aus gemeinen Rufe, oder auch nicht selten aus bloßem Verdachte des geistlichen Seelsorgers in das Taufbuch eintragende Vormerkung hingegen dem darinn benennten Kindsvater an seiner Ehre, und gutem Leymuthe nachtheilig fallen muß...«[13]

Wäre die Frau vom Gericht zu einer Namensnennung gezwungen worden, hätte den Namen des Schwängerers aber nicht gewusst, hätte sie einen beliebigen nennen können. Oder sie hätte aus Opportunitätsgründen den Namen eines hochgestellten/reichen Mannes genannt. Dieser Fall wäre peinlich gewesen, etwa wenn als Schwängerer der örtliche Pfarrer oder der Gutsherr genannt worden wäre. Das Gericht wollte sich zu Zeiten Maria Theresias derartige Peinlichkeiten und Einflussversuche ersparen. Erst seit der Entdeckung der fruchtbaren und unfruchtbaren Tage im Zyklus der Frau durch Hermann Knaus und Kyūsaku Ogino Ende der 1920er-Jahre bestand eine Möglichkeit, die Plausibilität einer Vatersnennung zu überprüfen.

Wie eingangs erwähnt, war ein weiterer möglicher Grund für das fehlende Nachhaken des Gerichtes die Konsequenz für den Staat, die eine Verurteilung des Schwängerers zur Folge gehabt hätte: In den meisten Fällen war er der Familienernährer. Eine Gefängnisstrafe hätte die Familie von sozialer Fürsorge abhängig gemacht, was bei der Häufigkeit von Abtreibungen budgetär spürbar geworden wäre.

Entsprechende Überlegungen lassen sich schon aus dem Strafgesetz von 1852 ablesen:

»Fünftes Hauptstück § 55: Auch soll bei Verbrechen, deren Strafe nach dem Gesetz nicht über fünf Jahre zu dauern hätte, auf die schuldlose Familie zurückgesehen, und soferne für dieselbe durch die längere Dauer der Strafe in ihrem Erwerbungsstande wichtiger Schade entstände, kann die Strafe [...] abgekürzet werden [...].«[14]

Das Desinteresse des Gerichtes ist schon früheren Bearbeitern dieses Fragenkomplexes ›sauer aufgestoßen‹. Etwa hier:

»Wir sollten annehmen, daß jedes Untersuchungsgericht bei der vollständigen Aufklärung eines Kindsmordes auch an der Person des Kindesvaters großes Interesse gehabt hätte. Diese Vermutung trifft jedoch nur bedingt zu. In der Regel werden über den Kindesvater kaum mehr als ein paar Sätze verloren.«[15]

Das kam den meisten Schwängerern sehr gelegen, wie die Einschätzung des deutschen Gynäkologen und Geburtshelfers Hans Naujoks (1892–1959) zeigt: *»Sein Verhalten ist in den meisten Fällen recht kläglich, ja gemein.«*[16]

---

13 Ebd., 6.

14 Kaiserliches Patent vom 27. Mai 1852, Strafgesetz über Verbrechen, Vergehen und Übertretungen, Fünftes Hauptstück. Von Anwendung der Erschwerungs- und Milderungsumstände bei Bestimmungen der Strafe.

15 Elke Hammer: Kindsmord. Seine Geschichte in Innerösterreich 1787 bis 1849. Frankfurt am Main, 1997, 119.

16 Hans Naujoks: Gerichtliche Geburtshilfe, Stuttgart, 1957, 29.

Etwa trennte sich der Schwängerer von der Frau, wenn sie ihm von der Schwangerschaft erzählte, »ließ sie sitzen«; konnte sich ihre daraus resultierenden Handlungsmöglichkeiten aber leicht ausmalen: »[So] *habe ich nichts weiter sie gefragt, was sie zu tun gedenke, weil* [...] *ich angenommen habe,* [...], *dass sich die Sache schon irgendwie einrenken wird.*«[17] Ähnliche Beispiele aus Naujoks Erfahrung lauten: »*Die Sache muß bereinigt werden.*« »*Es darf auf keinen Fall sein.*« »*Sorge dafür, daß das erledigt wird.*«[18]

Die Schweizer Kommunikationsforscherin Annemarie Ryter machte das Verhalten des Schwängerers in ihrer Untersuchung über den Beginn des 20. Jahrhunderts an seiner Schichtzugehörigkeit fest: »*Die Männer, die klar zur Unterschicht zählten, zogen sich eher zurück und überliessen die unerwünschte Schwangerschaft den Frauen; die Männer mit eher bürgerlicher Lebensweise dagegen bemühten sich aktiv um die Abtreibung. Sie fürchteten neben der Vaterschaftsklage wohl auch einen Prestigeverlust. Ausser- und voreheliche sexuelle Beziehungen galten in der bürgerlichen Gesellschaft als Kavaliersdelikt, jedenfalls für Männer, ein uneheliches Kind konnte jedoch den Ruf beeinträchtigen.*«[19]

Gerade wenn man den Beispielen der Historikerin Elke Hammer folgt, wonach Schwängerer den ungewollt Schwangeren nicht selten sogar *derbe Prügel in Aussicht* stellten, wenn sie ihren Namen nennen würden, ist die Akzeptanz der Gerichte für das Verschweigen ungerecht. Aus dem rechtsstaatlichen Gebot der fairen Verfahrensführung leitet sich vielmehr eine *Fürsorgepflicht* der Gerichte für die Angeklagten ab.

Es gab es noch weitere Gründe, weshalb angeklagte Frauen den Namen des Schwängerers nicht nennen wollten: Ebenso wie das Gericht wollten auch sie ihre Kinder im Falle der Verurteilung des Familienerhalters nicht der sozialen Fürsorge ausliefern. War sie aber mit dem Schwängerer nicht verheiratet, konnte sie immer noch auf eine spätere Heirat mit ihm hoffen. Diese Chance wollte sie nicht gefährden.

Und schließlich konnte sich die Angeklagte durch die Bekanntgabe des Schwängerers auch selbst gefährden: War er anderweitig verheiratet, konnte sie zusätzlich zur Strafe wegen der verbotenen Abtreibung auch wegen Ehebruchs (§ 502 Strafgesetz) verurteilt werden:

»*Eine verheirathete Person, die einen Ehebruch begeht, wie auch eine unverheirathete, mit welcher ein Ehebruch begangen wird, ist einer Uebertretung schuldig, und mit Arrest von einem bis zu sechs Monaten* [...] *zu bestrafen* [...].«[20]

17 WStLA, Serie 2.3.4.A11, Vr 856/1955, Vernehmung des Beschuldigten F.S., 29. Februar 1956.

18 Hans Naujoks: Gerichtliche Geburtshilfe, Stuttgart, 1957, 29.

19 Annemarie Ryter: Abtreibung in der Unterschicht zu Beginn des Jahrhunderts, Lizentiatsarbeit Basel, 1983, 94.

20 Strafgesetz von 1852 (bzw. von 1803). Als letzter säkularer Staat Europas strich Österreich den Ehebruch erst im Jahr 1997 aus dem Strafgesetzbuch.

Tatsächlich gibt es in den untersuchten Strafprozessakten nur zwei Konstellationen, in denen die Frau den Namen des Schwängerers von sich aus preisgab: Entweder waren die beiden zum Zeitpunkt des Gerichtsverfahrens verheiratet – also gewissermaßen auf den Pfad der Tugend zurückgekehrt –, oder die Frau hatte mit dem (angeblichen oder tatsächlichen) Schwängerer noch ›eine Rechnung offen‹. Dazu zählten etwa Untreue, gebrochenes Heiratsversprechen, häusliche Gewalt etc.

Die HelferInnen

Da der Schwangerschaftsabbruch bis 1975 verboten bzw. nur unter besonderen Bedingungen möglich war, fiel *Helferinnen und Helfern* eine besondere Rolle zu, vorwiegend solchen mit medizinischen Kenntnissen. Bei der Untersuchung von Strafgerichtsprotokollen aus der Zeit vor Einführung der Fristenlösung stechen vor allem Hebammen(schülerInnen) und Krankenschwester(schülerInnen) heraus, die durch ihr Fachwissen zu sachgemäßen Abtreibungen befähigt waren, auch leichter an entsprechende Hilfsmittel herankamen sowie durch ihre lokale Einbindung oft besser *ansprechbar* waren. Doch auch andere Berufe mit anatomischen Grundkenntnissen sind in Betracht zu ziehen, etwa SanitätsgehilfInnen, MasseurInnen und sogar FleischhauerInnen. Die nötigen Handgriffe können notfalls in kurzer Zeit vermittelt werden. So wurden beispielsweise im Jahr 1955 einem Kranführer zahlreiche Abtreibungen nachgewiesen[21], im Jahr 1957 einem Hilfsarbeiter.[22] Auch bei ihnen war vermutlich außer einer sozialen/familiären Einbindung die finanzielle Komponente ausschlaggebend. Mit verbotenen Abtreibungen ließ sich gut Geld verdienen.

Wer in alten Zeitungen blättert, findet laufend Meldungen wie die folgenden: »*Wegen Mitschuld an einer Abtreibung* […] *hatte sich heute der 28jährige Tischlergeselle* […] *vor einem Wiener Schöffengericht zu verantworten.*« (Die Frau war beim Eingriff plötzlich bewusstlos geworden.) »*Als sie sich nicht mehr rührte, musste ein Arzt verständigt werden, der nur mehr den eingetretenen Tod der Frau feststellen konnte.*«[23] »*Im Krankenhaus Hohenems starb eine 27jährige Frau an Gasbrand. Ursache war laut gerichtlicher Leichenöffnung der mit einem Instrument vorgenommene verbotene Eingriff durch eine 60jährige und eine 37jährige Frau.*«[24]

Wenn es schiefging, mussten sich die Frauen eine gute Erklärung für die schweren Blutungen ausdenken, mit denen sie in die Spitäler eingeliefert wurden. Beispielsweise: »*Ich bin über die Kellerstiege gefallen*« oder »*Mit dem Stockerl beim Wäscheaufhängen umgekippt*«. Die langjährigen Beobachtungen der SpitalsärztIn-

21 APA-ii 15. 9. 1955.
22 APA-ii 10. 8. 1957.
23 APA-Meldung v. 5. 6. 1962.
24 APA-Meldung v. 2. 7. 1964.

nen konstatierten einen richtiggehenden Run an Samstagen: Offensichtlich wurden *EngelmacherInnen* vorwiegend freitags konsultiert, wenn die Lohnauszahlung dazu die finanzielle Möglichkeit bot.[25] Mit der Bezeichnung *EngelmacherIn* sind AbtreiberInnen gemeint, aber nach dem Glauben der (katholischen) Kirche kann ein Mensch erst dann zum Engel werden, wenn er getauft ist. *Abtreibung* bedeutet hingegen eine Beendigung der Schwangerschaft bevor der Fötus lebensfähig wäre, sodass er also noch nicht getauft wurde und aus ihm kein Engel werden könnte.

Wie fanden die hilfesuchenden Frauen eine/n bereitwillige/n HelferIn? Und umgekehrt, wie fanden geschäftstüchtige HelferInnen ihr Klientel?

Wie sich aus den Protokollen von Gerichtsprozessen ablesen lässt, waren beispielsweise öffentliche Verkehrsmittel gut geeignet: Dort kam man leicht ins Gespräch und erfuhr Namen, Hilfsmittel, Möglichkeiten … Oder so: »*Beim Einkaufen ist mir einmal schlecht geworden und da hat mir eine unbekannte Frau gesagt ›fahren Sie doch zu Dr. K. nach M.*‹«[26]

Neben Gerüchten und der Flüsterpropaganda, die vor allem in ländlichen Gebieten gut funktionierte, eigneten sich auch Zeitungsinserate. Was auf den ersten Blick unmöglich scheint, funktionierte dank spezieller sozialer Codes. Die scheinbar harmlosen Angebote enthielten verschlüsselte Formulierungen, unverdächtig wirkende, aber dem/r Eingeweihten vielsagende Ausdrücke. Dazu gehörten etwa ›*Sichere und absolut unschädliche Mittel gegen Störungen*‹ und ›*echt französische Mittel für Damen*‹ mit ›*durchschlagendem Erfolg*‹. Zugeschickt werden sie natürlich ›*streng diskret*‹. ›*Nach wenigen Stunden haben auch Sie Erlösung*‹ – sprich, die herbeigesehnte Blutung setzt ein.

Wenn der unerwünschte Zustand schon zu weit fortgeschritten war – mit anderen Worten, eine ungewollte Schwangerschaft vorlag und heimlich beendet werden sollte – gab es ›*Ratschläge in diskreten Angelegenheiten*‹. Der in diesem Zusammenhang gerne verwendete Begriff ›*Madame*‹ war übrigens ebenfalls ein Code und sollte Nähe zu Frankreich signalisieren: Franzosen galten als kundig in allen Aspekten der Liebe.

Auch der Ausdruck ›*Damen*‹ in den Inseraten ist als Code zu verstehen: Er signalisiert, dass die ›*Hilfe*‹ Geld kostet, denn das Risiko war hoch. Doch Geld hatten eben nur Damen der Gesellschaft. Zur Verteidigung der AnbieterInnen muss gesagt werden, dass sie ihr Honorar oft an die Möglichkeiten ihrer Kundinnen anpassten.

Ähnliche Anzeigen und soziale Codes finden sich bis heute in Ländern, in denen der Abbruch verboten ist, etwa Polen.

---

25 Hellmut Andics: Wenn das so weitergeht, wird Anno Domini 2300 der letzte Österreicher zu Grabe getragen, Bild-Telegraph vom 29. 10. 1955, 9.

26 WStLA, Serie 2.3.4.A11, Vr 4278/1955, Aussage von M. G. bei der Hauptverhandlung am 22. März 1956.

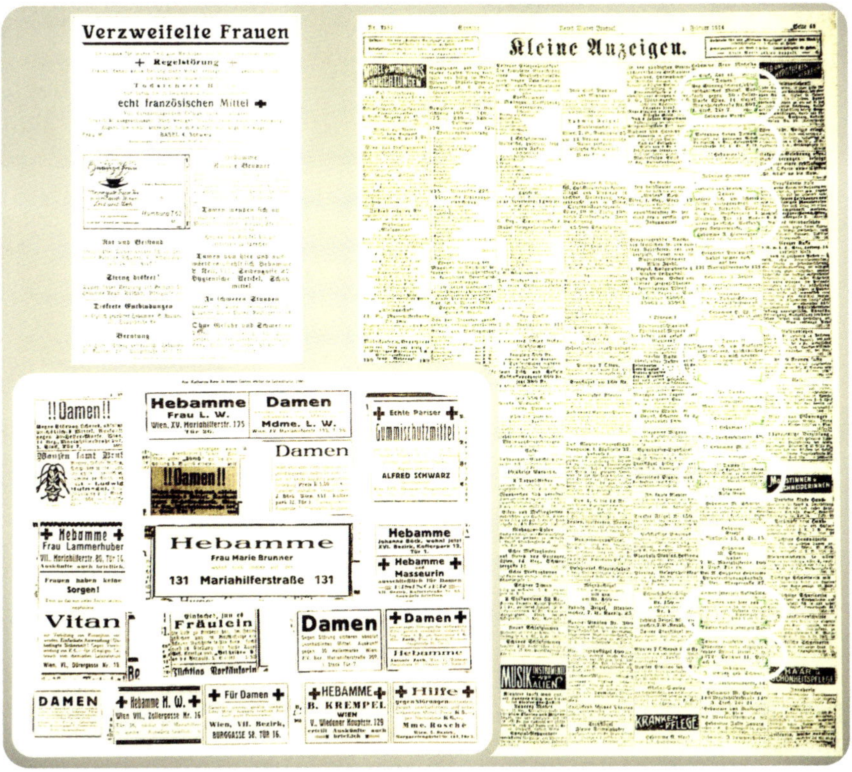

Abb. 6: Neben Gerüchten und der Flüsterpropaganda, die vor allem in ländlichen Gebieten gut funktionierte, eigneten sich auch Zeitungsinserate.

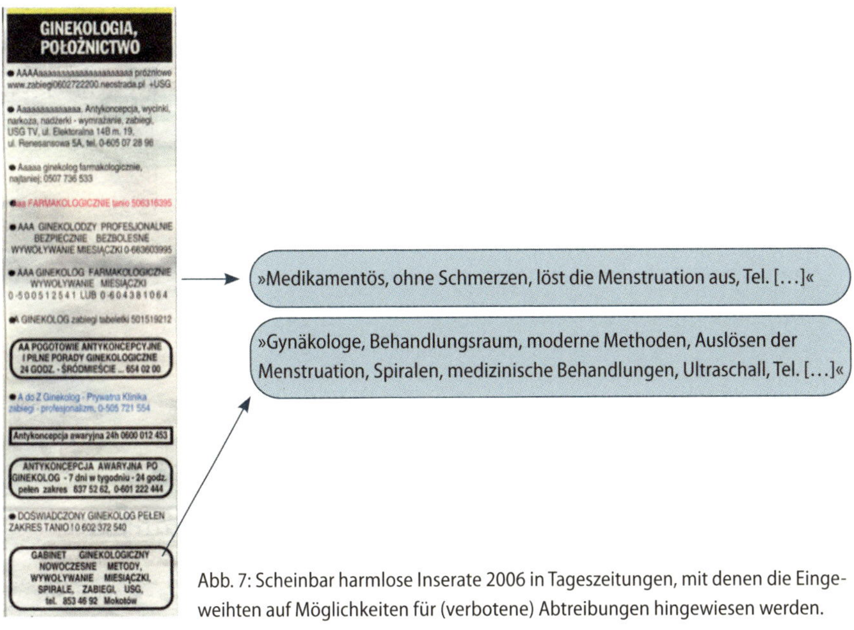

Abb. 7: Scheinbar harmlose Inserate 2006 in Tageszeitungen, mit denen die Eingeweihten auf Möglichkeiten für (verbotene) Abtreibungen hingewiesen werden.

Eigentlich ist es paradox: Obwohl die Einkommensquelle der verbotenen Abtreibungen erst durch das Gesetz geschaffen worden war – nämlich durch das gesetzliche Verbot –, wurden die Durchführenden *heruntergemacht.* Obwohl sie eine wichtige gesellschaftliche Rolle erfüllten, wurden sie von Staat, Kirche und Medien als kriminell, bösartig und moralisch minderwertig angesehen. Zeitgenössische Darstellungen zeigen sie alt, hässlich, ungepflegt, primitiv, ungebildet und charakterlos. *Solche* Frauen lebten in unhygienischen Verhältnissen und brachten ihre *Opfer* in Gefahr.

Ein ganz anderes Bild über ihre Kompetenz und ihr Verantwortungsbewusstsein ergibt sich aus Aussagen bei Gerichtsprozessen. Beispielsweise hier: »*Nach Orientierung mit dem Mutterspiegel wurde ein gewöhnlicher Gummikatheter bis in die Gebärmutter der Betreffenden eingeführt, die zu diesem Zwecke aufgefordert wurde, sich auf den Diwan zu legen. Ich habe dann immer den Katheter durch einen Wattebausch fixiert.*«[27]

In einem Fall musste sogar der prominente Gerichtsmediziner Prof. Albin Haberda (1868–1933) Respekt zollen: »*Keine von den Frauen ist ernsthaft erkrankt; die Vorsicht ging soweit, daß bei den auswärtigen Fällen eigene Blutstillungsmittel mitgegeben wurden …*«.[28] Im Notfall hätte sie sogar auf die Hilfe eines befreundeten Arztes zugreifen können.

Eine andere Abtreiberin hatte ihr *Handwerk* von einem drogenabhängigen Gynäkologen gelernt, der in ihrer Wohnung Curettagen und Einleitungen vornahm und sie als Assistentin anlernte. Nach seinem Tod machte sie auf eigene Faust weiter. Die Frauen kamen zum Abbruch in ihre Wohnung und wurden anschließend in ihre Ehebetten gelegt, bis sie nach Hause gehen konnten. Um sich vor der Polizei zu schützen, durfte keine Frau ihrem Mann vom Eingriff erzählen und ihn auch nicht mitbringen.

Sie war forsch, nicht sehr einfühlsam, aber sorgsam und kannte sich gut aus. Sie erklärte den Frauen, dass sie sich mit dem Katheter viel bewegen müssten. Beim Abgang sollten sie nicht aufs Klo gehen, sondern auf einen Kübel mit ein bisschen Wasser drin, damit man gut sehen kann, ob alles vollständig abgegangen ist. Sie rief die Frauen nach dem Einsetzen des Katheters an und erkundigte sich, ob der ›Himbeersaft‹ schon gekommen sei. Notfalls besuchte sie die Frauen zu Hause; falls Fieber auftrat, schickte sie sie ins Spital. Es gab niemals einen ernsthaften ›Betriebsunfall‹. Bei Schmerzen empfahl sie einen heißen Thermophor.

Die Katheter bezogen die AbtreiberInnen aus Drogerien. Die Stricknadel wurde in den Katheter gesteckt, um ihn etwas zu versteifen und leichter führen zu können. Aber mit der Stricknadel selbst wurde die Fruchtblase nicht berührt. Zuerst

27 Katharina Riese: In wessen Garten wächst die Leibesfrucht?, 1983, 90.
28 Ebd. 113.

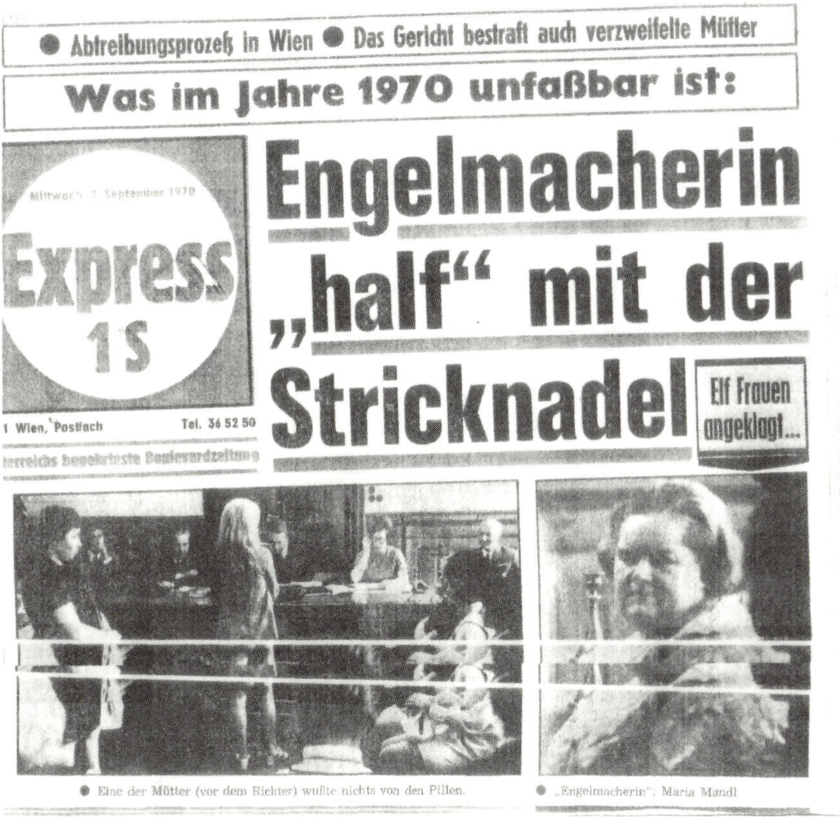

● Abtreibungsprozeß in Wien ● Das Gericht bestraft auch verzweifelte Mütter

Was im Jahre 1970 unfaßbar ist:

Express 1S

1 Wien, Postfach Tel. 36 52 50

Engelmacherin „half" mit der Stricknadel

Elf Frauen angeklagt...

● Eine der Mütter (vor dem Richter) wußte nichts von den Pillen.

● „Engelmacherin": Maria Mandl

Abb. 8: Express vom 2. September 1970.

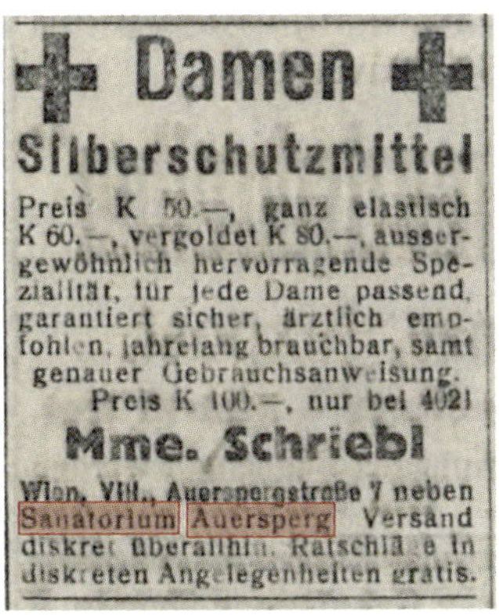

Damen

Silberschutzmittel

Preis K 50.—, ganz elastisch K 60.—, vergoldet K 80.—, aussergewöhnlich hervorragende Spezialität, für jede Dame passend, garantiert sicher, ärztlich empfohlen, jahrelang brauchbar, samt genauer Gebrauchsanweisung. Preis K 100.—, nur bei 4021

Mme. Schriebl

Wien, VIII., Auerspergstraße 7 neben Sanatorium Auersperg Versand diskret überallhin. Ratschläge in diskreten Angelegenheiten gratis.

Abb. 9: Neues Wiener Journal vom 20.11.1919, 9 (ONB/ANNO)

Auch ›Madame Schriebl‹ hätte im Notfall auf ärztliche Hilfe zugreifen können, wie ihrer Adresse »neben Sanatorium Auersperg« zu entnehmen war. Dass sie ihre Hilfe in ›diskreten Angelegenheiten‹ ohne Wissen der benachbarten Anstalt ausführte, ist schwer zu glauben. Eher lässt sich vermuten, dass diese enge Nachbarschaft für sie eine Art medizinisches Sicherheitsnetz darstellte, auf das sie in ihren Inseraten verwies.

schauten sie mit dem so genannten ›Entenschnabel‹[29] in die Gebärmutter. Rund um den Katheter musste man sehr viel Watte hineinstopfen, damit er nicht herausrutschte. Das Besteck wurde ausgekocht. Zum Sterilisieren des Operationsgebietes wurde Alkohol verwendet.[30]

Dazu ein Auszug aus dem ärztlichen Gutachten in einem ähnlichen Fall: *»Erfahrungsgemäß handelt es sich bei ›Gummischläucherln‹ um weiche Gummikatheter, welche zu Abtreibungszwecken mit einer Stricknadel oder Metallsonde versteift (armiert) werden, um die Einführung des Katheters in die Gebärmutter zu ermöglichen. Das metallene Führungsinstrument wird dann entfernt, während der Gummikatheter in der Gebärmutterhöhle liegend den Fruchttod bewirkt und wehenauslösend ist.«*[31]

Die Kundschaft kam von selbst. Teilweise waren es sehr arme Frauen, die das Honorar aber nicht zahlen konnten, sondern es anschließend als Putzfrau abarbeiteten. Eine andere war Lehrerin (damals durften Lehrerinnen an einigen Schulen keine Kinder haben). Sie zahlte das Honorar in Form von Nachhilfestunden ab.[32]

Wie erwähnt, finden sich in Strafakten häufig aktiv tätige oder ihrer Lizenz enthobene Hebammen als Abtreiberinnen. Eine sehr *marktkonforme* Lösung hatte die Hebamme H. M., die am 14. Juli 1936 ihre Wohnung in Wien-Landstraße offiziell als privates *Entbindungsheim* angemeldet hatte. Über die Jahre gab es immer wieder Anzeigen, Kontrollen und Beanstandungen wegen Übertretungen, sowohl hinsichtlich der zulässigen Anzahl von Patientinnen als auch hinsichtlich durchgeführter medizinischer *Massnahmen*, denen sie aber offenbar mit ärztlicher Unterstützung begegnen konnte. Erst im Jahr 1964 wurde ihr die Berechtigung endgültig entzogen.[33]

Die ungewollten Kinder

Wenn ein illegaler Abbruch erfolgt war, stellte sich die Frage nach der unbemerkten ›Entsorgung‹ des Leichnams. Dazu einige Beispiele von Medienberichten: Etwa 1956: *»In eine Jauchegrube geworfen hat die 23jährige [...] aus Neumarkt an der Raab ihr neugeborenes Kind. Das Baby wurde tot geborgen, die Mutter verhaftet.«* Oder 1958: *»Die 19jährige Hausgehilfin [...] aus Paternion wurde heute verhaftet, weil sie gestern Abend ihr vor 10 Tagen geborenes Kind [...] in die Drau geworfen*

29 Das medizinische Untersuchungsinstrument *Spekulum* wurde wegen seiner Form mitunter ›Entenschnabel‹ genannt.

30 https://www.muvs.org/de/themen/schicksale/2007-meine-grossmutter-war-engelmacherin/ (abg. 2024 02 07)

31 WStLA, Serie 2.3.4.A11, Vr 70/1969, Gutachten v. OMR Erich Reichelt, 30. Jänner 1969.

32 https://www.muvs.org/de/themen/schicksale/2007-meine-grossmutter-war-engelmacherin/ (abg. 2024 02 07)

33 WStLA, Serie 1.3.2.213.A4.A/80 (Aufgelassene Privatanstalten).

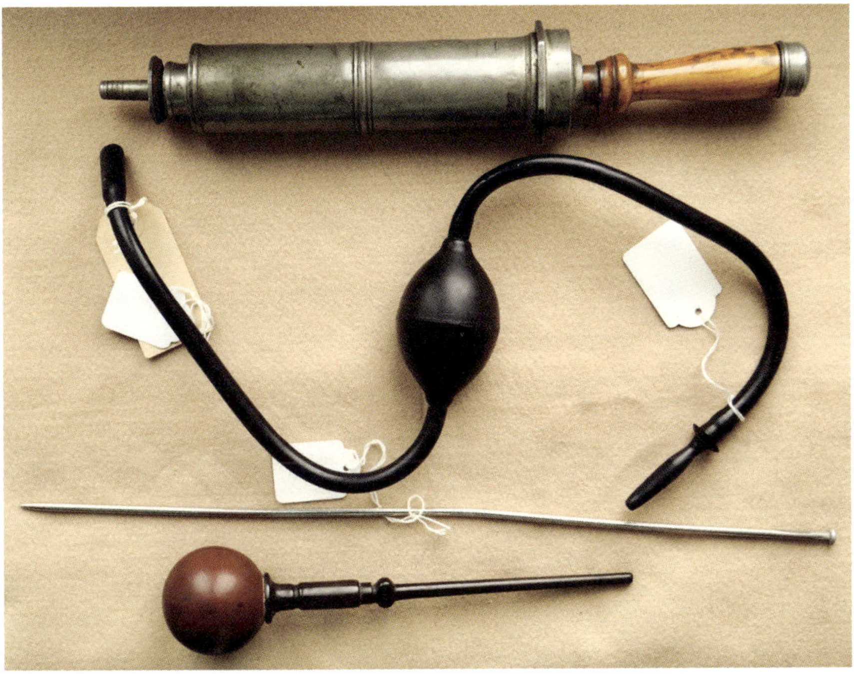

Abb. 10: Hilfsmittel wie die hier abgebildeten Objekte aus der Sammlung des MUVS wurden für verbotene Abtreibungen eingesetzt: Zweckentfremdete Klistierspritzen und andere medizinische Spülgeräte ebenso wie Strick- und Häkelnadeln, Fahrradspeichen, Haarnadeln und aufgebogene Drahtstücke. Um bei einer polizeilichen Durchsuchung nicht aufzufliegen, mussten ›unverdächtig‹ aussehende Geräte/Instrumente verwendet werden, obwohl ihre Anwendung gesundheitlich riskant war.

hat.« Auch 1961: »*Auf einer Müllablagerungsstätte des Friedhofs in Payerbach wurde gestern* [...] *in einem Koffer verpackt die Leiche eines Säuglings gefunden.*« Oder 1964: »*Die Leiche eines neugeborenen Knaben wurde heute Vormittag beim südlichen Turbineneinlauf des Kraftwerkes Ybbs/Persenbeug aus der Donau geborgen.*«[34]

Wenn eine ungewollte Schwangerschaft nicht vorzeitig beendet werden konnte und ein ungewolltes Kind geboren wurde, kam es in vielen Fällen zur Neugeborenentötung. Weil sich die Mutter bei der Geburt bzw. unmittelbar danach in einem Ausnahmezustand befand, kam sie vor Gericht zu einer milderen Bestrafung:

§ 139 StG: Strafe des Kindesmordes: »*Gegen eine Mutter, die ihr Kind bei der Geburt tötet, oder durch absichtliche Unterlassung des bei der Geburt nötigen Beistandes umkommen lässt, ist, wenn der Mord an einem ehelichen Kinde geschehen, lebenslanger schwerer Kerker zu verhängen. War das Kind unehelich, so hat im Falle*

34 Susanne Krejsa MacManus, Christian Fiala: Babyleichen im Gebüsch, Medical Tribune vom 19. Februar 2020, 12.

der Tötung zehn- bis 20jährige, wenn aber das Kind durch Unterlassung des nötigen Beistandes umkam, fünf- bis zehnjährige schwere Kerkerstrafe statt.«[35]

»Aller christlichen Moral zum Trotz brachten Eltern in Europa jede Menge unerwünschter Kinder ums Leben. Um nicht mit dem Gesetz in Konflikt zu geraten, zogen sie indirekte Methoden den direkten vor. Eine spezifisch europäische Form des indirekten Kindsmordes war das Im-Schlaf-Erdrücken. Die Mütter nahmen ihre Säuglinge mit ins Bett und legten sich ›versehentlich‹ auf sie, so dass sie erstickten.«[36]

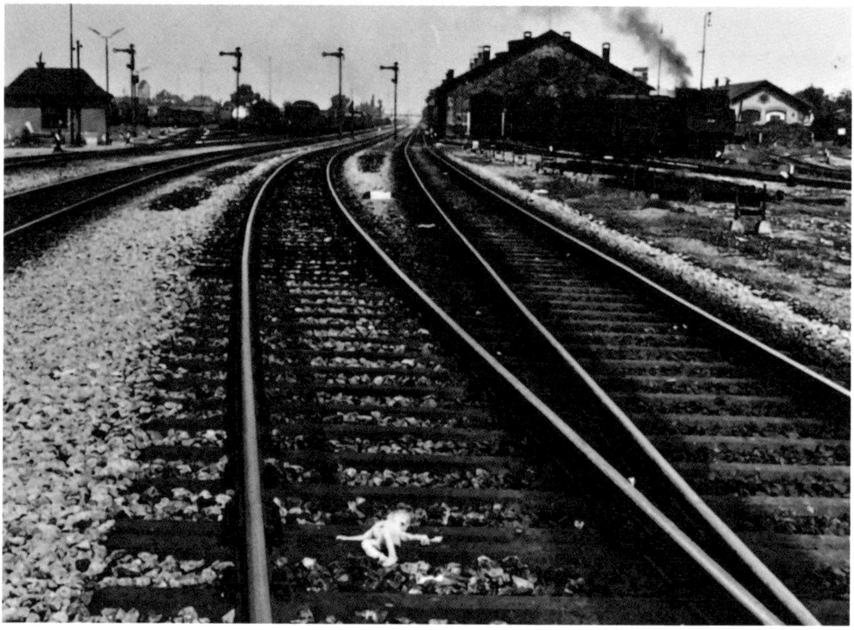

Abb. 11: Polizeifoto aus dem Jahr 1966.

Ein Grund für Kindstötungen und Kindesweglegungen war häufig der Umstand, dass die Mutter unverheiratet war und sowohl sie als auch das *ledige* Kind von der Familie, der Umgebung, der Gesellschaft und den möglichen ArbeitgeberInnen jede Menge Nachteile befürchten mussten. Diese Abwertung wurde und wird einerseits von der katholischen Kirche aufrechterhalten – bis 1983 galt uneheliche

35 Österreichisches Strafgesetz vom 27. Mai 1852 über Verbrechen, Vergehen und Übertretungen. Die heutige Version lautet: § 79 StGB »*Eine Mutter, die das Kind während der Geburt oder solange sie noch unter der Einwirkung des Geburtsvorgangs steht, tötet, ist mit Freiheitsstrafe von sechs Monaten bis zu fünf Jahren zu bestrafen.*«
36 Marvin Harris: Our Kind, 1990, 213.

Geburt als Hindernis für die Priesterweihe –[37], aber auch in modernen Bevölkerungsstatistiken weitergeführt.

So listete etwa die Vorarlberger Neugeborenenstatistik aus dem Jahr 1962 auf: *»Die Quote der Unehelichen sank auf 9,2 %. Allerdings sind wieder 69 % aller Kinder, die im ersten Ehejahr geboren wurden, vor Ablauf des neunten Ehemonats zur Welt gekommen.«*[38]

In dieser Aufstellung wird also dargestellt, wie viele Neugeborene ›vorehelich gezeugt‹ worden waren. Was vor gut 60 Jahren im katholisch geprägten Vorarlberg von Interesse gewesen sein mag, hält sich überraschenderweise in den Zählungen der Statistik Austria noch immer: Die Unterteilung in die drei Gruppen ›Ehelich geboren‹, ›unehelich geboren‹ und ›vorehelich gezeugt‹. Die aktuellen Zahlen stammen von 2021: *»Der Anteil unehelicher Geburten blieb 2021 mit 41,5 % gegenüber dem Vorjahr relativ konstant.* [...] *Von den 50 352 ehelich Lebendgeborenen des Jahres 2021 waren 5472 – dies entsprach einem Anteil von 6,4 % an allen Lebendgeborenen – vorehelich konzipiert* [...].«[39] Abgesehen davon, dass die Berechnungsweise keiner medizinischen Erfahrung standhält, zeigt es auch den Druck, dem unehelich Geborene ausgesetzt sind oder waren.

Durchaus brutal war das Eingreifen von Frauen als Anstifterinnen/Helferinnen in Zusammenhang mit Säuglingsmorden. Diesbezüglich sehr aussagekräftig ist die Auswertung von Agenturmeldungen (APA) aus den Jahren 1955 bis 1974: Die Einflussnahme von Müttern/Schwiegermüttern/Arbeitgeberinnen schwankt von Mithilfe zur Unterstützung der ungewollt Schwangeren bis zu Einschüchterung, Drohung und massivem Handanlegen.[40, 41] Auch die soziale Ausgrenzung ›lediger Mütter‹/›lediger Kinder‹ kommt eher von Frauen als von Männern.

Ein besonders grausames Beispiel schildert eine APA-Meldung von 1955: Ein Landwirtsehepaar beschäftigt eine junge Verwandte (sie ist Waise) als Magd. Sie schläft mit dem Bauernsohn im selben Zimmer und ist noch nicht einmal 14 Jahre alt, als sie von ihm schwanger wird. *»Nachdem drei Abtreibungsversuche fehlgeschlagen waren, beharrten* [die Bauern] *darauf, dass das Kind unmittelbar nach seiner Geburt beseitigt werden müsse.«* Wenn sie das Kind bekomme, würde sie ihre Arbeit verlieren und müsse betteln gehen. Der Vater des Schwängerers *»habe dem Mädchen wiederholt helfen wollen, doch habe er sich gegen seine herrschsüchtige Frau nicht durchsetzen können.«* Nach der Geburt seien die Bäuerin und ihr Sohn so lange vor dem Bett der jungen Mutter stehen geblieben, bis diese den Säugling erstickt habe. Bei zwei folgenden Geburten verhielt es sich ebenso.[42]

37 Monika Slouk: Aus meiner Sicht, Tiroler Sonntag 38/2021.

38 Vorarlberger Landeskorrespondenz v. 25. Oktober 1962.

39 Demographisches Jahrbuch Österreich 2021, 32.

40 ›Überredung‹ zur Abtreibung erfolgte durch die Arbeitgeberin bzw. deren Ehemann: APA i 265 v. 21. 10. 1971.

41 *»Die Mutter drohte ihr, mit einem zweiten Kind dürfe sie nicht heimkommen, der Vater würde sie erschlagen. ... Sie soll* [...] *ihre Tochter* [...] *angeleitet haben, was sie mit einer allfälligen Kindesleiche anfangen* sollte.« APA i 281 v. 15. 12. 1970.

42 APA i 47 und i 59 v. 20. 4. 1955 sowie Wr. Zeitung vom 17. 9. 1955.

Dieser und ähnliche Kriminalfälle bestätigen die Einschätzung der Historikerin Regina Schulte (1949–2024), nach der *»in der bäuerlichen Arbeitswelt* [...] *für Kindsgeburten des ledigen Gesindes kein Platz war«.*[43]

Die Rolle der beteiligten Männer bei Säuglingstötung entspricht im Wesentlichen der bei Abtreibungen, ist aber naturgemäß noch brutaler. Etwa im Fall der 19-jährigen V. M. im Jahr 1967: Nach der Geburt ihrer Tochter erklärte der Lebensgefährte, er könne sie nicht heiraten, weil das Kind nicht von ihm sei, sie solle es umbringen. *»In einen Wassertümpel, auf den sie ihr Lebensgefährte aufmerksam gemacht hatte, habe sie* [...] *das Neugeborene so lange eingetaucht, bis es sich nicht mehr rührte.«* Der Lebensgefährte *»leugnet jede Teilnahme an der Tat. Obwohl er zugab, dass er das Mädchen* [...] *begleitet hatte, wolle er nie gesehen haben, dass sie beim Spaziergang das Kind ermordet habe.«*[44]

Ein ähnlich drastisches Beispiel liefert eine APA-Meldung von 1970: Der 26-jährige Ehemann will kein zweites Kind und übt entsprechenden Druck auf seine 23-jährige Frau aus. Sie entschließt sich jedoch nicht zu einer Abtreibung, sondern wartet bis zur Geburt und tötet anschließend das Neugeborene. Da er *»damit nichts zu tun haben will«*, verbringt er die Zeit währenddessen im Gasthaus. Als er zurückkommt, beschimpft er die stark geschwächte Frau, weil das Wohnzimmer blutig ist. *»In der Verhandlung versuchte die Frau ihren Mann zu decken.«*[45]

Aus dem erwähnten Kindsmord-Prozess gegen die Magd G. T. von 1955: Der Schwängerer J. A. *»habe* [...] *kein Gefühl gezeigt und sie wieder so lange bestürmt, bis sie das Kind erstickte. Nach dem Mord sei er* [...] *seinen Eltern in die Kirche gefolgt, während die junge Mutter mit der Leiche* [...] *hilflos mehrere Stunden im Bett zubringen musste.«* Vor Gericht erklärte sich J. A. an den Verbrechen nur »entfernt« mitschuldig.[46]

Die Beobachtung des Kriminologen Erich Wulffen von 1931 *(»Die Männer, die in Abtreibungsprozessen auf die Anklagebank kommen, spielen eine recht klägliche Rolle«)* trifft also auch für unseren Untersuchungszeitraum und auf Säuglingstötungen zu.[47]

Unverheiratete alleinerziehende Mütter waren – außer durch Kriegseinwirkungen – bis vor wenigen Jahrzehnten eine Ausnahme. Sie galten als leichtfertig und moralisch minderwertig, wurden ausgestoßen, sozial geächtet, im wahrsten Sinne an den Pranger gestellt, aus der Stadt gewiesen, ihre Existenz zerstört. Das galt für Mädchen und Frauen (fast) jeder sozialen Gruppe, speziell aber für solche aus ärmeren Schichten.

---

43 Regina Schulte: Kindsmord: Wehenschmerz und Wahnsinn, http://www.zeit.de/zeitgeschichte/2018/01/kindsmord-urteil-muetter-kriminalitaet (abg. 28.2.2018).
44 APA i 105 v. 24.6.1968.
45 APA i 196 v. 3.2.1970.
46 APA i 59 v. 20.4.1955.
47 Erich Wulffen (1862–1936): Enzyklopädie der Kriminalistik, 1931, 247.

»Dienstmägde bildeten keinen sozialen Stand, vielmehr handelte es sich bei ihnen um junge, ledige Frauen, die dieses Stadium nur durchliefen, um baldmöglichst zu heiraten und einen eigenen Haushalt zu führen. Ihre Entlohnung war äußerst gering. Ein nicht gehaltenes Eheversprechen oder eine voreheliche Schwangerschaft kamen daher einer sozialen Katastrophe gleich. Der finanzielle Ruin war so gut wie sicher, und die Chancen auf eine künftige Heirat waren verflogen. Isolation und ein Dasein unterhalb der Armutsgrenze waren der hohe Preis für einen einzigen schwachen Moment. Kaum jemand wollte mit der ›Gefallenen‹ etwas zu tun haben.«[48]

Fand sich trotzdem ein Mann bereit sie zu heiraten, hatte er selbst mit Nachteilen zu rechnen: *»Das Handwerk verbot jede Verehelichung mit einer ›leichtfertigen‹ Frau; falls sich jemand darüber hinwegsetzte, musste er damit rechnen, dass ihm von der Zunft sein Laden geschlossen wurde.«*[49]

Dazu schrieb der deutsche Gynäkologe und Schriftsteller Max Nassauer bereits im Jahr 1925: *»Das Problem der Unehelichen wird ein ganz anderes, wenn die Schande von ihnen genommen wird; dann werden Tausende von Kindern dem Staate erhalten.«*[50] Doch da niemand auf derartige Warnungen hörte, ist es kein Wunder, dass Mädchen und unverheiratete Frauen alles daransetzten, kein Kind zu haben. Dazu gab es verschiedene Wege: Verhütungsmethoden waren nicht leicht zugänglich und bis in die 1960er-Jahre jedenfalls unzuverlässig. So musste frau sich also des Ungeborenen oder Geborenen entledigen.[51]

Dafür boten sich DienstleisterInnen an, die Kapital aus der bedrängten Lage der Frauen schlugen. QuacksalberInnen verkauften ›Frauenschutzmittel‹, die im besten Fall unwirksam, oft aber gesundheitsschädlich waren. Hebammen und EngelmacherInnen annoncierten ›Hilfe für Störungen‹ und führten unter großem persönlichem Risiko Schwangerschaftsabbrüche durch. Wer erwischt oder verraten wurde, hatte mit Verlust der Zulassung (als Hebamme), Berufsverbot, Gefängnisstrafe oder gar Exekution zu rechnen.

Und schließlich gab es noch die mehr oder weniger gutherzigen Pflegemütter, die die Neugeborenen gegen Bezahlung aufnahmen und damit das sichtbare Ergebnis der ›Unmoral‹ aus dem Weg schafften. Ihnen bot die Aufnahme von Kostkindern ein regelmäßiges – eigenes – Einkommen; ein Vertrag mit einem Waisenhaus erhöhte die Bereitschaft der lokalen Lebensmittelgeschäfte, einer Familie Einkäufe für spätere Bezahlung zu erlauben.

Dennoch war die Sterberate bei Pflegefamilien sehr hoch, wie der Blick in Sterberegister zeigt. Dies war in vielen Fällen kein Zufall.[52] Für die Regelmäßigkeit derartiger ›Problemlösungen‹ lassen sich viele Beispiele finden, so etwa ein burgenländisches Sterberegister:

48 https://www.muvs.org/de/museum/newsletter/2015-06-29-soziale-not-schafft-markte-wer-kein-kind-haben-darf-muss-zahlen/
49 Ebd.
50 Max Nassauer: Findelhäuser, Münchner Medizinische Wochenschrift 1925/2, 1667.
51 Neues Wiener Journal, 20. November 1919, 9 (ÖNB-ANNO)
52 Marvin Harris, Our Kind, 1990, 213.

»… ab 1859 sind in den Sterbematrikeln Pflegekinder aus Wien, Graz und anderen Städten angeführt. Selbst kinderreiche Familien nehmen häufig Pflegekinder auf, was zum Teil wohl auf die finanziellen Zuwendungen zurückzuführen sein dürfte … Diese zumeist unehelichen Kinder müssen sich in einer außerordentlich schlechten körperlichen Verfassung befunden haben, weil sehr viele von ihnen bereits kurz nach ihrer Ankunft … starben.«[53]

Im englischen Sprachgebrauch gibt es dafür den Terminus *Baby Farming.*

Der österreichische Schriftsteller Ödon von Horvath (1901–1938) schilderte das Prinzip in seinem Stück Geschichten aus dem Wiener Wald. Daraus nachfolgend zwei Zitate:[54]

»Die Mutter: Mama – ich hab es gesehen.
Die Großmutter: Was?
Die Mutter: Was du heut Nacht gemacht hast.
Die Großmutter: Was hab ich denn gemacht?
Die Mutter: Du hast die beiden Fenster aufgemacht und hast das Betterl mit dem kleinen Leopold in den Zug gestellt.«

»Die Großmutter: Wertes Fräulein! Jawohl, Fräulein! Leider müssen wir Ihnen eine für Sie recht traurige Mitteilung machen. Gott der Allmächtige hat es mit seinem unerforschten Willen so gewollt, dass Sie wertes Fräulein kein Kind mehr haben sollen. Das Kind hat sich nur etwas erkältet, und dann ist es sehr schnell dahingegangen, Punkt. Aber trösten Sie sich, Gott der Allmächtige liebt die unschuldigen Kinder.«

Nicht nur das offene Fenster führte oft zum Tod des Kindes, auch die ungesunde Ernährung, in der Milch häufig durch Mehlbrei ersetzt wurde.

Im Zusammenhang mit dem *Baby Farming* entstand der Begriff *Engelmacherin.* Wie die folgenden Auszüge eines klassischen Liedes von Helmut Qualtinger zeigen, wurde und wird dieser Begriff fälschlicherweise meist als Pseudonym für AbtreiberInnen verwendet:

»Die alte Engelmacherin vom Diamantengrund / die gibt's heut nimmer mehr.
So manchem Mäderl, das in Not war / und vor Angst und Scham halb tot war
hat gerettet sie die Ehr' / Sie hat an Floh gemacht aus jedem Elefanten und
erwarb viel Sympathie.
Denn hat man heut auch keine Sorgen / hat man sie vielleicht schon morgen
und an Ausweg' wußt' nur sie.
Ihre Kundinnen, die waren niemals skeptisch / sie blieben ihr ein ganzes Leben treu.
Und war ihr Werkzeug einmal nicht ganz antiseptisch / dann machte sie statt einem
Engerl zwei.
Die alte Engelmacherin vom Diamatengrund / verteidigte sich dann:
»Überlegt's euch doch a wengerl / s'gibt im Himmel so viel Engerl

53 Jennersdorf – Porträt einer Grenzstadt, o. J. (1977), 122.
54 Auszüge aus Ödon von Horvath (1901–1938): Geschichten aus dem Wiener Wald, 1931.

und auf ein, zwei mehr kommt's einfach nimmer an.«
»Die alte Engelmacherin hat jeder g'kannt am Grund / sogar die Polizei.
Ja, aber auch ein Polizeirat / is' ein Mensch und is' verheirat',
deshalb fand er nichts dabei.
Jedoch es gibt im Leben immer wieder Neider / die Ärzte hab'n ihr Handwerk abgestellt.
Die machen jetzt genau dasselbe, aber leider / verlangen's dafür zehnmal soviel Geld!«[55]

Wieviele Kinder waren denn erwünscht? Darüber gibt ein Marktforschungsbericht aus dem Jahre 1955 Aufschluss:

»Wir wollten zunächst einmal von den Befragten wissen, wie gross die nach ihrer Meinung ›ideale‹ Kinderzahl ist; also die Zahl, die die Befragten für eine heutige Familie am besten halten, unabhängig davon, ob überhaupt oder wie viel Kinder sie selbst haben.

Für das ganze Bundesgebiet ergab sich dabei eine durchschnittliche ideale Kinderzahl von 2,3 Kindern! Da nach Ansicht der Fachleute die heutige österreichische Familie mindestens 3 Kinder haben müsste, um den Bestand des Volkes annähernd zu erhalten, zeigt sich, dass nicht einmal die, nach Ansicht der Bevölkerung ideale Kinderzahl ausreicht, von der tatsachlichen Kinderzahl erst gar nicht zu reden. [...] *Zusammenfassend kann man feststellen: Selbst die als ideal angesehene Kinderzahl erreicht im Durchschnitt nicht die Höhe, die heute bei uns bevölkerungspolitisch notwendig wäre.«*[56]

Kindsmord oder Frauentod

Bis vor etwa 100 Jahren war es für die eigene Gesundheit von Frauen sicherer, die ungewollte Schwangerschaft auszutragen und das Kind anschließend sterben zu lassen oder zu töten, als einen Schwangerschaftsabbruch zu versuchen.[57] Denn die verfügbaren Abbruchmethoden waren entweder völlig wirkungslos – oder für die Frau lebensgefährlich. Und selbst wenn die Frau ihre Schwangerschaft beendet hätte, wäre sie mit großer Wahrscheinlichkeit bald wieder schwanger geworden, da es bis zur Entdeckung der fruchtbaren Tage bzw. der Pille keine wirksame Verhütung gab.

Ab Beginn des 20. Jahrhunderts wurden zunehmend mehr (illegale) Abtreibungen durchgeführt, wodurch die Kindersterblichkeit deutlich zurück ging.

Aufgrund des Verbotes einer Abtreibung wurde der Abbruch(-versuch) möglichst weit hinausgeschoben – so lange die Schwangerschaft noch versteckt werden konnte. Deshalb wurden (illegale) Abbrüche meist erst im 4.–5. Monat durchge-

55 Auszüge aus: Helmut Qualtinger: Die alte Engelmacherin, 1957.
56 Querschnitte der öffentlichen Meinung, Heft 3 v. 25. 10. 1955.
57 Marvin Harris: Our Kind, 1990.

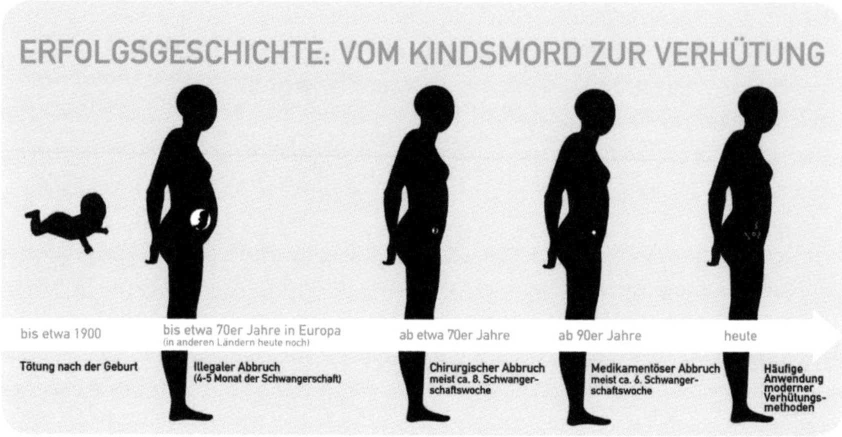

Abb. 12: Aufgrund des damals sehr großen Risikos einer Abtreibung war es bis vor etwa 100 Jahren für die Frauen oft gesundheitlich sicherer, das geborene Kind umzubringen, als einen Abbruch durchzuführen.

führt. Dabei wurde entweder der Fruchtsack angestochen (z. B. mit einer Stricknadel) oder es wurde eine aggressive Flüssigkeit (z. B. Seifenlauge) in die Gebärmutter gespritzt. Dadurch starb der Fötus ab und wurde kurz darauf ausgestoßen. Doch kam es dabei häufig zu inneren Verletzungen und Entzündungen, die den Tod der Frau zur Folge hatten.

Im Jahr 1958 schrieb der Wiener Gynäkologe und Geburtshelfer Bernhard Aschner (1883–1960), er war bis zu seiner Flucht ins amerikanische Exil im Jahr 1938 Leiter des Frauenambulatoriums am Wiener Allgemeinen Krankenhaus:

»Nur ein Gynäkologe, der all das Elend sieht, kann ermessen, welch seelische Not und Verzweiflung eine ungewünschte Schwangerschaft, selbst bei verheirateten Frauen mit bereits zahlreichen Kindern hervorrufen kann. Noch grösser ist das Unglück unverheirateter Frauen, wobei die ganze Existenz ruiniert werden kann, falls, wie so oft, der Vater sich nicht zu dem Kinde bekennt und das Mädchen heiratet. Viele Selbstmorde [...] *sind auf diese veraltete und unmenschliche Gesetzgebung zurückzuführen.* [...] *Bei uns wird das* [die soziale Indikation, Anm. d. A.] *immer noch »Krimineller Abortus« genannt, eine verlogene und mittelalterliche Anschauung, welche viele Frauen in den Tod treibt oder zu Hebammen und Kurpfuschern gehen läßt, wo sie unter Lebensgefahr, oft mit tödlichem Ausgang, behandelt wurden.«*[58]

58 Bernhard Aschner an Arnold Pillat, 3. Juli 1958, Archiv der Universität Wien, MED PA 65.

Abb. 13: Eingang sowie Grab einer/s Ertrunkenen, Friedhof der Namenlosen, Wien.

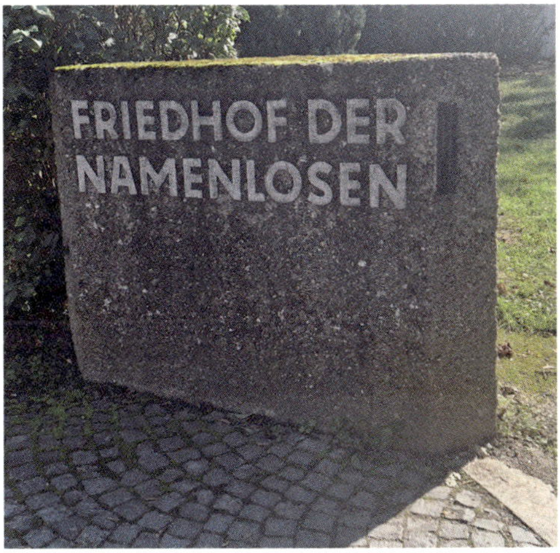

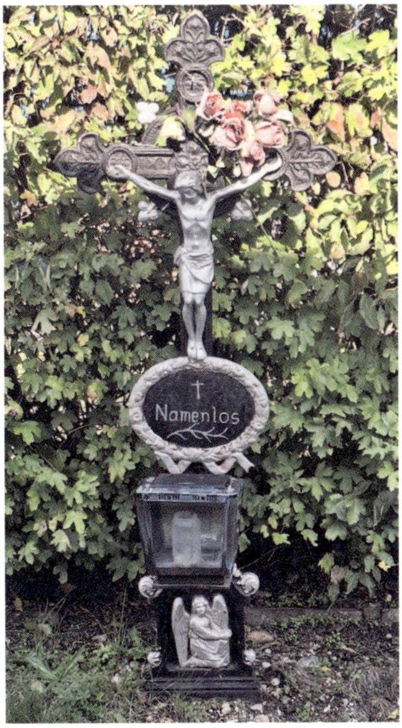

Für die erwähnten Selbstmorde ungewollt schwangerer Mädchen und Frauen, die keine Möglichkeit eines (verbotenen) Schwangerschaftsabbruchs oder keine Aussicht auf Heirat hatten, gibt es keine genauen Statistiken.

Das Statistische Taschenbuch der Stadt Wien spricht von 536 Selbstmorden im Jahr 1959 gegenüber 490 im Jahr davor, davon knapp die Hälfte von Frauen. Die Zahl der Selbstmordversuche betrug 1959 insgesamt 1135; hier dominierten die Frauen.[59] Sie nahmen Gift, legten sich vor den Zug, sprangen in den Brunnen oder ›gingen ins Wasser‹.[60]

Wir haben probeweise eine Auswertung der APA-Nachrichten über Selbstmorde oder Selbstmordversuche durch Ertrinken in der Donau vorgenommen. Die von 1955 bis 1974 vorliegenden Meldungen geben keine Motive an, doch lassen sich bei identifizierten Leichen aus dem Alter oder anderen Hinweisen vorsichtige Schlüsse ziehen. Ein paar Beispiele:

59 APA i 91 vom 2. Juni 1960.

60 Zum Vergleich: Im Jahr 2022 töteten sich in Wien 3 Frauen unter 24 Jahren und 10 Frauen zwischen 25 und 44 Jahren. Keine davon durch Ertrinken.

»Von der Nordbahnbrücke in die Donau sprang heute früh die 33jährige Maria K. aus Floridsdorf«[61] *»Ein Matrose… rettete heute Abend der 26jaehrigen Servierin Auguste R. das Leben. Die junge Frau… hatte sich in der Hoehe des Handelskai Nr. 385 in die Donau gestuerzt.«*[62] *»Am rechten Donauufer im Gemeindegebiet Rührsdorf, Bezirk Krems, wurde heute Mittag die 18-jährige Landwirtstochter Christine S. aus der Donau tot geborgen.«*[63] *»Bei hellichtem Tag sprang heute die 23jaehrige Hildegard S. aus Wien 20 in Selbstmordabsicht von der Schnellbahnbrücke in den Donaustrom.«*[64]

Ein historisches Mahnmal ist der ›Friedhof der Namenlosen‹ beim Alberner Hafen an der Donau.[65] Bis 1940 wurden hier (meist) unbekannte Wasserleichen begraben. Heute werden im Wiener Raum angeschwemmte Tote am Zentralfriedhof begraben.

Die ÄrztInnen

ÄrztInnen konnten vier verschiedene Rollen bei Schwangerschaftsabbrüchen übernehmen – wenn sie es konnten[66] und wollten:

1. Medizinische Intervention bei einem bereits in Gang befindlichen (Spontan-?) Abort.
2. Aktiv in der Durchführung im privaten oder privatärztlichen Bereich.
   - Durch eine offiziell dokumentierbare Feststellung (oder Konstruktion) einer medizinischen Indikation
   - oder durch die heimliche Durchführung – riskant, oftmals tragisch endend.
3. Als MitwisserInnen und Notfalls-BehandlerInnen der Komplikationen nach Abtreibung durch Dritte.
4. Als BehandlerInnen im Spital nach Komplikationen einer Abtreibung durch Dritte.

Wieviele Ärzte und Ärztinnen keine (kriminellen) Abtreibungen durchführten, ist unbekannt. Bei der Auswertung von Strafprozessakten tauchen häufig ärztliche Aussagen wie die folgende auf: *»Da meine Praxis mir ein gesichertes Einkommen verschafft, habe ich mich mit Abtreibungsangelegenheiten prinzipiell nicht beschäftigt.«*[67] Die Zahl der verurteilten AbtreibungsärztInnen aus der Zeit zwi-

61 APA AHI0184 5 II vom 15. Juni 1957.
62 APA i 217 vom 18. April 1960.
63 APA AHI0175 5 II vom 30. Oktober 1961.
64 APA i 159 vom 5. September 1966.
65 Siehe dazu Josef Fuchs in »Menschen und Mächte«, ORF 2 v. 9. Mai 2024.
66 Auch im Jahr 2024 wird der Schwangerschaftsabbruch im Rahmen des Medizinstudiums kaum erwähnt.
67 Steiermärkisches Landesarchiv, LG für Strafsachen Graz, Vr. 2496/51, Vernehmungsprotokoll v. 29. 10. 1951.

schen 1945 und 1974 war klein, obwohl nach Aussage des Gesundheitsministers Kurt Steyrer (1920–2007) beispielsweise in die Abtreibungen im Sanatorium Auersperg mehr als drei Viertel aller Wiener FrauenärztInnen verwickelt gewesen waren.[68]

Groß war die Angst der Ärzteschaft, durch einen Schwangerschaftsabbruch selbst in Schwierigkeiten zu kommen. Dazu ein Blick in den Roman »Stud. chem. Helene Willfüer« von Vicki Baum aus dem Jahr 1956:

»Aber die kranke Frau, die auf dunkle Weise versucht hat, ihre sechste Schwangerschaft zu unterbrechen, und die ganz müde und zufrieden und ausgeblutet daliegt, die möchte lieber sterben. Sie hat es ausdrücklich und mit letzter Kraft der Schwester versichert, und es ist beinahe eine Grausamkeit, daß ein Assistenzarzt versuchen will, eine Bluttransfusion an ihr auszuführen.«[69]

»… soll ich Ihnen sagen wie viele Mütter zugrunde gehen bei dem Versuch, sich ihrer Kinder zu entledigen? Und wie sie zugrunde gehen, Frau Schmidt, wie, in welcher furchtbaren Weise?«[70]

»Deshalb bin ich zu Ihnen gekommen«, antwortete Helene leise.

»Immer der gleiche Jammer, jeden Tag der gleiche Jammer. Bei Ihnen kommt's von der einen Seite und bei den anderen von woanders. Ich kann nicht helfen, ich darf nicht helfen. Ich muß diese armen Weiber wegschicken, die fünf und sechs und sieben Kinder haben und vor Elend nicht aus und ein wissen. Ich – wenn es nach mir ginge! Da wäre bei den Wohlfahrtseinrichtungen längst eine, in der der Kindersegen offiziell geregelt würde. Aber bis dahin ist's weit. Und wir haben unseren ominösen Paragraphen. Sie studieren. Auch ich habe studiert, o ja, ich weiß gut, wie schwer man es hat. Können Sie wirklich von mir verlangen, daß ich meine ganze Existenz aufs Spiel setze? Ich kann es nicht. Frau Schmidt, ich darf und kann es nicht. Und ich kann Sie nur aus aller Kraft davor warnen, sich Pfuschern anzuvertrauen. Ich sehe täglich zu viel Elend dieser Art.«[71]

Dazu ein Radiokommentar: »Vicky Baums Texte sind stets nahe an den Realitäten, die sie beschreiben, und zeichnen so ein detailreiches Gesellschaftsbild ihrer Zeit.«[72]

Insgesamt treten in den untersuchten Strafakten wesentlich mehr männliche als weibliche Ärzte in Erscheinung. Hinsichtlich der Verschleierung des verbotenen Eingriffs – sowohl im Interesse der ungewollt Schwangeren als auch der ÄrztInnen – war ihr Verhalten vom Geschlecht geprägt: Entgegen dem Klischee von *genauen*, *sorgfältigen* und *detailverhafteten* Frauen im Gegensatz zu *großzügigen*, *weniger ordentlichen* Männern verhielten sie sich bezüglich Aufzeichnungen genau

68 Nationalrat XIV. GP, 55. Sitzung v. 11. 5. 1977, 5295, https://alex.onb.ac.at/cgi-content/alex?aid=spn&datum=0014&page=5303&size=45 (Zugriff 10. 12. 2022).
69 Vicki Baum (1888–1960): Stud. chem. Helene Willfüer (Roman), 1956, Heyne, 16.
70 Ebd. 80.
71 Ebd. 81.
72 Bayerischer Rundfunk, 18. Mai 2015.

umgekehrt. So sagte die Ärztin K. M. aus: »*Ich bin bei meiner jahrelangen Praxis draufgekommen, dass* [sich das Führen von Karteikarten] *erübrigt, denn die Leute geben einen falschen Namen an, oder eine falsche Anschrift an. Eine Legitimation zu verlangen bin ich nicht berechtigt, ich muss den Namen einschreiben, der mir gesagt wird, daher habe ich die Führung der Kartei eine zeitlang aufgegeben …*«[73]

Im Gegensatz dazu kamen gerade große Abtreibungsprozesse männlicher Abtreibungsärzte erst dadurch ins Rollen, dass die Exekutive akribische Aufzeichnungen beschlagnahmen konnte.

Beispiel 1: »*Bis zu seiner* […] *Verhaftung hat er auf Grund seiner von ihm selbst geführten Bücher nachweisbar etwa 1400 derartige Eingriffe durchgeführt* […]. *Dr.* […] *pflegte gewissenhaft über seine Patientinnen Buch zu führen* […]«[74]

Beispiel 2: »*Einige Frauen haben mich* […] *ersucht, ich solle keine Karteikarte über sie anlegen, doch habe ich auch in diesen Fällen über diese Frauen eine Karteikarte geführt* […] *um für den Fall, dass Komplikationen eintreten sollten, eine Evidenz über die Patientin zu haben.*«[75]

Beispiel 3: »*Auf Grund eines Hausdurchsuchungsbefehles konnten in der Ordination des Angeklagten schriftliche Unterlagen über die von ihm durchgeführten Eingriffe aufgefunden werden.* […] *In diese verzeichnete er alle* […] *ihn besuchenden Patientinnen und* […] *neben Adresse und Aussehen der Patientinnen alle notwendigen anamnestischen Daten. Diese Protokollbücher waren offensichtlich für jedermanns Einsicht bestimmt. Daneben führte er noch Privataufzeichnungen in kleinen Notizheftchen, welche nur für seinen eigenen Gebrauch bestimmt waren. Diese Privataufzeichnungen enthielten alle Daten über einen durchgeführten verbotenen Eingriff. Bei der Hausdurchsuchung versuchte der Angeklagte in einem unbewachten Augenblick diese ihn schwer belastenden Privataufzeichnungen verschwinden zu lassen, was ihm jedoch nicht gelang.*«[76]

Wie häufig tatsächlich Abtreibungen durch ÄrztInnen durchgeführt wurden, ist unbekannt. Für sie galt § 146 StGB.: »*Mitschuldiger dieses Verbrechens ist, wer die Schwangere zur Abtreibung ihrer Leibesfrucht verleitet oder ihr dazu Hilfe leistet, mag es auch nur beim Versuche der Mitwirkung geblieben sein.*

Der Mitschuldige ist mit schwerem Kerker zwischen einem und fünf Jahren, wenn er aber gewerbsmäßig zur Abtreibung mitwirkt, zwischen fünf und zehn Jahren zu bestrafen.«

73 WStLA, Serie 2.3.4.A11, Vr 416/1955.
74 WStLA, Serie 2.3.4.A11, Vr 7187/1965, Vernehmungsprotokoll v. 17. 11. 1965.
75 WStLA, Serie 2.3.4.A11, Vr 646/1955, Vernehmungsprotokoll v. 10. 4. 1957.
76 WStLA, Serie 2.3.4.A11, Vr 7187/1965, Urteil vom 16. 2. 1967.

Wenn es nicht bei ein oder zwei Eingriffen aus Mitleid oder Gefälligkeit blieb, sondern daraus eine regelmäßige Einnahmequelle der/s ÄrztIn wurde, war sogar der Tatbestand der *Gewerbsmäßigkeit* mit entsprechendem Strafausmaß erfüllt.

Das Klientel dieser und der Mehrzahl aller abtreibenden ÄrztInnen rekrutierte sich aus Frauen ohne eigenem Einkommen sowie solchen mit minder bezahlten Berufen. Die Überprüfung ihrer Schwangerschaft bzw. der Schwangerschaftsdauer erfolgte wie folgt:

»*Dr. D.* [stellte] *die bestehende Schwangerschaft entweder durch vorangegangene Testinjektionen oder biologischen Schwangerschaftsnachweis bzw, falls sie schon infolge ihres Alters klinisch feststellbar waren durch Greifen derselben fest.*«[77]

Die fachliche Kompetenz der meisten ÄrztInnen wurde auch im Rahmen von Strafprozessen gewürdigt: »*Die Schwangerschaftsdiagnostik des Dr. H. war in allen Fällen ausgezeichnet, weil die erfahrenen Finger des Dr. H. die Schwangerschaft klinisch festgestellt haben.*«[78]

Im Gegensatz zu den heimlichen Schwangerschaftsabbrüchen – mit großem kriminellem Risiko für Patientin wie ÄrztIn – standen formal legitimierte Eingriffe, die zahlungskräftigen Frauen aus der Mittel- und Oberschicht durch Berufung auf eine medizinische Indikation angeboten wurden: Da seit Mitte der 1920er-Jahre Abtreibungen in medizinischen Notlagen von Mutter und/oder Kind erlaubt waren,[79, 80] wurden entsprechende Befunde häufig konstruiert, um den verbotenen Eingriff zu legalisieren:

»*Dort, wo ein Befund fälschlich ausgestellt wird, sind Herzmuskelfehler und Schilddrüsen-Überfunktionen am beliebtesten, weil sich die Unrichtigkeit der Diagnose später nur schwer feststellen läßt.*«[81]

Tuberkulose war aufgrund ihrer großen Verbreitung ebenfalls eine brauchbare Begründung, denn »*die Lungentuberkulose galt durch Jahrzehnte als die wesentlichste unter den Anzeigestellungen zur Unterbrechung einer Schwangerschaft, da nahezu als Dogma angesehen wurde, die Tuberkulose sei bei einer Gravidität ein verhängnisvolles Ereignis.*«[82]

77 WStLA, Serie 2.3.4.A11, Vr 7187/1965.
78 WStLA, Serie 2.3.4.A11, Vr 1645/62, Aussage des Sachverst. Med.Rat. Dr. Erich Reichelt vom 14. Dezember 1964.
79 http://meilensteine.woergl.at/index.php/de/meilenstein/detail/290 (abg. 10. 12. 2016).
80 http://www.renner-institut.at/fileadmin/frauenmachengeschichte/sd_frgesch/sub-dat/fristenreg.htm (abg. 10. 12. 2016).
81 Hellmut Andics, Wenn das so weitergeht, wird Anno Domini 2300 der letzte Österreicher zu Grabe getragen, Bild-Telegraph vom 29. 10. 1955, 9.
82 WStLA, Serie 2.3.4.A11, Vr 3120/1955, Gutachten des Instituts für Gerichtliche Medizin v. 18. Juni 1955.

Dazu zwei Berichte aus weltanschaulich konträren Positionen:

Der erwähnte Wiener Gynäkologe und Geburtshelfer Univ.-Doz. Dr. Bernhard Aschner (1883–1960), bis zu seiner Flucht ins amerikanische Exil im Jahr 1938 Leiter des Frauenambulatoriums am Wiener Allgemeinen Krankenhaus:

»*Es ist mir wohl bekannt, dass einzelne Fakultätsmitglieder* [der Universität Wien] *mir zum Vorwurf gemacht haben, dass meine Indikationsstellung zur Schwangerschaftsunterbrechung* [gemeint ist Schwangerschafts*abbruch*] *nicht streng genug war. Dagegen habe ich zu sagen, dass diese Frage, als ich in die Praxis ging, also in den Jahren 1918 bis 1938, zumindest am Anfang vielleicht unter der Wirkung der Nachkriegssituation, von einer ganzen Anzahl von Gynaekologen und Internisten* [...], *welche die dazu noetigen Legalisierungszeugnisse ausstellten, sehr milde gehandhabt wurde, mit Ausnahme von einigen streng klerikal gesinnten oder mehr aengstlich auf ihren Ruf, als auf das Wohl der Patienten bedacht waren.* [...] *Nach aussen wurde diese verlogene Scheinheiligkeit von den ordentlichen Professoren vertuscht.*«[83]

»*Ich weiss z. B. bestimmt, dass mein früherer Chef* [...] *solche Eingriffe haeufig im Sanatorium Loew gemacht hat, ohne die Patientinnen vorher untersucht zu haben. Er fragte den zuweisenden Arzt bloss: ›Hats a Zeugnis? Wenn ja, dann schicken Sie sie ins Sanatorium Loew.‹ Dies wurde mir von mehreren praktischen Aerzten mitgeteilt.*

Prof. G. [...] *erzaehlte mir, dass Prof. W. seinem Chef Prof. W. drohte, er werde W.s Curettagen an die große Glocke haengen, falls er ihn nicht als Assistenten an die Klinik mitnaehme.*«

Nicht viel anders die Aussagen der folgenden Arbeit, die zwar aufgrund der Involvierung ihres Autors in das NS-System antisemitisch gefärbt ist, den prinzipiellen Ablauf aber wohl korrekt darstellt:

»*Die jüdischen Ärzte in Wien hatten sogenannte Arbeitsgemeinschaften gegründet, d.h. der jeweilige Frauenarzt oder praktische Arzt hatte immer 1 oder 2 Internisten an der Hand, die ihm Indikationen für die schwangeren Patientinnen stellten. Es ergab sich hierbei, daß die größte Anzahl der gestellten Indikationen Gefälligkeitsatteste waren und zur Deckung für den Chirurgen dienten.*«[84]

Erst durch den Vergleich einer großen Zahl gerichtsmedizinischer Gutachten wird der genaue Ablauf dieser Pseudo-Legalisierung erkennbar. Dafür ein Beispiel aus einem Strafakt: Eine Frau konnte die Schwangerschaft nicht austragen, da sie noch sehr jung war und weder sie noch ihr Freund genug Geld für Wohnung etc. hatten. »*Sie habe dem Arzt von ihrem Zustand Mitteilung gemacht und ihm gesagt, daß sie die Schwangerschaft* [ab]*brechen lassen wolle.* [...] *Er habe sie nach Krankheiten gefragt. Sie habe erklärt, daß sie bis auf Kinderkrankheiten keine gehabt hätte.*«[85]

83 Bernhard Aschner an Arnold Pillat, 3. Juli 1958, Archiv der Universität Wien, MED PA 65.
84 Josef Meisinger (1899–1947): Die Bekämpfung der Abtreibung als politische Aufgabe, in: Deutsche Zeitschrift für die Gesamte Gerichtliche Medizin 32/4 (1940/), 226–244, hier: 239.
85 WStLA, Serie 2.3.4.A11, Vr 856/1955.

Daraufhin ruft der Arzt einen Internisten an und bittet ihn, sich die Patientin anzuschauen. Dieser habe sie als erstes »*nach bestehenden oder überstandenen Krankheiten und sonstigen Beschwerden gefragt.*« Anschließend untersucht er sie und nimmt ihr eine Blutprobe ab. Wessen Blut tatsächlich ans Blutlabor geschickt wurde und zum schwerwiegenden Befund geführt hat, lässt sich natürlich nicht mehr feststellen.

In ihre Krankengeschichte schreibt er, »*trotz intensiver Medikation* [...] *sei es seit Beginn der Gravidität zu unstillbarem Erbrechen, Müdigkeit, Schläfrigkeit, Schwindel und Gewichtsabnahme gekommen.*«[86] (Die erwähnte *intensive Medikation* war eine einzige Injektion, die verabreicht wurde, damit sich die Patientin vor Gericht daran erinnert.) Es gäbe Hinweise auf eine Schwangerschaftsintoxikation mit Anzeichen einer Leber- und Nierenschädigung sowie einer Schilddrüsenüberfunktion. Wie erwähnt sind die Diagnosen *Schilddrüsen-Überfunktion* und *Herzmuskelfehler* in solchen Bescheinigungen »*am beliebtesten, weil sich die Unrichtigkeit der Diagnose später nur schwer feststellen läßt.*«[87]

Die Erwähnung einer *intensiven Medikation* machte den Gerichtsgutachter stutzig, da der Schwangerschaftsabbruch bereits am Tag nach der Untersuchung und dem Laboratoriumsbefund stattfand. Er lässt auch seine Zweifel durchklingen, ob »*die niedergelegten Befunde tatsächlich bei Frau* [...] *erhoben wurden*« und ob »*sie die in dem Indikationszeugnis aufscheinende interne Medikation auch wirklich erhalten hat.*«[88]

Der Gutachter kann jedoch nur Empfehlungen aussprechen: »*Es muß* [...] *der Beweiswürdigung des Gerichtes überlassen bleiben, welcher Darstellung Glauben zu schenken ist und ob verbotene Eingriffe lediglich unter Vorspiegelung einer medizinischen Indikation gesetzt worden sind.*«[89]

Im Gegensatz zu den Risikohonoraren, die ÄrztInnen für verbotene Eingriffe verlangen konnten, soll auch der offizielle Satz erwähnt werden: Gemäß dem *Sonderleistungstarif für Fachärzte* betrug er im Jahr 1953 für einen Schwangerschaftsabbruch aus medizinischer Begründung 90 Schilling.[90]

Die meisten Abtreibungen wurden nicht bekannt, führten nicht zu einer Anzeige, und lassen sich daher nur aus den Schilderungen von ZeitzeugInnen und Betroffenen nachvollziehen. So berichtet etwa die österreichische Filmregisseurin und Drehbuchautorin Susanne Zanke (* 1945) über ihre Abtreibungen vor der Fristenlösung: »*Anfang der 1970er-Jahre wurde ich schwanger, aber ich wollte einfach kein Kind, ich wollte mein Studium fertig machen. Nach langem Herumfragen bekam ich eine Empfehlung zu einem Arzt im 13. Bezirk, doch der verlangte 4000 Schilling. Ich hatte dieses Geld nicht, mit weniger gab er sich aber nicht zufrieden. So musste ich*

86 Ebd., Gutachten L. v. 17. 2. 1956.
87 Hellmut Andics, Bild-Telegraph vom 29. 10. 1955, 9.
88 WStLA, Serie 2.3.4.A11, Vr 856/1955, Gutachten L. v. 16. 7. 1956.
89 WStLA, Serie 2.3.4.A11, Vr 856/1955, Gutachten L. v. 17. 2. 1956.
90 Soziale Sicherheit, Heft 10, Oktober 1953, 391.

es mir mühsam zusammenborgen, von Freunden, von Tanten etc. Der Eingriff fand unter Narkose auf einem gynäkologischen Untersuchungsstuhl statt; beim Weggehen sagte der Arzt, ich solle ihn anrufen, falls ich Schmerzen hätte.

Gleich danach wurde ich aber wieder schwanger und ging wieder zu diesem Arzt. Diesmal gab er mir allerdings keine Narkose, denn ich hätte beim ersten Mal in der Narkose so getobt. Diese Abtreibung war furchtbar, ich hatte Schmerzen ohne Ende, habe mich am Bett festgeklammert, mit einem Wort – es war schrecklich!«[91]

Wenn Ärzte und Ärztinnen persönlich bereit und medizinisch in der Lage waren, Schwangerschaftsabbrüche durchzuführen, hatten zumindest finanziell besser gestellte Frauen ein wesentlich geringeres Gesundheitsrisiko als ärmere Frauen, die selbst *Hand an sich legen* oder bei einer unqualifizierten Person Zuflucht nehmen mussten. Das zeigt sich anhand der historischen Unterlagen aus der Zeit von 1945 bis 1974, lässt sich aber ebenso auch durch aktuelle Vergleichszahlen aus Polen erkennen, wo der Abbruch im Jahr 1993 nach Ende des Kommunismus auf Bitten des damaligen (polnischen) Papstes verboten wurde. Bis dahin waren Abtreibungen in Polen – wie in allen ehemals kommunistischen Ländern (außer Rumänien) – erlaubt und kostenfrei in allen Krankenhäusern möglich. Folglich gab es in Polen in den ersten Jahren nach Einführung des Verbotes noch zahlreiche ÄrztInnen, die diesen Eingriff gelernt und Erfahrung darin hatten. Deshalb lag die Müttersterblichkeit in Polen anfänglich deutlich unter den späteren Zahlen.

Wenn die widerrechtliche Abtreibung aufflog und es zur Gerichtsverhandlung kam, hatten die angeklagten ÄrztInnen die Möglichkeit, sich auf einen ärztlichen *Irrtum* zu berufen: Denn die Hintertür für solche (vorgeblich) therapeutischen Abbrüche waren Entscheidungen des Obersten Gerichtshofes, wonach ÄrztInnen dann nicht verurteilt werden konnten, wenn sie *irrtümlich* der Meinung waren, »*das Leben der Mutter wäre bei Fortbestand der Schwangerschaft gefährdet gewesen.*«[92]

Denn dass eine »*nicht anders abwendbare Lebensgefahr oder Gefahr dauernden schweren Schadens an der Gesundheit*« besteht, lässt sich erst dann zweifelfrei erkennen, wenn dieser Schaden eingetreten ist, wenn also die Patientin verstorben oder schwer erkrankt ist.

Zu erwähnen ist schließlich noch die Pflicht, wonach ÄrztInnen ihnen bekanntgewordene Abtreibungen anzuzeigen hatten. Ein Beispiel ist der in der Einleitung erwähnte Fall der 16-jährigen Isabella W. Die ÄrztInnen im Krankenhaus weigerten sich, mit der medizinisch dringend notwendigen Behandlung der schweren

91 Susanne Zanke: Pers. Mitt. vom 1. August 2024 sowie »Windeln, Wünsche, Wirklichkeit: 100 Jahre Muttertag« in: Menschen und Mächte«, ORF 2 v. 9. Mai 2024.
92 »Zur Frage, unter welchen Voraussetzungen die Unterbrechung der Schwangerschaft durch den Arzt straflos ist« (OGH-Entscheidung 29 v. 17. 3. 1922) sowie »Zur Frage, unter welchen Voraussetzungen ein Arzt eine Störung der Schwangerschaft vornehmen darf« (OGH-Entscheidung 7 v. 19. 2. 1923).

Entzündung zu beginnen, bevor sie der Polizei vollständig und wahrheitsgemäß Auskunft gegeben hatte.[93]

Viele ÄrztInnen verschlossen aber ihre Augen und konzentrierten sich auf ihre medizinische Hilfe, wie das folgende Beispiel zeigt:

Angeklagte Dr. M.: »[…] *Ich hätte sie natürlich gerne gefragt, ob da vorher etwas geschehen ist, aber man hört nie die richtige Antwort, deswegen habe ich sie gar nicht erst gefragt, diese Erfahrung habe ich auf der gynäkologischen Abteilung gemacht.*« […] Vorsitzender: »*Hatten Sie nicht den Verdacht, dass hier kriminell etwas geschehen ist?*« Angeklagte: »*Diesen Verdacht hat man immer. Wir haben das im Spital auch immer so gemacht, wir haben nie gefragt, die Frauen sind blutend eingeliefert worden, da hat es geheissen heraus mit dem was drinnen ist, das ist ihre Angelegenheit.*«[94]

93 Landesgericht für Strafsachen, Wien; Jugendgerichtshof, 1a Vr/143/71 Hv 185/71.
94 WStLA, Serie 2.3.4.A11, Vr 416/1955, Gerichtsverfahren vom 22.9.1955.

Der Zeitpunkt der Abtreibung

Ein Schwangerschaftsabbruch kann durchgeführt werden, sobald die Schwangerschaft festgestellt wurde. Dies ist heute mit Hilfe eines Schwangerschaftstests bereits einige Tage vor dem Ausbleiben der Menstruation möglich, mit Hilfe von Ultraschall etwa ab der 6. Woche.

Noch im Jahr 1943 fragte der Arzt Prof. Dr. Walter Stoeckel (1871–1961): »*Warum sollen Frauen überhaupt wissen, dass sie schwanger sind?*« In seinem Lehrbuch der Geburtshilfe schrieb er: »*Wenn* [...] *bei der ersten Untersuchung der Frau nicht klar ist, ob eine Schwangerschaft vorliegt oder nicht, tut man gut, die Frau nach 14 Tagen oder 3 Wochen zu einer erneuten Untersuchung zu bestellen.* [...] *Auch aus taktischen Gründen empfiehlt es sich manchmal, nicht gleich bei der ersten Untersuchung die Diagnose bestimmt mitzuteilen, z. B. bei Unverheirateten, bei denen man Veranlassung hat, anzunehmen, daß ihnen eine Schwangerschaft unwillkommen ist.*«[1]

Im Hintergrund schwang die Befürchtung mit, Frauen würde dieses Wissen ›auf blöde Ideen bringen‹.

Als Sicherung gegen mögliche ›blöde Ideen‹ gab es zwei Mechanismen: Zum einen galt die Verordnung, dass frau ihre Schwangerschaft dem Pfarrer oder dem Grundherrn melden musste, andernfalls galt sie als (potentielle) Kindsmörderin und machte sich strafbar. Zum anderen waren in die (frühzeitige) Feststellung einer Schwangerschaft mehrere Personen eingebunden, sodass die Frau ihre Schwangerschaft nicht mehr ohne MitwisserInnen beenden konnte.

Auch die Krankenkassen standen bezüglich Schwangerschaftstests *auf der Bremse*, wie man der Aussage von Dr. F. S. aus dem Jahr 1955 entnehmen kann: »*Einen Schwangerschaftstest habe er nicht veranlaßt, weil die Bewilligung hiezu von der Krankenkasse schwer zu bekommen sei.*«[2]

Die ersten verlässlichen Schwangerschaftstests (ca. 1920–1960) erforderten einen großen personellen, organisatorischen und kostenmäßigen Aufwand; daher versuchte man, sie im medizinischen Bereich zu halten und auf diagnostische und therapeutische Fragestellungen zu beschränken. Noch im Jahr 1963 zweifelte ein deutscher Gynäkologe in einer Fachzeitschrift, ob der »*neue immunbiologische Pregnosticon-Test vielleicht den* [bis dahin angewandten sehr verlässlichen Krötentest] *verdrängen wird*«.[3]

1 Walter Stoeckl: Lehrbuch der Geburtshilfe, Jena, 1943
2 WStLA, Serie 2.3.4.A11, Vr 1648/1956, Gerichtsmedizinisches Gutachten vom 8. Dezember 1956.
3 Felix v. Mikulicz-Radecki (1892–1966): Münchener Medizinische Wochenschrift 1963/2, 2257.

Die neuentwickelten immunologischen Tests wurden zwar in der Durchführung wesentlich einfacher und aufgrund der industriellen Herstellung deutlich billiger, blieben aber weiterhin in der Hand Dritter also von ÄrztInnen, ApothekerInnen, nationalem Gesundheitssystem.

Medizinische Gründe für erhöhte Nachfrage

Parallel zur Entwicklung der Tests in den 1960er-Jahren stieg auch die Nachfrage nach frühzeitigem Wissen über eine bestehende Schwangerschaft. Stichworte dazu sind die Contergan-Katastrophe, die Sensibilisierung gegenüber einer Rötelninfektion, der Schädigung des Fötus durch Rauchen und Alkohol, aber auch die verbesserten Behandlungsmöglichkeiten bei ungewollter Kinderlosigkeit. Schwangerschaftstests wurden nach und nach von verschiedenen Gesundheitsversorgern angeboten. Doch waren Frauen nach wie vor vom Wissen Dritter abhängig.

1971 kam in Großbritannien mit ›Predictor‹ der erste Do-It-Yourself-Schwangerschaftstest auf den Markt, doch gab es auch Warnungen vor unzuverlässigen Tests oder (teuren) Anwendungsfehlern. Im Gegensatz zu heute ähnelten die ersten modernen Testkits noch einem kleinen Chemielabor mit entsprechend komplizierten Anleitungen.

Der Umschwung erfolgte erst, als Frauenorganisationen im Rahmen ihres Kampfes für kostenlose Verhütung und Liberalisierung des Schwangerschaftsabbruches erkannten, dass die Macht der Entscheidung so lange beim Arzt oder der Ärztin statt bei der Frau selbst lag, so lange der Schwangerschaftstest eine ärztliche Leistung blieb. Aktivistinnen erlernten die Handhabung der kommerziellen Tests, liefen gegen die Weigerung der Hersteller an, Testkits an nicht-medizinische Institutionen auszuliefern, entwickelten Beratungsleistungen und gewannen ÄrztInnen zur Betreuung. Aus dem Schwangerschaftstest war ein Kampfmittel der Frauenemanzipation geworden.[4]

Doch für die *durchschnittliche* Frau gab es nur zwei sichere Anzeichen einer Schwangerschaft: Das (wiederholte) Ausbleiben der monatlichen Blutung und die ersten Kindsbewegungen (ca. ab der 15. Woche). Wenn sie keine/n ÄrztIn aufsuchen konnte, um ihre Vermutung zu bestätigen, sondern zur Selbsthilfe greifen musste, bestand immer die Gefahr eines zu späten – also lebensgefährlichen – Eingriffs. Auch das Hinausschieben, Nichtwahrhabenwollen, Kopf-in-den-Sand-Stecken führte zu späten Abtreibungsversuchen oder zu Tötungsdelikten als Folge einer verschleppten Abtreibung[5].

4 Jesse Olszynko-Gryn: The feminist appropriation of pregnancy testing in 1970s Britain, Women's History Review, Cambridge, 2017.

5 »*Nicht selten ist der Kindsmord nichts anderes als Nachholung einer Abtreibungshandlung, die früher versäumt oder nicht gewagt wurde oder keinen Erfolg hatte.*« Aus: Erich Wulffen: Das Weib als Sexualverbrecherin, 1931, 256.

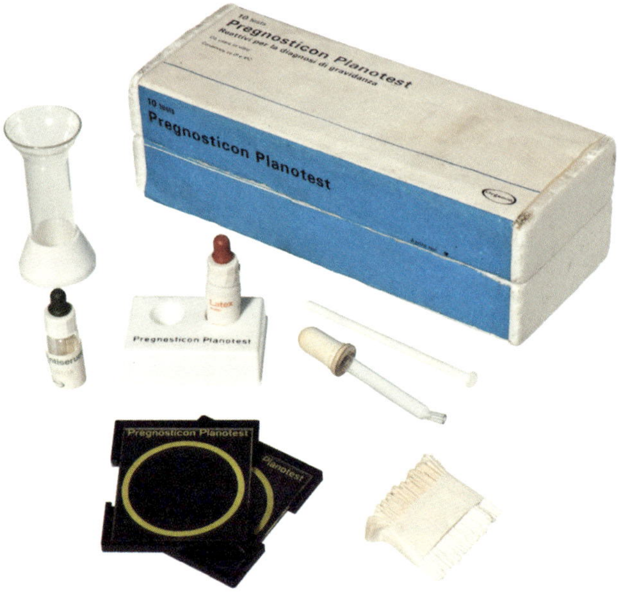

Abb. 14: Die ersten Schwangerschafts-Testkits glichen einem kleinen Chemielabor.

Hingegen hatten ÄrztInnen, die Abtreibungen durchführten, im Allgemeinen dank ihrer Erfahrung eine große Treffsicherheit bei der klinischen Diagnose einer Schwangerschaft: »*Die Qualifikation des Dr.* […] *kann der Sachverständige nicht ganz ausser Acht lassen, denn er hat die Schwangerschaften selbst klinisch diagnostiziert. Bei allen Zeiten, die ein Ausbleiben der Regel von 8 Wochen und darüber bei ansonst normalen Zyklus aufgewiesen haben, konnte man daher aus der klinischen Diagnose mit Sicherheit ableiten, dass diese Frauen wirklich schwanger waren.*«[6]

6 WStLA, Serie 2.3.4.A11, Vr 189/1972, Gutachten OMR Dr. Erich Reichelt.

Die Methoden

Heute ist eine medizinische Abtreibung kein schwieriger Eingriff, weil das geeignete Instrumentarium und ein steriles Umfeld zur Verfügung stehen. Tatsächlich ist ein Schwangerschaftsabbruch mit deutlich weniger Risken verbunden als das Austragen einer Schwangerschaft mit anschließender Geburt. Die gegenteiligen Berichte aus der Vergangenheit beziehen sich auf die illegale Abtreibung einer späten Schwangerschaft, durch unqualifizierte Personen, mit ungeeigneten Instrumenten und in einer ungeeigneten Umgebung.

Laut aktuellen medizinstatistischen Auswertungen gehören legale Schwangerschaftsabbrüche, die in Industriestaaten unter guten klinischen Bedingungen durchgeführt werden, zu den sichersten medizinischen Eingriffen überhaupt. In den USA betrug in den Jahren 1998–2005 die Müttersterblichkeit nach Schwangerschaftsabbrüchen etwa 0,6 pro 100 000 Eingriffen, somit ist ein Schwangerschaftsabbruch ungefähr 14 Mal sicherer als eine Geburt (8,8 Todesfälle pro 100 000 Lebendgeburten).[1]

Ganz anders war das vor 100 Jahren: Der deutsche Arzt Louis Lewin (1850–1929) zählte beispielsweise auf, was zu seiner Zeit probiert wurde. Eine schier endlose Liste von Schrecklichkeiten: Anilin, Bleiverbindungen, Chloroform, Dinitrokresol, Guano, Kaliumpermanganat, Karbolsäure, Kreide, Pyrogallussäure, Quecksilber, Schimmelpilze, Schwefelkohlenstoff, Zyankali, elektrischer Strom, Luftembolie, Peritonitis, Pockengift, Reizung der Brüste durch Schröpfköpfe, Röntgenstrahlen, Schnüren …[2] Die Methoden des Abbruchs waren grausam, brutal und sehr gefährlich.

Für medizinisch notwendige Schwangerschaftsabbrüche bemühten sich ApothekerInnen und ÄrztInnen, für die Frau unschädliche, zugleich aber wirkungsvolle Methoden zu entwickeln. Ein denkwürdiges Beispiel war das so genannte *Interruptin* von Ende der 1920er Jahre. Es handelte sich um eine Paste, die in die Gebärmutter eingebracht wurde und einen Abbruch verursachte. Es war ursprünglich ein Gemisch aus Rosmarin, Aloe, Myrrhe, Krokus, Kampfer, Eukalyptusöl, Jod und dem stark desinfizierenden Thymol auf Fettbasis (Kakaobutter), die Inhaltsstoffe wurden im Laufe der Zeit aber verändert.

Diese von einem Apotheker entwickelte Paste schien eine so gute Wirkung zu haben, dass die Ärzteschaft darauf aufmerksam wurde. Sie sahen Interruptin ›*bei*

1 David A. Grimes et al.: Unsafe abortion: the preventable pandemic, In: The Lancet. 368, Nr. 9550, November 2006, S. 1908–1919 und Elizabeth G. Raymond, David A. Grimes: The Comparative Safety of Legal Induced Abortion and Childbirth in the United States. In: Obstetrics & Gynecology. 119, Nr. 2, Teil 1, Februar 2012, 215–219.

2 Louis Lewin: Die Fruchtabtreibung durch Gifte und andere Mittel, Berlin, 1929.

sachgemäßer Anwendung durch den Arzt als Fortschritt in der schonenden Einleitung der ärztlich indizierten Schwangerschaftsunterbrechung‹ an. In der Folge wurde das Mittel häufig angewandt, sodass die Häufigkeit schwerer Nebenwirkungen auffiel: Es mehrten sich Todesfälle durch Luft- oder Fettembolie. Daraufhin wurde alles unternommen, den Gebrauch von Interruptin zuerst einzuschränken (Werbeverbot, Apothekenpflicht etc.) und es dann ganz vom Markt zu nehmen; allerdings war es trotz der Gefährlichkeit wegen seiner *guten Wirksamkeit* bei Laien und KurpfuscherInnen noch lange beliebt.[3]

Zwanzig Jahre später gab es immer noch keine Lösung: »*Die Erfahrungen haben gezeigt, daß wir bis heute* [1948] *kein Mittel besitzen, um bei einer intakten Schwangerschaft künstliche Wehen auszulösen.*[4] [Hormone und] *die verschiedensten anorganischen und organischen Verbindungen sowie schwachwirkende pflanzliche oder tierische Gifte wirken in niederer Dosierung nicht fruchtabtreibend; erst in hohen Dosen, die zur Vergiftung der Mutter führen, kommt es auch zum Fruchttod und damit zur Ausstoßung der Frucht.* [...] [Auch] *das im Laienkreis so vielfach angewandte wehenverstärkende Chinin* [ist ...] *als untaugliches Mittel zu bezeichnen.*«[5]

Eines der vermeintlich harmlosen Abtreibungsmittel war Seife. Dazu wurde ein Stück Seife entweder mittels eines Metallkatheters direkt in die Gebärmutter geschoben oder zuerst in Wasser aufgelöst und mittels eines Ballonkatheters oder eines Einlaufbehälters eingeführt. Auch die vorwiegend zur Verhütung mehr oder minder wirksamen Spülapparate – so genannte ›Frauenduschen‹ oder ›Mutterduschen‹[6] kamen zum Einsatz. Dies geschah meist spät in der Schwangerschaft, oftmals erst nach dem 4. Monat. Die Gewebe-zerstörende Wirkung der Seife führt zu einer Entzündung der Gebärmutter, wodurch die Fruchtblase platzt und nach ein paar Tagen der tote Fötus ausgestoßen wird. Häufig kam es dabei jedoch zu schweren Infektionen mit Blutvergiftung oder einer Embolie, wodurch viele Frauen starben. »*Der Erfolg tritt oft ein, aber meistens auch Krankwerden: Schüttelfrost, Fieber auch bis fast 42 °C, Übelkeit und Erbrechen, Schmerzen im Leibe usw. als Folgen anatomischer Veränderungen durch zustandegekommene Infektion.*«[7]

Diese traurige Vergangenheit ist u. a. in einigen Filmen festgehalten, wie ›Eine Frauensache‹ oder ›Vera Drake‹.[8]

3 Der Reichsminister des Inneren an die Landesregierungen: Schwangerschaftsunterbrechung mit Interruptin und ähnlichen Präparaten, 8. März 1932, Stadtarchiv Lübeck.
4 Eine solche Möglichkeit wurde erst in den 1980er-Jahren entwickelt: Die sogenannte Abtreibungspille, eine Kombination aus dem Hormon Mifepriston und dem Prostaglandin Misoprostol.
5 Max Apfelthaler, Medizinische Erwägungen zu dem Fragenkreis der künstlichen Schwangerschafts-Unterbrechung, 1948, 19–20.
6 https://www.muvs.org/de/verhuetung/scheidenspuelungen/ und https://www.muvs.org/de/themen/verhuetung/vergebliche-liebesmueh/
7 Louis Lewin: Die Fruchtabtreibung durch Gifte und andere Mittel, Berlin, 1929.
8 Siehe www.abortionfilms.org.

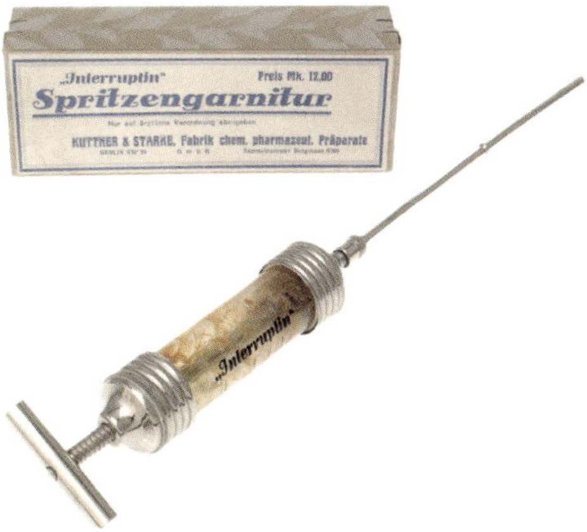

Abb. 15: Die Interruptin-Spritze hat unzählige Frauenleben gerettet, denn sie verhalf schnell, schmerzlos und wirksam zu einer Abtreibung. Andererseits kam es auffallend oft zu einer Fettembolie: Fettkügelchen wurden vom Blutstrom mitgeschwemmt, verstopften Herz oder Lungen und führten zu Todesfällen, weshalb das Medikament schließlich verboten wurde.

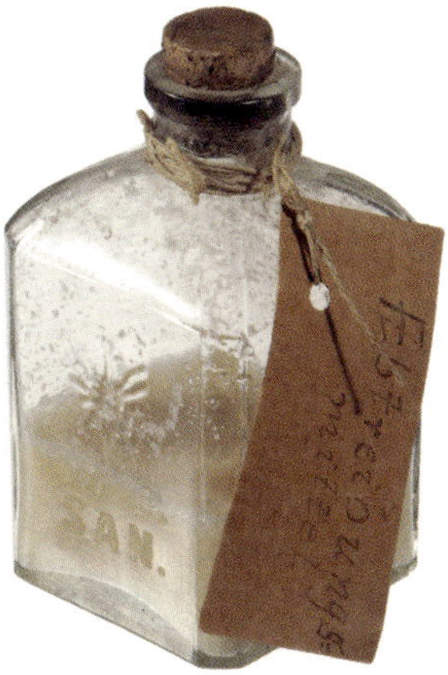

Abb. 16: Dickflüssige helle Seifenlösung in einer Glasflasche (Inv.-Nr. 2382 MUVS), Dauerleihgabe der Stiftung Schleswig-Holsteinische Landesmuseen Schloss Gottorf (Inv.-Nr. 2007VK631, Bestand Polizeischule Eutin).

Ein konkretes Beispiel aus den Wiener Strafprozessakten: »*Ende Oktober 1963 bemerkte ich, dass die Menstruation ausblieb. Mitte November 1963 begann ich mittels Seifenspülungen (Seifenwasser) die Leibesfrucht abzutreiben. Die Spülungen führte ich jeden 2. oder 3. Tag durch. Am 31. 12. 1963, um 22.30 Uhr, erfolgte* […] *der Abortus. Mir war niemand dabei behilflich. Der Embryo war ca. 2 ½ Monate alt und männlichen Geschlechtes. Nach 3 Tagen habe ich den Embryo im Zentralheizungsofen* […] *verbrannt.*«[9]

Andere Methoden waren Motorradfahren auf holpriger, mit Schlaglöchern übersäter Straße, Fahren mit dem Ringelspiel oder der Achterbahn, das Schleppen schwerer Lasten. Auch halsbrecherische Sprünge von Heuböden, Stühlen und

9 WStLA, Serie 2.3.4.A11, Vr 3273/1965, Aussage v. 23. 4. 1965.

Treppen wurden je nach ländlicher oder städtischer Wohnsituation versucht. Sie hatten den Vorteil, als Abbruchmethode schwer nachweisbar zu sein.

Ob sie das Ziel erreichten, hing von körperlichen Gegebenheiten der Schwangeren, aber auch vom Zufall ab. In vielen Fällen bestand die Schwangerschaft weiter, aber die Gesundheit der Frau hatte Schaden gelitten.[10]

Eine andere häufige angewandte Methode war die Einführung eines Katheters in die Gebärmutter. Im Folgenden eine eindrückliche Schilderung aus dem Jahre 1974 – ein Jahr vor Einführung der Fristenlösung (!):

»Es handelte sich um ein ca. 25 cm langes Gummischläuchel, das am einen Ende gänzlich offen war.

Am zweiten Ende befand sich seitlich eine kleine Öffnung. […] *Ich nahm ein Bad und hockte mich dann im Bad etwas nieder und versuchte mir den Katheter in den Muttermund einzuführen. Ich führte mit der rechten Hand zwei Finger in die Scheide ein und tastete nach dem Muttermund. Dann führte ich zwischen den beiden Fingern den Katheter in den Muttermund ein. Da mir dies anfangs nicht gelang, seifte ich die Finger und die Scheide ein.*

Dann gelang mir der Eingriff. Der Kathether ließ sich nur schwer einführen und er ragte mehr als 10 cm aus dem Leib. Nach dem Einführen des Katheters setzte eine leichte Blutung ein und ich ging sogleich zu Bett. Als ich am Morgen erwachte, war der Katheter aus der Scheide geglitten und lag in der Hose. Die Blutung hatte aufgehört. Den Katheter bewahrte ich vorerst auf, um den Eingriff eventuell zu wiederholen, verbrannte ihn aber dann im Ofen.

Zwei Tage nach dem Eingriff wurde mir plötzlich übel und ich mußte erbrechen. Da sich mein Zustand rapid verschlechterte, verständigte meine Tochter die Rettung. In den Nachmittagstunden verlor ich im Krankenhaus das Bewußtsein.«[11]

Die Patientin kam mit dem Leben davon, musste aber für 1 Woche in die Intensivstation aufgenommen werden. Ärztliche Diagnose: *»Zustand bei septischem Abortus mit schwerem Toxinschock.«*[12] Aufgrund der Angaben der Patientin und des medizinischen Zustandes erfolgte eine Anzeige durch das Spital. Gerichtsurteil: 2 Monate Kerker verschärft durch ein hartes Lager monatlich, 1 Jahr Bewährung.

Katheter und Klistierspritzen, aber auch Stricknadeln, Haarnadeln und Drahtstücke, Fahrradspeichen und aufgebogene Drahtkleiderbügel waren die am häufigsten verwendeten Hilfsmittel, weil für sie im Falle einer Hausdurchsuchung harmlose Erklärungen gefunden werden konnten. Sie wurden in den Muttermund eingeführt und bis in die Fruchtblase gestoßen. *»Jeder Gegenstand, welcher infolge seiner Form und Beschaffenheit durch den Halskanal der Gebärmutter in die Gebärmutterhöhle eingeführt werden kann, ist geeignet, das implantierte Ei zu schädigen*

10 https://muvs.org/de/themen/abbruch/was-wurde-nicht-alles-versucht/
11 NÖLA, Vr 439/1974, Kreisgericht Krems, Niederschrift v. 22. Mai 1974.
12 NÖLA, Vr 439/1974, Kreisgericht Krems, Diagnose v. 28. Mai 1974.

und dadurch einen Abortus herbeizuführen. Es kann demnach auch mit einer Stricknadel eine Verletzung des Eisitzes, eine Ablösung des unteren Eipols, eine Eröffnung der Fruchtblase etc. erfolgen, woran sich später der Ausstoßungsvorgang des Schwangerschaftsproduktes anschließt.«[13]

In der Not wurde alles verwendet, was auch nur die geringste Aussicht auf Erfolg hatte: Eine Frau im Burgenland versuchte eine Abtreibung sogar mittels einer – gewaschenen – Käsepappelwurzel. Sie musste mit Sepsis ins Spital gebracht werden.[14] In anderen Fällen hatte die Frau zwar alles richtig gemacht, aber sie konnte den Katheter anschließend nicht mehr zurückziehen – er war in die Gebärmutter gerutscht. Infolge des notwendigen Spitalsaufenthaltes wurde der Abtreibungsversuch polizeilich bekannt: »*R. G. wurde mit über 39 Grad Fieber, wehenartigen Schmerzen und Blutungen eingeliefert. Es handelte sich bei ihr um einen septischen Abortus. Mit der 27 cm langen Frucht ist ein Katheter abgegangen, die Größe der Frucht entspricht einer Schwangerschaft im 4.–5. Monat.«*[15]

Das Fehlen eindeutig erkennbarer Abtreibungsinstrumente machte Hausdurchsuchungen für die Polizei schwierig. Um ihr Auge für eine mögliche *Zweckentfremdung* zu schulen, wurden spezielle Lehrtafeln[16] mit Anschauungsobjekten angefertigt.

Verwendet wurden auch Flüssigkeiten, Chemikalien und Medikamente, von hoch konzentrierter Seifenlösung über Pflanzenschutzmittel bis zu Zyankali.[17] Das bereits erwähnte Chinin war ein häufig für versuchte Eigenabtreibungen verwendetes Medikament.[18] Es führt zu Uteruskontraktionen und wurde von Hebammen und ÄrztInnen eingesetzt, wenn es beispielsweise nach einer Geburt zu einer starken Blutung kam. Deshalb war es weit verbreitet und bekannt.

Als Mittel für eine Selbstabtreibung war es jedoch nur bedingt wirksam. Ein gerichtsmedizinisches Gutachten aus dem Jahre 1962 besagte: »*Chinin zählt zu den toxischen, bedingt tauglichen Abtreibungsmitteln, d. h. dass es bei entsprechender Disposition der Schwangeren und in hoher Dosierung im Rahmen einer schweren Allgemeinvergiftung auch zum Abort führen kann.«* Im gegenständlichen Fall hatte die Schwangere 20 Tabletten eingenommen, was einem Gewicht von 5 Gramm entsprach, und erlitt Übelkeit und Erbrechen, was eine Magenspülung notwendig machte. »*Ein Fruchtabgang erfolgte nicht.«*[19]

13 WStLA, Serie 2.3.4.A11, Vr 70/1969, Gutachten v. OMR Erich Reichelt, 30. Jänner 1969.
14 WStLA, Serie 2.3.4.A11, Vr 2560/1955.
15 WStLA, Serie 2.3.4.A11, Vr 1540/1972.
16 Kristine v. Soden: Die Sexualberatungsstellen der Weimarer Republik 1919–1933, Berlin 1988; sowie https://www.muvs.org/media/filer_public/3a/66/3a66579e-837a-46e8-ad7e-59dda886da04/2762_00_ma_abtreibungsinstr.jpg (abg. 2024 03 20).
17 Louis Lewin: Die Fruchtabtreibung durch Gifte und andere Mittel – Ein Handbuch für Ärzte, Juristen, Politiker, Nationalökonomen, Berlin, 1925.
18 WStLA, Serie 2.3.4.A11, Vr 982/1955, Vr 1115/1955, Vr 1455/1955, Vr 2725/1955, Vr 3545/1955, Vr 212/1962 etc.
19 WStLA Serie 2.3.4.A11, Vr 212/1962, Gutachten Univ.-Prof. Dr. Leopold Breitenecker und Dr. Werner Boltz.

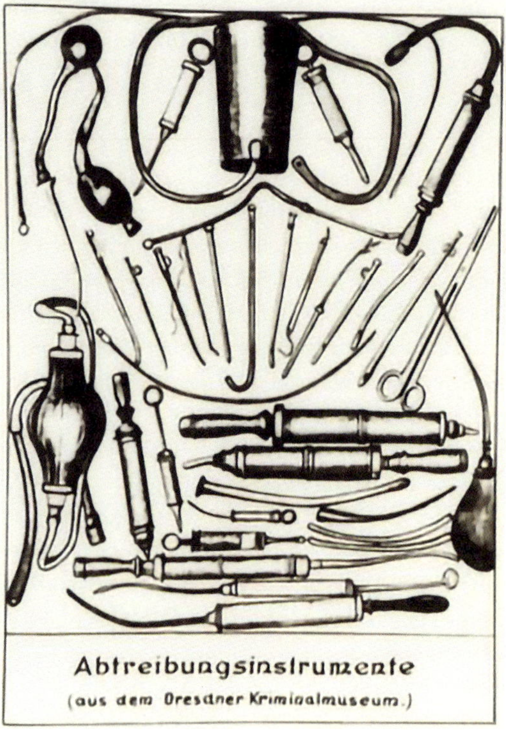

Abb. 17: Um das PolizistInnen-Auge zu schulen, wurden spezielle Lehrtafeln mit Anschauungsobjekten entwickelt.
Instrumente für den Abbruch mussten vor allem eines sein: unauffällig! Andernfalls wäre man bei einer polizeilichen Hausdurchsuchung schnell aufgeflogen. So wurden lange dünne spitze Alltagsgegenstände verwendet, vor allem Stricknadeln und Fahrradspeichen, aufgebogene Drahtstücke. Aber auch alle Arten von Klistieren und anderen Spülgeräten, denn therapeutische Spülungen mit Wasser mit und ohne Zusätze waren für jede Körperöffnung in der Zeit vor Einführung von Antibiotika sehr gebräuchlich.

Eine Oberstgerichtliche Entscheidung vom April 1955 *»legte präjudiziell fest, dass Chinin zumindest kein absolut untaugliches Mittel ist und dass daher die häufig vorgebrachte Ausrede von Angeklagten, sie haben das Präparat nur beschafft oder eingenommen, weil sie von der Wirkungslosigkeit völlig überzeugt gewesen seien, vor Verurteilungen nicht schützt.«*[20]

Der Gerichtsmediziner Eduard von Hofmann warnte in seinem Buch ›Der Arzt für alle‹: *»Die mechanischen Abtreibungsmittel bezwecken alle das gleiche, nämlich die Frucht durch irgendeine Verletzung zum Absterben zu bringen, worauf sie aus der Gebärmutter ausgestoßen wird. Alle Versuche, die von Laienhand in dieser Richtung gemacht werden, sind aufs höchste gefährlich und es ist schon ungeheures Unheil durch sie angerichtet worden. Die Zahl der Todesopfer, die sie gefordert haben, lässt sich gar nicht abschätzen; Erkrankungen mehr oder weniger schwerer Art ziehen sie alle nach sich; es sind tatsächlich Ausnahmefälle, wenn eine Frau unbeschadet aus einem Abort hervorgeht.«*[21]

»Bei der kriminellen Fruchtabtreibung [werden] *zumeist nur einzelne Eiteile verletzt, der Großteil des Eies jedoch und besonders die Plazenta bleiben zurück. Durch*

20 APA-ii, 7. 4. 1955. Enzyklopädie der Kriminalistik.
21 Eduard von Hofmann (1837–1897), Gerichtsmediziner: Der Arzt für alle, 1925.

diese zurückgelassenen Eiteile und durch das Manipulieren mit ungenügend sterilen Gegenständen, sind gerade beim kriminellen Abortus zumeist fieberhafte Komplikationen, sehr oft von Schüttelfrost begleitet, zu beobachten. […] *Die Forderung des frühen Behandlungsbeginnes ist bei den kriminellen Fruchtabtreibungen vielfach leider unerfüllbar, weil solche Frauen durch das ängstliche Behüten ihres Geheimnisses oftmals zu spät zur Behandlung gebracht werden.*«[22]

Einen indirekten Hinweis auf die sehr große Häufigkeit von Abtreibungen liefern auch die vielen ›septischen Pavillons‹ bzw. ›septischen Abteilungen‹ in Spitälern, die fast ausschließlich der Behandlung von Patientinnen nach (illegalem) Schwangerschaftsabbruch dienten.[23] Sie waren etwa gleich groß wie die Geburtshilflichen Abteilungen. Nach Einführung der Fristenlösung wurden sie innerhalb kürzester Zeit geschlossen, weil es durch die legale und damit sichere Durchführung der Abbrüche keine septischen Aborte mehr gab.

Medizinische GutachterInnen berichteten aber auch über Eigenabtreibungen der Frauen: »*Sie kommen bei Mehrgebärenden vor. Die erste Selbstabtreibung basiert zumeist nur auf den Unterweisungen anderer Personen. Eine Erstgebärende kann zumeist deshalb nicht selbst abtreiben, weil es ihr nicht gelingt die Gebärmutter so tief hinunterzubringen, dass sie das Instrument hineinbringt. Sie muss dabei hocken und wie zum Stuhl pressen und kann dadurch das Grübchen mit der Hand tasten. Es gehört ein gewisser Mut und eine Selbstüberwindung dazu.* […] *Das Einführen eines Katheters sich selbst ist ein sehr großes Ereignis.*«[24]

Dass dieses Wissen mitunter auch schon in jungen Jahren weitergegeben wurde, zeigt das folgende Beispiel: »*Die von mir dargestellte Abtreibungsmethode hatte ich in dem Erziehungsheim in Klosterneuburg, wo ich mich bis zu meinem 18. Lebensjahr aufgehalten hatte, erfahren.*«[25]

Durch seine Schilderungen dessen, was Frauen ihm erzählt hatten, überzeugte Alfred Rockenschaub (1920–2017), Ärztlicher Leiter der Ignaz-Semmelweis-Frauenklinik der Stadt Wien und Lehrer an der Hebammenschule für Wien, Niederösterreich und das Burgenland, sogar die politischen Entscheidungsträger: »*Die Frau hat sich auf den Boden gehockt und in den Bauch gedrückt, das war eine Frau mit drei Kindern, dann kommt der Muttermund in die Scheide und sie hat gesagt: ›Dann habe ich eine ausgeglühte Stricknadel genommen und habe sie hinaufgeschoben, bis es gekommen ist. War überhaupt kein Problem.‹ Bereits zehn Mal hat sie dies bei sich gemacht. Viele Abbrüche haben die Frauen selbst durchgeführt. Die anderen haben die Hebammen gemacht, die das hervorragend gemacht haben. Die haben gewartet bis zum 4., 5. Monat und haben dann die Fruchtblase gesprengt. So*

22 Max Apfelthaler, Medizinische Erwägungen zu dem Fragenkreis der künstlichen Schwangerschafts-Unterbrechung, 1948, 25.
23 Susanne Krejsa MacManus, Christian Fiala, Der Detektiv der fruchtbaren Tage, Wien, 2017, 17.
24 WStLA, Serie 2.3.4.A11, Vr 380/1955, Sachverständiger Prof. Wilhelm Holczabek bei der Hauptverhandlung 17. Mai 1955.
25 WStLA, Serie 2.3.4.A11, Vr 14/1972, Vernehmung am 15. 11. 1971.

wie das die Frau mit der Stricknadel gemacht hat, hat die Hebamme es auch gemacht. Oder sie hat einen Katheter genommen. Und dann hat es natürlich die Gynäkologen gegeben, die das auch hervorragend gekonnt haben.«[26]

Ein wichtiger Schritt in Richtung eines ungefährlichen Abbruchs gelang erst in den 1970er-Jahren: Der chirurgische Abbruch mit einem löffelartigen Instrument (Curette) konnte viel früher in der Schwangerschaft durchgeführt werden. Seit den 1990er-Jahren wird anstelle der Curette ein dünnes Saugröhrchen verwendet. Dadurch ist er wesentlich schonender. Dank der gesetzlichen Legalisierung (1975) kommen Frauen viel früher zum Abbruch.

Noch früher, nämlich bereits zwischen der 5. und 7. Woche, ist der Abbruch mit dem Medikament Mifegyne® möglich, das in Österreich 1999 eingeführt wurde. Tatsächlich treffen viele Frauen die Entscheidung zum Abbruch bereits sehr früh, oft mit dem Ausbleiben der Monatsblutung.

Dank moderner Methoden ist nicht nur der Abbruch viel sicherer als früher, sondern es gibt auch zahlreiche wirksame Verhütungsmethoden. Voraussetzungen dafür sind die nachhaltige und zielgruppengerechte Information sowie ein medizinisch, rechtlich und finanziell einfacher Zugang zu allen Verhütungsmitteln, wie z. B. die Kostenübernahme durch die Krankenkassen.

Erstmalig in der Menschheitsgeschichte besteht heute die Möglichkeit, die Anzahl seiner Kinder wirksam zu begrenzen, ohne die eigene Gesundheit oder das eigene Leben zu gefährden.

26 Alfred Rockenschaub (1920–2017), Leiter der Semmelweis Klinik in Wien, in einem Interview über Zustände, die mit der Legalisierung des Abbruchs über Nacht verschwunden sind. Zit. n. Sabine Fisch: Eine ganz normale Entscheidung, Diplomarbeit Wien, 2000.

Die Mitbetroffenen der HelferInnen (Kinder, EhepartnerInnen)

Die Kriminalisierung des Schwangerschaftsabbruches zieht und zog auch die Familien der HelferInnen in Mitleidenschaft: Ehen gingen zu Bruch, Nachkommen von ÄrztInnen, die verbotene Abbrüche durchgeführt haben, leiden bis heute an den Enttäuschungen ihrer Kindheit, einen *kriminellen* Vater oder eine *kriminelle* Mutter gehabt zu haben. Sie sind heute selbst schon zwischen 50 und 70 Jahren und blicken nur ungern auf die Schmerzen ihrer Kindheit und Jugend zurück. Generell ist daher ihre Bereitschaft zur Auskunftserteilung beschränkt. In einem Fall unserer Recherchen wurde ein Kontakt trotz wiederholter offener Namensnennung in den damaligen Medien und persönlicher Bekanntschaft mit der Autorin schlichtweg verweigert: »*Ich führe doch meine Mutter nicht als Abtreiberin vor!*«

In einem anderen Fall zeigten sich die EnkelInnen sehr kooperativ und ihrerseits wissbegierig, steuerten erhellende Detailinformationen bei, konnten jedoch wenig über die emotionale Situation aussagen, weil das Thema in der Familie totgeschwiegen worden war.

Angehörige anderer verurteilter ÄrztInnen und HelferInnen reagierten auf unsere wiederholten Anfragen gar nicht.

Am ergiebigsten war die Bereitschaft eines Sohnes – selbst Arzt –, über die häusliche Situation seiner Kindheit Auskunft zu geben. Dafür danken wir ihm herzlich, denn er hat uns – trotz eigener Schmerzen – ermöglicht, die Auswirkungen der Kriminalisierung des Schwangerschaftsabbruches auf die Familie der ärztlichen HelferInnen zu erkennen.

Arzt-Sein hat einen hohen Stellenwert in der Gesellschaft;[1] einen Arzt als Mutter oder Vater zu haben, macht Kinder im Allgemeinen stolz.[2] Was aber, wenn sie oder er vor Gericht steht, verurteilt wurde, im Gefängnis sitzt? Wenn der Name der inhaftierten Mutter oder des inhaftierten Vaters zu Hause nicht erwähnt werden darf, totgeschwiegen wird, wenn sich der andere Elternteil verlassen und betrogen fühlt, selbst schwer mit der veränderten Situation zurechtkommt, wenn sich Schwiegereltern und der Freundeskreis abwenden? Wenn das Bekanntwerden der damals illegalen ärztlichen Tätigkeit etwa durch einen Ehestreit der Eltern ver-

1 »*Seit 1966 ermittelt u. a. das Institut für Demoskopie Allensbach in regelmäßigen Abständen das Ansehen und die Achtung zu ausgewählten Berufen, und von Anfang ist der Arztberuf unangefochten die Nummer 1 im Ranking*« https://fowid.de/meldung/berufsprestige-2013-2016-node3302

2 Eine aktuelle deutsche Image-Befragung Wenn Mutter oder Vater Arzt sind, aus Deutschland zeigt: »*Sind Sie Feuerwehrmann, Krankenpfleger, Pilot oder Arzt? Dann sind Sie mit großer Wahrscheinlichkeit ein Idol vieler Kinder – und deren Eltern. Denn diese Berufe haben laut einer aktuellen Forsa-Umfrage im Auftrag des Beamtenbundes (dbb) das beste Image!*« Bild-Zeitung vom 21. Oktober 2019.

ursacht wurde?[3] Die Kinder verurteilter ÄrztInnen haben nicht nur mit den ›normalen‹ Problemen aus zerrütteten oder geschiedenen Ehen zu kämpfen, sondern müssen hinnehmen, dass der bewunderte Elternteil sowohl im eigenen Umfeld als auch ›von allen‹ als Kriminelle/r angesehen wird. Kinder hatten Glück, wenn sie beispielsweise von einem/r LehrerIn, einem Familienmitglied oder einem Pfarrer aufgefangen wurden, wenn sie beim Heranwachsen psychologische Hilfe in Anspruch nehmen konnten und später ihrerseits eine/n verständnisvolle/n EhepartnerIn fanden.

Wie stark die einstige Kriminalisierung des Schwangerschaftsabbruches noch nachwirkt, die ja durch die Fristenlösung nicht aufgehoben, sondern nur abgeschwächt wurde, zeigen auch die Reaktionen von Familienangehörigen solcher ForscherInnen, die sich mit Familienplanung und Reproduktionsmedizin beschäftigt haben. Auch hier bedarf es zu einem Gesprächsaufbau langjähriger vertrauensbildender Bemühungen. Die berühmte Forscherin oder der berühmte Forscher soll posthum nur ja nicht mit (verbotenem) Schwangerschaftsabbruch in Verbindung gebracht werden.

Anders war es in Familien früherer ›EngelmacherInnen‹: Ihre Familienmitglieder waren für uns leichter erreichbar und auskunftsfreudiger als Nachkommen von ÄrztInnen.[4] Motive dafür könnten das Verständnis für die existenzielle Notlage der Vorfahren zu sein,[5] aber auch ein gewisser Stolz auf den Mut, die Hilfsbereitschaft und die fachlichen Fertigkeiten der Hebammen oder Laien-AbtreiberInnen, die wie erwähnt mitunter sogar von GerichtsgutachterInnen hervorhoben wurden.

3 Beispielsweise Anzeige der Ehefrau von Dr. E. H., nachdem sie von seinem Seitensprung erfahren hatte. WStLA, Serie 2.3.4.A11 Vr 1645/1962.

4 https://www.muvs.org/de/themen/schicksale/2007-meine-grossmutter-war-engelmacherin/

5 Beispielsweise: WStLA, Serie 2.3.4.A11, Vr 168/1945, *Da Frau* […] *sah, dass ich nicht geneigt bin einen verbotenen Eingriff vorzunehmen, köderte sie mich mit dem Betrag von* […], *weil sie wusste, dass ich zwei Kinder habe und meine wirtschaftlichen Verhältnisse nicht besonders sind.*«

Die BeobachterInnen/AnzeigerInnen (z. B. MitarbeiterInnen, NachbarInnen, ÄrztInnen, ApothekerInnen)

»Ich habe in erfahrung gebracht, das in der [...]gasse Nr. 4 gewisse A[...] H[...] am 21. Jänner 1970 von einen Arzt unbekant eine Abdreibung vorgenommen hat. Geliebter was Sie, nicht Hairaten will, bezhlt beim Arzt 7000 bis 8000 Schilling. Der Arzt sagte dem Mädchen es darf sich bei Ihm an nichts Erinern keine Gasse und keine Numer. Ihr Bruder K[...] war beim Arzt vorsprechen wann seine Schwester kommen kann, und er sagte am Abend kommt sie dran, es sind vorher noch andere die zuerst darankommen. Mutter des Mädchen ist Hausbesorgerin im Hause [...]. Mädchen dürfte zirka im 3. Monat schanger gewesen sein. Es war auch schon einmal in einer Erziehungsheim. Ich fühle es als meine Pflicht Ihnen diese Mitteilung zu machen.«[1]

Obwohl unsere Rechtsordnung das Spitzeltum nicht fördert und da das Recht auf Privat- und Familienleben einen hohen Stellenwert hat: Ob im Gemeindebau oder im ländlichen Bereich, NachbarInnen hatten ihre Augen überall, vor allem bei engen Wohnverhältnissen. Das Aufhängen von gewaschener Wäsche am Balkon oder im Freien legt intime Entwicklungen offen.[2] So berichten ältere ZeitzeugInnen,[3] dass das plötzliche Fehlen der waschbaren Monatsbinden Hinweise auf eine Schwangerschaft gab und umgekehrt das Wiederauftauchen der waschbaren Monatsbinden das Ende einer Schwangerschaft vermuten ließ. Nach Beobachtung von F. Vitale ›fälschten‹ Mädchen sogar die Wäsche, um eine bestehende Schwangerschaft zu verheimlichen.[4] (Tampons wurden erst ab Mitte der 1960er-Jahre üblich[5]).

So nimmt es nicht wunder, dass eine größere Anzahl von Abtreibungen bzw. Säuglingsmorden durch (meist anonyme) Anzeigen bekannt wurde. Aber auch wegen eines ›unmoralischen Lebenswandels‹ der Frau, wegen der ›Ungehörigkeit‹ des Treibens einer Hebamme, aus Neid über das hohe Einkommen einer/s ÄrztIn, oder um ganz allgemein ›für Ordnung zu sorgen‹.[6] Auch der aufwändige Lebensstil einer/s ÄrztIn oder einer/s ›EngelmacherIn‹ (Villa, teures Auto) konnte zu Anzei-

1 WStLA, Serie 2.3.4.A11, Vr 1153/1970, Anonyme Anzeige (Schreibweise entspricht dem Original), eingegangen beim Bezirkspolizeikommissariat am 26. Jänner 1970.
2 Der erste europäische Wäschetrockner wurde 1958 entwickelt. https://de.wikipedia.org/wiki/Wäschetrockner (abg. 2024 03 20).
3 Ursula Hecking: Pers. Mitt. v. 24. 11. 2017.
4 Frank Vitale IV: Analyse von Material der Carlisle Indian Industrial School (1879–1918), pers. Mitt. vom 30. November 2017.
5 Siehe https://www.ob.de/die-marke-ob/geschichte
6 Vgl. WStLA, Serie 2.3.4.A11, Vr 293/1955.

gen aus Neid oder zu amtlichem Misstrauen führen, wie etwa beim Allgemeinmediziner G. B., dessen luxuriöses Eigenheim den steuerlich deklarierten Einnahmen nicht entsprach.[7] Im Verhältnis zur Zahl der durchgeführten Abtreibungen waren Anzeigen jedoch selten.[8] Gelegentlich gab es ein Sich-Verplappern im Zuge anderer Gerichtsfälle, mitunter kamen der Exekutive entsprechende Gerüchte zu Ohren. »*Wer einmal* [...]*-Akten durchblättert, wird immer wieder überrascht seien von der teilweise unglaublichen Zufälligkeit der Umstände, die zum Bekanntwerden des Verbrechens geführt haben.*«[9] Mitunter war es pure Dummheit, wenn sich beispielsweise der Schwängerer (im alkoholisierten Zustand) ›verplapperte‹. In anderen Fällen wurden verbotene Abtreibungen anlässlich von Auseinandersetzungen bekannt, etwa in Zusammenhang mit Eifersuchtsdramen[10], Ehescheidungen[11], Rache[12], gebrochenem Eheversprechen[13], Veruntreuung[14], Betrugsfällen, Diebstahl[15], Brandstiftung[16] oder Hehlerei.

ÄrztInnen, die die Eingriffe in der eigenen Ordination vornahmen, mussten sich ebenfalls um Verheimlichung bemühen – das betraf Familienmitglieder, MitarbeiterInnen, die Putzfrau, ZulieferInnen ›verdächtiger‹ Instrumente und Substanzen sowie natürlich die betreffenden Frauen. Es begann schon mit der zeitlichen Organisation. Ordinationshilfen konnten als MitwisserInnen und/oder ErpresserInnen gefährlich werden. Daher führten ÄrztInnen Abtreibungen nach Möglichkeit außerhalb der regulären Ordinationszeiten und ohne Assistenz durch:

»[Er bestellte] *die betreffenden Frauen* [...] *meist in den frühen Morgenstunden oder zu den Wochenenden, zu welchen Zeiten keine seiner Bedienerinnen bei ihm in der Wohnung und Ordination weilte.*«[17]

Ein Beispiel für die Abhängigkeit: Im Gerichtsprozess des Praktischen Arztes R. C. kamen wesentliche Aussagen von seinem Helfer, der mit der Bezahlung nicht zufrieden war. R. C. wurde schließlich wegen mehr als 65 verbotenen Eingriffen zu zwei Jahren schweren Kerkers, verschärft durch einen Fasttag vierteljährlich, verurteilt.[18]

Weiters mussten die Frauen instruiert werden, was sie im Fall des Falles zu sagen hatten: »*Dr.* [...] *hat mich angewiesen, im Falle mir auf dem Weg etwas passieren sollte anzugeben, ich hätte eine Cyste gehabt. Dies ist auch richtig, weil ich neben der*

7 APA, Ressort Aussenpolitik (= a), 21. 12. 1955.
8 Wilhelm Malaniuk: »[...] *daß gerade bei dem Delikt der Abtreibung der Leibesfrucht* [...] *die kriminelle Reizbarkeit der Bevölkerung und damit die Neigung zur Anzeigeerstattung nur sehr gering ist* [...].« Aus: Die Abtreibung und verwandte Delikte als Rechtsproblem, Styria, 1956, 67.
9 Dieter Blanke: Die Kindestötung in rechtlicher und kriminologischer Hinsicht, Inaugural-Dissertation Kiel, 1966, 108.
10 WStLA, Serie 2.3.4.A11, Vr 856/1955, L.K.
11 WStLA, Serie 2.3.4.A11, Vr 7637/1960.
12 APA-ii, 17. Jänner 1955.
13 WStLA, Serie 2.3.4.A11, Vr 563/1955.
14 WStLA, Serie 2.3.4.A11, Vr 3448/1955.
15 APA-ii, 24. Juni 1955.
16 APA-i 199, 7. März 1974.
17 WStLA, Serie 2.3.4.A11, Vr 7187/1965, Urteil vom 16. Februar 1967.
18 WStLA, Serie 2.3.4.A11 Vr 7637/1960.

Schwangerschaft auch so etwas gehabt habe.«[19] (Das war medizinisch ›schlau‹, denn während jeder Schwangerschaft entsteht eine Gelbkörperzyste, die sich anschließend wieder zurückbildet.)

Auch der überproportionale Verbrauch von Narkotika und/oder Schmerzmitteln durch eine/n niedergelassene/n ÄrztIn konnte dem/r liefernden ApothekerIn Anlass zu Vermutungen geben. Daher wurde die Mehrzahl der bisher untersuchten Fälle ohne Narkose durchgeführt. Ähnlich suspekt war in den Jahrzehnten nach dem 2. Weltkrieg der Besitz größerer Mengen von Antibiotika: »[…] *den Kriminalbeamten* [war] *die Auffindung größerer Antibiotikavorräte bei Hausdurchsuchungen von vornherein verdächtig und wurde von ihnen den der Abtreibung beschuldigten Ärzten gegenüber als belastend bewertet.«*[20]

Wenn im Zuge von Ordinationsdurchsuchungen die Karteikarten oder Patientenbücher beschlagnahmt wurden, dienten sie im Falle von Anklagen als Beweismittel für die GutachterIn. Daher griffen ÄrztInnen häufig zu Verschleierungsmethoden hinsichtlich Indikation, Datum und Therapie. In einigen Fällen wurden die Abtreibungen in speziellen Notizbüchern erfasst, die parallel zu den ›offiziellen‹ angelegt waren.[21]

›Unergiebig‹ war hingegen das Auffinden von Abtreibungs-Instrumenten oder –Behelfen in ärztlichen Ordinationen. Denn alle damals verwendeten Instrumente waren Bestandteil der normalen Ordinationsausstattung von GynäkologInnen/GeburtshelferInnen, AllgemeinmedizinerInnen und Hebammen.

Dazu W. Niebling, Lehrstuhlinhaber für Allgemeinmedizin an der Universität Freiburg: »*Nach meiner Kenntnis waren die meisten Hausärzte* […] *bis weit in die 1970er Jahre als ›Praktische Ärzte und Geburtshelfer‹ niedergelassen. Viele, v. a. im ländlichen Bereich, versorgten ihre Patientinnen auch gynäkologisch und geburtshilflich. Daher gehörten Specula, Hegarstifte und Instrumente für Abrasiones zum Inventar solcher Praxen und können nach m. E. nicht als ›Indiz‹ für (damals illegale) Schwangerschaftsabbrüche gewertet werden.«*[22]

Anders war es, wenn ein Eingriff schiefgegangen war und die Patientin ins Spital eingeliefert werden musste: »*Durch eine* […] *von dem Angeklagten* […] *durchgeführte unsachgemässe Curettage, die zu schweren Blutungen in die Bauchhöhle der Patientin führte und die operative Beseitigung der Gebärmutter zur Folge hatte, kamen die strafbaren Handlungen des Angeklagten ans Tageslicht.«*[23]

19 WStLA, Serie 2.3.4.A11, Vr 4266/1955, Hauptverhandlung vom 28. Juni 1956.

20 Heinrich Gesenius: Empfängnisverhütung, München und Berlin, 1959, 163.

21 WStLA, Serie 2.3.4.A11, Vr 7187/1965 »*Daneben führte er noch Privataufzeichnungen in kleinen Notizheftchen, welche nur für seinen eigenen Gebrauch bestimmt waren. Diese Privataufzeichnungen enthielten alle Daten über einen durchgeführten verbotenen Eingriff. Bei der Hausdurchsuchung versuchte der Angeklagte noch in einem unbewachten Augenblick diese ihn schwer belastenden Privataufzeichnungen verschwinden zu lassen* […].«

22 Wilhelm Niebling: Pers. Mitt. vom 26. November 2017. Ebenso Marion Ruisinger, Direktorin des Deutschen Medizinhistorischen Museums (Ingolstadt).

23 WStLA, Serie 2.3.4.A11, Vr 7187/1965, Urteil vom 16. Februar 1967.

Die Motive von ÄrztInnen/HelferInnen

Nur selten lässt sich aus Strafprozessakten ablesen, aus welcher Motivation Frauen geholfen wurde. Man kann annehmen, dass manche ÄrztInnen das gesetzliche Abtreibungsverbot für unmenschlich hielten, doch wurden derartige Beweggründe vom Gericht niemals abgefragt.

Aus einem Kommentar des Gerichtsgutachters Erich Reichelt zur Aussage einer Angeklagten lässt sich seine persönliche Meinung ablesen: »*Die Momente, die sie angibt, sie möge kein Kind mehr kriegen, sind jene unqualifizierten, himmelsträubenden Äusserungen von wohlmeinenden Ärzten, die man eigentlich nicht von sich geben sollte, weil was geschieht, wenn das Ereignis eintritt? dann ist die Frau mit einer Hypothek belastet und der Arzt hat nach dem Gesetz gebundene Hände.*«[1]

Nach dem Auffliegen der Schwangerschaftsabbrüche im Wiener Sanatorium Auersperg (Seite …) meldete sich eine Gruppe von GynäkologInnen am 20. Oktober 1955 bei einer Sitzung in der Ärztekammer zu Wort: »*Ein Großteil der österreichischen Ärzte und rund zwei Drittel der Bevölkerung stehen außerhalb der Gesetze, solange der Paragraph 144 in der heutigen Form Gültigkeit besitzt.*«[2]

Unterstützung erhielten sie vom SPÖ-Kronjuristen Otto Tschadek, der 7 Jahre lang als Bundesminister für Justiz fungierte: »*Wenn laut Statistik in einem Jahr in Österreich 300 000 Eingriffe durchgeführt worden sind und nur etwas mehr als 1000* [davon] *strafbar gewesen sind, so spricht das dafür, daß die heutigen Bestimmungen äußerst reformbedürftig sind.*«[3]

Aufschluss über die Meinung von Ärztinnen und Ärzten gibt auch eine Erhebung aus dem Jahr 1955, als das Institut für Markt- und Meinungsforschung Dr. Walter Fessel die Einstellung der ÄrztInnen zum Abtreibungsverbot untersuchte: 506 Fragebögen wurden an GynäkologInnen, Praktische ÄrztInnen und andere FachärztInnen versandt. Mehr als die Hälfte der Fragebögen wurde beantwortet, eine für postalische Befragungen hohe Anzahl, die nach Einschätzung des Instituts die Brisanz des Themas zeigte. 55 Prozent aller ÄrztInnen sprachen sich für Milderung oder sogar Aufhebung der strengen gesetzlichen Bestimmungen aus. In der Fachgruppe der GynäkologInnen waren es sogar mehr als 70 Prozent.[4]

Dazu passt ein Zitat aus dem Jahr 1925: »*Arzt sein, heißt Helfer sein, nicht um Verbote allein kann es sich handeln, wo ein Schicksal sich vollzieht. Wo ein Gesetz*

1 WStLA, Serie 2.3.4.A11 Vr 1874/1966, MedRat. Dr. Erich Reichelt, Gutachten vom 21. Juni 1966.
2 Hellmut Andics: Bild-Telegraph vom 29. 10. 1955, 9.
3 Ebd.
4 Querschnitte der öffentlichen Meinung, Heft 4 v. 10. 11. 1955

verbietet, die Frauen vor Not und Verbrechen zu bewahren, sind es nicht immer die schlechtesten und unwürdigsten Ärzte, die dem Drängen der Frauen nachgeben, weil es keine andere Hilfe gibt.«[5]

Ärztliches Mitleid und die Bereitschaft zu helfen lassen sich auch aus folgender Aussage ablesen: Nach der Abtreibung musste die Frau liegen bleiben. *»Der Arzt kam öfter nachsehen und fragte mich, wie es mir gehe.* [...] *Da ich mich immer noch schwach fühlte, sagte er mir, dass er mich mit seinem Auto ein Stück führen würde.«*[6]

Soziale Gründe:
»Nach Kenntnisnahme der gegen mich vorliegenden Verdachtsmomente gebe ich an, dass A. H. bei mir in der Ordination erschienen ist und mir mitteilte, daß sie schwanger sei. Sie teilte mir weiters mit, daß sie bereits ein Kind habe, und nun eine neue Stelle angetreten hätte und daß sie für das zu erwartende Kind keinen Vater habe. Sie ersuchte mich, ihr behilflich zu sein und bei ihr einen Eingriff vorzunehmen. Ich habe ihr daraufhin mitgeteilt, daß ich erst überlegen müsste, ob ich ihr helfen könne und ich sie für den nächsten Tag in die Ordination bestellt.«[7]

Weitere Beispiele aus Strafprozessakten

Ein niedergelassener Allgemeinmediziner und Geburtshelfer wurde während der Zeit des Ungarnaufstands (Oktober 1956) von vielen nach Wien geflüchteten Frauen um Hilfe gebeten.[8] Aus Mitleid führte er Abtreibungen anfangs kostenlos durch, entwickelte daneben auch medizinische Heilsäfte und Abtreibungsmittel, und versuchte von der Schulmedizin nicht anerkannte Methoden zur Diagnostik einer Schwangerschaft einzusetzen. Nach und nach ›rutschte‹ er tiefer hinein, dubiose Geldgeschäfte, Suchtmittelmissbrauch, ›falsche‹ Freunde und eine leichtfertige Lebensweise. Anhand seiner (heimlichen) Notizen konnten ihm schließlich rund 1400 Abtreibungen nachgewiesen werden.[9]

Aufgrund der erfolgten heimlichen Abtreibungen wurde er erpressbar, eine Situation, in die jede/r HelferIn kam. Aus dem Strafakt: *»Es kann nicht genug betont werden, daß der junge Arzt, der von einer weiblichen Person bestürmt und angefleht wird, der echtes Mitleid mit dem armen Wesen zeigt und sich schließlich zu einer verbotenen Handlung bewegen läßt, sich von diesem Augenblick an in größter Gefahr befindet.* [...] *Den Eingriff, den er einmal gemacht hat, kann er beim nächsten Mal nicht ablehnen; wenn er einer Patientin willfährig gewesen ist, so kann er eine andere*

5 Max Nassauer: Findelhäuser, Münchener Medizinische Wochenschrift 1925/2, 1667.
6 WStLA, Serie 2.3.4.A11, Vr 4304/1955, Aussage der Patientin vom 23. März 1955.
7 WStLA, Serie 2.3.4.A11, Vr 1153/1970, Aussage des beschuldigten Arztes v. 16. Februar 1970.
8 WStLA, Serie 2.3.4.A11, Vr 7637/1960.
9 WStLA, Serie 2.3.4.A11, Vr 189/1972.

nicht zurückweisen. […] Drohungen, Verleumdungen, Erpressungen sind hier keine seltene Begleiterscheinung.«[10]

Ein anderer Allgemeinmediziner aus Niederösterreich begann seine verbotene Tätigkeit ebenfalls aus Mitleid und Gefälligkeit, beispielsweise bei außerehelichen Schwangerschaften, während der jeweilige Ehemann noch in Kriegsgefangenschaft war, oder wenn der Partner gerade erst aus dem Krieg heimgekehrt war und die geringen finanziellen Mittel dringend für einen Neubeginn benötigt wurden. Katastrophale Wohn- und Einkommensverhältnisse ließen in den 1940- und 1950er-Jahren die Gründung einer Familie oft gar nicht zu. »*Schließlich gebe ich heute zu, in einigen Fällen Abtreibungen vorgenommen zu haben, bei welchen ich das soziale Moment sprechen habe lassen, obwohl mir bekannt war, dass eine Abtreibung aus sozialer Indikation strafbar ist.«*[11]

Auch unter ÄrztInnen gab es unterschiedliche Ansichten, welche Erkrankungen einen Schwangerschaftsabbruch medizinisch rechtfertigen würden: »*Während einerseits der Ordinarius für Gynäkologie an der Wiener Universität, Professor Zacherl, sogar bei offener Tbc Eingriffe ablehnt, stehen andere, nicht weniger bedeutende Gynäkologen auf dem Standpunkt, daß beispielsweise auch ein Herzklappenfehler von medizinischer Warte aus eine Schwangerschaftsunterbrechung berechtigt.«*[12]

Und schließlich gab es noch ÄrztInnen, die zwar (gesetzlich genehmigte) Abtreibungen durchführten, es aber als GegnerInnen der »*Abtreibungsseuche*« den Patientinnen möglichst schwer machten. Dazu gehörte etwa der deutsche Chefarzt Kurt Walther Schultze, der 1967 schrieb: »*Wir scheuen uns* [nicht], *gelegentlich genehmigte Anträge abzulehnen. Ferner haben wir den Eingriff in den letzten Jahren dadurch erschwert, daß wir ihn heute fast immer mit einer Sterilisation kombinieren. Das hat manche Frau, die ihr Kind ›ganz gerne losgeworden wäre‹, davon abgeschreckt. […] Wahrscheinlich ist die Zahl der Unterbrechungen immer noch zu hoch. Wir haben aber von keiner Frau gehört, die in dieser Zeit nach Ablehnung ihres Unterbrechungsantrages ihrem Leiden erlegen wäre.«*[13]

---

10 Hans Naujoks: Gerichtliche Geburtshilfe, Stuttgart, 1957, 42.
11 WStLA, Serie 2.3.4.A11, Vr 646/1955, Vernehmung des Beschuldigten vom 26. 4. 1955.
12 Neue Geheimnisse um 940 Krankengeschichten, Bild-Telegraf vom 1. Oktober 1955.
13 Kurt Walther Schultze (1907–1992): Abortus-Ursachen unter besonderer Berücksichtigung des sozialen Faktors, Münchener Medizinische Wochenschrift 1967/1, 1265–1269, hier: 1267.

Die Tatorte

›Private‹ Abtreibungen – also solche ohne ÄrztIn – erfolgten häufig am häuslichen Küchentisch, denn er bot eine stabile Fläche in Arbeitshöhe und war leichter zu reinigen als verschmutztes Bettzeug. Heißes Wasser war in Griffnähe und es gab helles Licht. Ein Badezimmer stand den wenigsten zur Verfügung, die Toilette musste mit vielen anderen geteilt werden. Aber einen Küchentisch – den gabs in jedem Haushalt. ›Am Küchentisch verblutet‹ war daher keine seltene Zeitungsüberschrift.

Die durch das gesetzliche Verbot in das gesellschaftliche Out gedrängten Schwangerschaftsabbrüche werden auf Englisch ›Back-Street-Abortions‹ genannt, ein Begriff, der die Umstände sehr gut beschreibt.

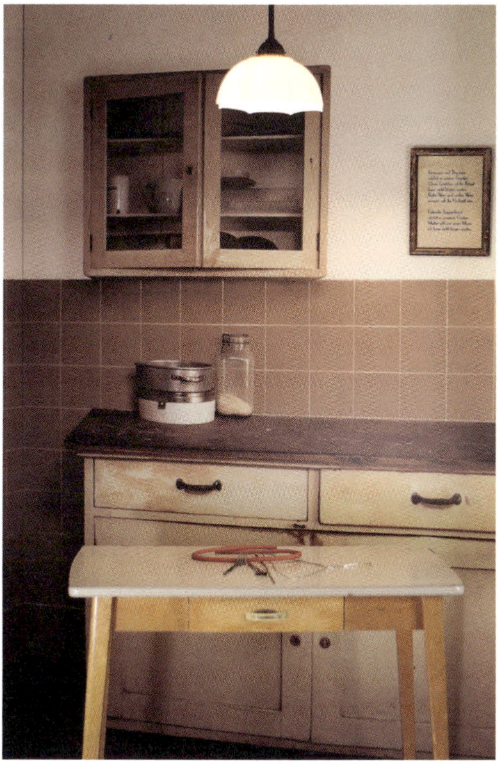

Abb. 18: Heimliche Abtreibungen wurden häufig am Küchentisch vorgenommen.

Ein in mehrfacher Hinsicht typisches Beispiel findet sich in Gerichtsakten von 1969. Ort des Geschehens: Ein Zimmer im Hotel Praterstern, also einer eher *verrufenen* Gegend. Dorthin hatte ein ›Helfer‹ sein Klientel bestellt. Er stammte ursprünglich aus gutem Hause, hatte mehrere Semester Medizin studiert, war aber infolge seiner Leidenschaft für Pferdewetten auf die schiefe Bahn geraten. Im Espresso in der Praterstraße wurde er mit ›Herr Doktor‹ angesprochen. Er versorgte Prostituierte mit Medikamenten, es war aber auch bekannt, dass er wegen Abtreibungen vorbestraft war. Als sich ein Trafikant umhörte, wer bei seiner Frau eine Abtreibung vornehmen könnte, wurde er an ihn verwiesen. Das Honorar sollte 4000 Schilling betragen, entspricht also unter Berücksichtigung der Inflation einem heutigen Wert von rund € 1280. Ein Viertel davon hatte er der Prostituierten zugesagt, die ihm als Assistentin die Taschenlampe halten sollte. Als der Trafikant mit seiner Frau ins Hotel kam, vermutete der Portier etwas Ungewöhnliches und verständigte die Polizei.

Der Abtreibungsversuch blieb erfolglos, weil die Schwangerschaft noch zu jung war. »*In diesem Fall konnte ein Gegenstand in die Gebärmutterhöhle eingeführt werden, ohne das eben eingenistete Ei zu treffen und ohne eine Verletzung zu setzen. Da das nach dem Follikelsprung befruchtete Ei sich erst etwa 7 Tage später in der Gebärmutterschleimhaut einbettet und in den ersten Schwangerschaftswochen pilzförmig in die Gebärmutterhöhle vorragt, ist die Gebärmutterhöhle der* [...] *am 2.1.1969 vom Schwangerschaftsprodukt nur zu einem ganz kleinen Teil ausgefüllt gewesen.*«[1]

In seiner Verteidigung behauptete der erfolglose Abtreiber zwar, er habe die Abtreibung überhaupt nur vorgetäuscht um an das Geld zu kommen, doch sprachen die ZeugInnenaussagen gegen ihn. Alle Beteiligten wurden wegen versuchter Abtreibung schuldig gesprochen, wobei die Erfolglosigkeit ihres Tuns das Ausmaß der Strafe reduzierte.[2]

Ärztliche Abtreibungen wurden hingegen in den jeweiligen Ordinationsräumen vorgenommen. *Medizinisch indizierte* Schwangerschaftsabbrüche wurden vorwiegend in etablierten Sanatorien durchgeführt. Alleine in Wien gab es acht Privatsanatorien, die insgesamt etwa 400 erwachsene Kranke aufnehmen konnten. Eines davon war das Sanatorium Auerspergstraße im 8. Wiener Gemeindebezirk. Aufgrund seiner luxuriösen Ausstattung und hohen Preise wurde die 1907 erbaute Krankenanstalt gerne von wohlhabenden PrivatpatientInnen frequentiert. Aber wer *in Not* war, weil sie sich nicht traute selbst Hand anzulegen und niemanden kannte, folgte gegebenenfalls einer Empfehlung und kratzte irgendwie das Geld zusammen, wie das folgende Beispiel von 1955 zeigt:

»[Meine Freundin] *war auf der Suche nach einer Person, die ihr die Schwangerschaft unterbrechen* [gemeint ist: abbrechen, Anm. d. A.] *sollte. Da sie niemand fand, der die Leibesfrucht abtreiben würde, ersuchte sie mich ihr dabei zu helfen. Im August*

1 WStLA, Serie 2.3.4.A11, Vr 70/1969, Gutachten v. OMR Erich Reichelt, 30. Jänner 1969.
2 WStLA, Serie 2.3.4.A11, Vr 70/1969, Urteil v. 25. Juni 1969.

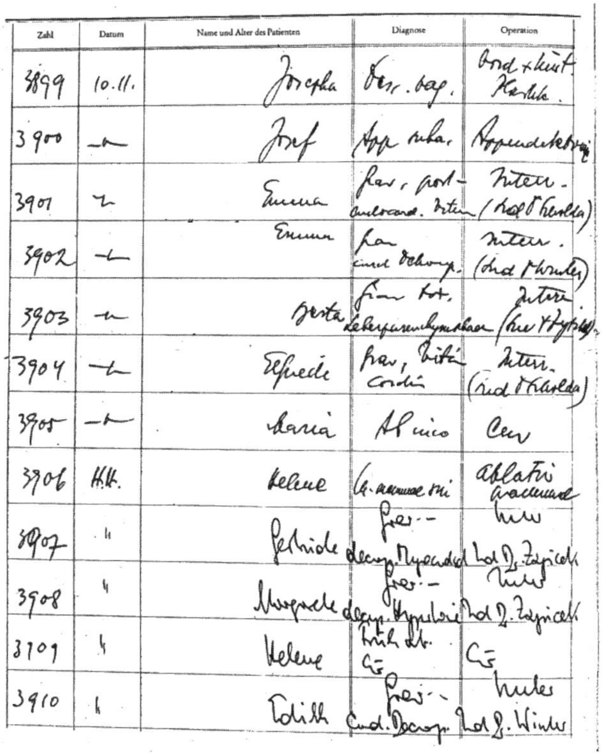

Zahl	Datum	Name und Alter des Patienten	Diagnose	Operation
3899	10.11.	Josepha	[illegible]	[illegible]
3900	–	Josef	[illegible]	[illegible]
3901	–	Emma	[illegible]	[illegible]
3902	–	Emma	[illegible]	[illegible]
3903	–	Berta	[illegible]	[illegible]
3904	–	Elfriede	[illegible]	[illegible]
3905	–	Maria	[illegible]	[illegible]
3906	11.11.	Helene	[illegible]	[illegible]
3907	"	Gertrude	[illegible]	[illegible]
3908	"	Margarete	[illegible]	[illegible]
3909	"	Helene	[illegible]	[illegible]
3910	"	Edith	[illegible]	[illegible]

Abb. 19: Beispiel aus dem Operationsbuch des Sanatoriums Auersperg. Familiennamen sind ausgeblendet.

vorigen Jahres traf ich bei der Milchtrinkhalle[3] *Blumau einen bekannten Mann* [und] *erfuhr, dass im Auerspergpalais sich 2 Ärzte befinden, die Leibesfruchtabtreibungen vornehmen können.*«[4]

Die Abtreibungen in diesem Sanatorium sind aus den großteils erhaltenen Operationsbüchern häufig eindeutig abzulesen. Aus den Eintragungen lässt sich aber meist nicht erkennen, ob der Eingriff nach damaliger Rechtssprechung legal war oder ob zu seiner Rechtfertigung die erwähnten *medizinischen Indikationen* vorgeschützt oder übertrieben wurden.

Zwischen dem 1.7.1940 und dem 14.3.1956 sind im Sanatorium Auersperg ca. 30 000 chirurgische Eingriffe dokumentiert, etwa 80 % der PatientInnen waren weiblich; ein hoher Anteil waren Schwangerschaftsabbrüche. Zwischen dem 7. September 1948 und dem 4. April 1949 fanden insgesamt 601 operative Eingriffe statt, davon lediglich 62 an Männern. In den 93 Tagen zwischen 6. November 1954 und

3 Die Milchtrinkhalle an der Blumau wurde 1949 errichtet. Derartige Gebäude waren Verkaufsstellen der Molkereien, um den aufkommenden Wohlstand – Stichwort Wirtschaftswunder – nicht gänzlich den modernen Erfrischungsgetränken zu überlassen. So wurden sie zu weit verbreiteten Treffpunkten.

4 WStLA, Serie 2.3.4.A11, Vr 1356/1955, Vernehmung v. 13.6.1955

7. Februar 1955 wurden am Sanatorium Auersperg 1188 Eingriffe durchgeführt, davon 1132 an Frauen. Ihre Diagnosen lauteten *Interruptus* 566-mal und *Curettagen wegen Abortus incompletus* 135-mal.

Darüber hinaus gab es die ›beliebte‹ Diagnose ›Blinddarm-Operation‹, um eine Abtreibung zu tarnen. Bei der Lektüre alter Zeitungen stößt man häufig auf diese Angabe. Noch Anfang der 1950er Jahre fragte der vom Sanatorium Auersperg auszufüllende Statistikbogen die Anzahl der PatientInnen mit Blinddarmentzündung ab, im Jahr 1952 waren es beispielsweise 37. Auch die Erwähnung von GynäkologInnen als Operateure macht uns misstrauisch, doch war es damals nicht ungewöhnlich, dass GynäkologInnen diese Operation durchführten. Der spätere Gesundheitsminister Kurt Steyrer (1920–2007) erwähnte in einer Parlamentsrede ›Blinddarmoperation‹ als eine gebräuchliche Tarnung für (verbotene) Schwangerschaftsabbrüche.[5]

Im Sommer 1955 erstattete die Privatkrankenschwester Pia Maria Brunner Anzeige gegen das Sanatorium wegen verbotener Abtreibungen. Zehn Tage nach der Anzeige erschienen PolizeibeamtInnen im Auftrag der Staatsanwaltschaft und beschlagnahmten 940 gynäkologische Krankengeschichten aus den vorausgegangenen (ruhigen Sommer-)Monaten.[6] *»In den Tagen danach stieg in den gynäkologischen Abteilungen der öffentlichen Spitäler die Zahl der schwangeren Frauen, die mit schweren Blutungen – offensichtlich nach Pfuschereingriffen – eingeliefert wurden, sprunghaft an.«*[7] Mit anderen Worten: Da das Sanatorium nun nicht zur Verfügung stand, hatten Frauen sich eine andere (gefährlichere) Möglichkeit suchen müssen.

Diese Tätigkeit des Sanatoriums war stadtbekannt und mehrfach Anlass für parlamentarische Anfragen.[8] Wie erwähnt erinnerte der spätere Gesundheitsminister Kurt Steyrer (1920–2007) in seiner Parlamentsrede am 11. Mai 1977 daran, dass mehr als drei Viertel aller Wiener FrauenärztInnen darin verwickelt gewesen waren.[9]

Wenn keine Hilfe gefunden werden konnte, keine Abtreibung möglich oder erfolgreich war, kam es nicht selten zur Kindstötung bzw. Neugeborenentötung. Ihre Dunkelziffer kann gar nicht hoch genug angesetzt werden. Unvorstellbar, wie Frauen ihre Kinder nach der Geburt haben sterben lassen oder getötet haben. Dazu kommt noch, dass die Leiche ›entsorgt‹ werden musste. Dies war am Land einfacher als in der Stadt. Aus Zeitungsberichten und Gerichtsakten erfahren wir, wie sie meist nur zufällig gefunden wurden: im Müll, in einer Senkgrube, im Heu-

5 Nationalrat XIV. GP, 55. Sitzung vom 11. Mai 1977, 5295, https://alex.onb.ac.at/cgi-content/alex?aid=spn&datum=0014&size=45&page=5303 (abg. 23.04.2024).
6 Hellmut Andics, Bild-Telegraph v. 29. Oktober 1955, 9.
7 Ebd.
8 siehe z. B. APA-Meldungen v. 15.11.1955, 14.12.1955, 10.10.1956.
9 Nationalrat XIV. GP, 55. Sitzung v. 11.5.1977, S5295, https://alex.onb.ac.at/cgi-content/alex?aid=spn&datum=0014&page=5303&size=45 (abg. 10.12.2022).

schober, beim Aushub für ein Gebäude, an einer Flusssperre angeschwemmt, in einem Koffer aus dem fahrenden Zug oder in das damals nach unten offene Zugs-Klo geworfen.

Vergleichsweise wenige Fälle wurden durch Anzeigen oder anlässlich von (anderen) Gerichtsverfahren bekannt. Für den Zeitraum von 1955 bis 1974 wurden uns von der Austria Presse Agentur (APA) rund 500 Meldungen zu unserer Fragestellung zugänglich gemacht, von denen mehr als die Hälfte Säuglingstötungen bzw. Weglegungen betrafen.

Es wäre falsch, darin nur ein Zeichen der damaligen Zeit zu sehen. So wie viele Aussagen aus früheren Berichten auf unseren Untersuchungszeitraum übertragbar sind, so wäre die Situation bei einer Verschärfung der Gesetzeslage heute ähnlich.

Zwei der häufigsten ›Entsorgungsmöglichkeiten‹ der Vergangenheit wären allerdings heute kaum noch verfügbar: Das Plumpsklo und der Kohlenherd, die dank der Privatheit der eigenen Räumlichkeiten das Risiko des Auffliegens eines Säuglingsmordes wesentlich reduzierten, sind zumindest aus städtischen Siedlungsräumen fast verschwunden. Jauche- und Güllegruben im Freien sind zwar noch Bestandteil von Bauernhöfen, erschweren aber entsprechend den heutigen Sicherheitsvorschriften den Zugang. Brunnen sind ebenfalls zugedeckt. Bleiben noch der Misthaufen (in ländlichen Gebieten) sowie Wälder und Gewässer. Im Stadtgebiet würden vermehrt Müllcontainer, öffentliche Flächen und öffentliche Toiletten zum Ablegen genutzt – immer mit dem Risiko anhand der Aufnahmen von Überwachungskameras ausgeforscht zu werden.

Diese medizinsoziologischen Spekulationen über heute zu erwartende Entsorgungs-/Fundorte werden von den aktuellen Einzelfällen bestätigt: »*Babyleiche in Gebüsch entdeckt*«[10], »*Schüler entdecken beim Müllsammeln Babyleiche*«[11], »*Totes Baby in Plastiksackerl gefunden*«.[12], »*Totes Baby in Abfallkübel entdeckt*«[13]. Die Vorstellung macht Angst, beim Sonntagsspaziergang oder dem Ausleeren des häuslichen Mülls darauf gefasst sein zu müssen, auf einen toten Fötus[14] oder gar eine Babyleiche zu stoßen.

10 krone.at v. 7. 12. 2018.
11 krone.at v. 23. 3. 2019.
12 kosmo.at v. 25. 6. 2019.
13 www.derstandard.at/story/2000001519316/babyleiche-in-zug-suedkoreanische-studentin-verhaftet (abg. 28. 1. 2020)
14 WStLA, Serie 2.3.4.A11, Vr 5204/1965, »*Bei dem am […] im Grobrechen der Kläranlage Inzersdorf aufgefundenen Fötus handelt es sich um eine menschliche Leibesfrucht weiblichen Geschlechts, die ihrem Entwicklungsgrad nach vom Ende des 5. Mondmonats einer Schwangerschaft stammt.*« Gutachten v. 24. 9. 1965.

Die Häufigkeit

1955	100 000–300 000	Zeilinger
1967	200 000–300 000	Heiss
1971	70 000–100 000	Husslein
1985	46 000– 67 000	Ketting und Praag[1]
2024	25 000–30 000	Fiala

Die Häufigkeit von Schwangerschaftsabbrüchen in Österreich

Zur Erinnerung nochmals das Zitat des Rechtsanwaltes und Österreichischen Nationalrats-Abgeordneten Gustav Zeilinger aus dem Jahr 1955: »*Da an jeder* [illegalen] *Abtreibung etwa drei Personen beteiligt sind, begehen in Österreich rund 600 000 Personen im Jahr ein Verbrechen. Das bedeutet, dass in neun Jahren das ganze Bundesvolk – mit Ausnahme der Kinder – dieses Verbrechen begeht.*«[2]

Laut dem Pharmakologen Franz Theodor Brücke (1908–1970) im selben Jahr »*gelangten Fachleute durch statistische Beobachtungen in Spitälern zur Erkenntnis, dass vielfach auf eine Lebendgeburt zehn Abtreibungen kommen.*«[3, 4] (Heute hat sich dieses Verhältnis beinahe umgekehrt: auf 1 Abtreibung kommen etwa 3 Lebendgeburten.)

Eine Zahl aus dem Jahr 1954: »*Der Wiener Bürgermeister verlas kürzlich in der Stadtverordnetenversammlung einen Sachverständigenbericht, nach dem die Zahl der Abtreibungen in Osterreich jährlich 300 000 bis 400 000 beträgt bei nur 100 000 Lebendgeburten.*«[5]

Dass es weder früher noch heute Abtreibungs-Statistiken gab und gibt, ist systemimmanent. Zum einen hätte es gegen die ärztliche Schweigepflicht verstossen, »*wodurch die Vertrauensstellung des Arztes gegenüber der Patientin geschädigt* [würde]«.[6] Zum zweiten wäre *das System* überfordert gewesen. Dazu eine Aussage aus dem Jahr 1951: »*Über höhere Weisung zeigen wir überhaupt keinen Abortus mehr an, nur dann wenn Lebensgefahr vorliegt. Ansonsten müssten wir täglich 20 Anzeigen erstatten.*«[7] Und heute? Da die Krankenkassen den Schwangerschaftsabbruch nicht bezahlen, gibt es keine entsprechenden Statistiken.

1 Ketting Evert, Philip van Praag: Schwangerschaftsabbruch. Gesetz und Praxis im internationalen Vergleich, Tübinger Reihe 5, 1985.

2 Abg. Zeilinger im Budgetausschuss, APA 1 182 v. 25. 11. 1955.

3 Austria Presse Agentur (= APA) Ressort Innenpolitik (=ii oder i) 11. 3. 1955: Prof. Brücke bei seinem Vortrag vor dem Katholischen Bildungswerk.

4 Geburten im Jahr 1955: 108 575, http://wko.at/statistik/Extranet/Langzeit/Blang/Blang-geburten.pdf (abg. 4. 5. 2023)

5 Tagesgeschichtliche Notizen, Münchener Medizinische Wochenschrift 4 v. 22. 1. 1954.

6 Tagesgeschichtliche Notizen, Münchener Medizinische Wochenschrift v. 15. 7. 1918, 804.

7 LG für Strafsachen Leoben, Steiermärkisches Landesarchiv Graz, Vr 865/51, Gutachten von Prim. A. Stingl v. 10. 10. 1951. Die Stadt Leoben hatte zu diesem Zeitpunkt 35 653 Einwohner.

Eine Statistik hätte auch insofern wenig Aussagewert, als das strenge Verbot des Abbruchs bis 1975 in vielen Fällen verhinderte, dass Frauen eine ungewollte Schwangerschaft rechtzeitig beenden konnten. Stattdessen kam es, wie bereits geschildert, häufig zur Tötung des ungewollten Kindes unmittelbar nach dessen Geburt – eine verschleppte Abtreibung.[8] Dazu kommen noch diejenigen Fälle, bei denen »die Mutter an den Folgen des Eingriffs gestorben ist«, eine Gruppe, die immer übersehen wurde, wie der Wiener Strafverteidiger Ernst Jahoda schrieb.[9]

Nicht einmal die amtlichen Geburtenstatistiken können als Basis für etwaige Kalkulationen herangezogen werden, da sie sich an moralischen Überlegungen statt an medizinischen Fakten orientieren, wie das bereits erwähnte Beispiel einer Vorarlberger Neugeborenenstatistik aus dem Jahr 1962 zeigt: *»Die Quote der Unehelichen sank auf 9,2 %. Allerdings sind wieder 69 % aller Kinder, die im ersten Ehejahr geboren wurden, vor Ablauf des neunten Ehemonats zur Welt gekommen.«*[10] In dieser Aufstellung soll also dargestellt werden, wie viele Neugeborene ›vorehelich gezeugt‹ worden waren, wobei die Annahme von 9 Monaten eine willkürliche ist, die sich nicht mit medizinischen Befunden deckt. Trotz aller Zurückhaltung gegenüber politisch belasteten Quellen muss eine im Vergleich ›fortschrittliche‹ Arbeit von 1936 erwähnt werden: *»Als sicher vorehelich gezeugt kann man diejenigen Geborenen ansehen, bei denen die Eheschließung der Eltern frühestens 6 Monate vor der Geburt vollzogen wurde.«*[11]

1982 – also einige Jahre nach der Legalisierung des Schwangerschaftsabbruches – versuchte eine Untersuchung mit Hilfe von Selbstausfüll-Fragebögen Informationen zu erhalten. Obwohl korrekte Antworten ›ungefährlich‹ gewesen wären, waren sie nicht zu erhalten:

»Jede Frau hatte […] die Anzahl der Schwangerschaften und für jede Schwangerschaft die Art des Ausgangs (Lebendgeburt, Totgeburt, Fehlgeburt, Schwangerschaftsabbruch), die Dauer der Schwangerschaft und das Datum des Schwangerschaftsendes einzutragen. […] Auf diese Weise hoffte man auch die Schwangerschaftsabbrüche zu erheben. Dieses Ziel wurde offensichtlich nicht erreicht, da nach diesen Angaben nur zwischen ein und zwei Prozent der Schwangerschaften abgebrochen worden wären.«[12]

Das wären etwa 1–2000 Abbrüche pro Jahr gewesen. Eine wissenschaftlich basierte Schätzung aus der gleichen Zeit sagt hingegen: *»67 000 Eingriffe müssen als einigermaßen genaues Minimum betrachtet werden«*.[13]

8 Susanne Krejsa MacManus, Christian Fiala: Babyleichen im Gebüsch: Schmerzliche Lehren aus der Vergangenheit, Medical Tribune, 17. Februar 2020.

9 Ernst Jahoda: § 144 StG oder Kampf der Vermehrung? Wien, 1947, 21.

10 Vorarlberger Landeskorrespondenz v. 25. Oktober 1962.

11 Kurt Pohlen: Die voreheliche Zeugung von ehelichen Erstgeborenen in Amsterdam in den Jahren 1900 – 1930, Arbeiten aus dem Reichsgesundheitsamte Band 71, Heft 1, 1936, Springer Berlin–Heidelberg, 67–68.

12 Alois Haslinger: Uneheliche Geburten in Österreich. Historische und regionale Muster, Demographische Informationen, 1982, 2–34.

13 Evert Ketting, Philip van Praag: Schwangerschaftsabbruch im internationalen Vergleich, 1985, Tübinger Reihe 5.

Mit der Einführung der ›Pille‹ als erstem effizientem Verhütungsmittel Anfang der 1960er-Jahre wäre es möglich gewesen, die Zahl der Abtreibungen rasch zu senken, jedoch wurde sie von der Ärzteschaft aus *moralischen* Gründen und bevölkerungspolitischen Überlegungen ohne jegliche gesetzliche Basis anfangs nur verheirateten Frauen mit mindestens zwei Kindern *gewährt.*

Und sogar dann oftmals nur mit einer medizinischen Begründung: »*Besonders hervorzuheben ist der ausgleichende Einfluß auf Dyspareunien.*[14] *In vielen Fällen bestand nach mehreren Geburten, offensichtlich unter dem Eindruck einer Konzeptionsangst, eine quälende Frigidität, die eine ernstliche Bedrohung der familiären Harmonie darstellt und vegetative und psychische Dysregulationen im Gefolge hatte. Der überwiegenden Mehrzahl dieser ernsthaft leidenden Frauen konnte geholfen werden.*«[15]

Aber nicht nur in der Ärzteschaft gab es anfangs Zurückhaltung gegenüber der Pille, bekanntlich dauerte auch die Entscheidung der katholischen Kirche lange Zeit – und führte schließlich zu einer Ablehnung.[16] In diesem Zusammenhang ist erwähnenswert, dass der österreichische Kardinal König ein Befürworter der Pille war und die vatikanische Ablehnung für falsch hielt.[17] So wie er dachten die allermeisten Theologen.

Im Jahr 1967 schätzte Herbert Heiss, Oberarzt der Universitäts-Frauenklinik Graz, die jährliche Zahl von Abtreibungen in Österreich daher auf immer noch 200 000 bis 300 000.[18],[19] Erst als die Pille häufiger verschrieben und auch für Unverheiratete zugänglich wurde, liess sich ein relevanter Abwärtstrend erkennen: So bezifferte Hugo Husslein, Vorstand der 2. Universitäts-Frauenklinik Wien, die Zahl der Schwangerschaftsabbrüche 1971 auf ungefähr 70 000 bis 100 000,[20] »*was Jahre nach der Einführung der Pille eine durchaus glaubhafte Relation zu den vorhergegangenen Schätzungen darstellt*«.[21]

»*Nach F. Haupt*[22] *erfolgt die Errechnung der Zahl der kriminellen Aborte dadurch, daß man von der Gesamtzahl der Aborte die Zahl der spontanen Aborte sowie die Zahl der medizinisch gerechtfertigten vorzeitigen Schwangerschaftsbeendigungen abzieht, so daß die Größe der kriminellen Fruchtabtreibung übrig bleibt; leider ist dies eine Gleichung nur mit Unbekannten. Die Zahl der tatsächlich vorgenommenen kri-*

14 Dyspareunie: Brennende oder krampfartige Schmerzen im Genitalbereich beim Geschlechtsverkehr.

15 J. Lehmann (Reutlingen): Erfahrungen mit einem neuen Ovulationshemmer, Medizinische Welt 2, 1919.

16 Siehe dazu Susanne Krejsa MacManus, Christian Fiala: Der Detektiv der fruchtbaren Tage, 2016, 213 ff.

17 Johannes Huber: Pers. Mitt. vom 25. Juli 2024.

18 Herbert Heiss: Abortsituation in Europa und den außereuropäischen Ländern, Stuttgart, 1967, 129.

19 Geburten im Jahr 1967: 127 404.

20 Geburten im Jahr 1971: 108 510.

21 Kurt Steyrer am 11. Mai 1977 (Nationalrat XIV. GP 55. Sitzung), https://www.parlament.gv.at/PAKT/VHG/XIV/NRSITZ/NRSITZ_00055/imfname_109803.pdf (abg. 4. 5. 2023).

22 F. Haupt: Das Verbrechen der Abtreibung. Inaug. Diss. Wien. 1954.

minellen Abtreibungen wird selbst bei Entwicklung feinster Methoden nie genau feststellbar sein, ja auch unter der Voraussetzung der Straflosigkeit der Abtreibung wird häufig aus moralischen und sonstigen Gründen das Interesse an der Geheimhaltung eines derartigen Faktums weiter bestehen.«[23]

Auch die Suche in Archiven lässt nur einen beschränkten Überblick über die Häufigkeit zu, denn Archivmaterial kann aus vielerlei Gründen verloren gehen oder aus anderen Gründen unauffindbar sein: Für das Jahr 1955 scheinen im Wiener Stadt- und Landesarchiv 582 Akten unter den Stichworten *Abtreibung* bzw. *Kindsmord* auf. Für das Jahr 1965 gibt es 22 Akten zu den Stichworten *Abtreibung, Kinderleiche* bzw. *Säugling.* Wesentliche Größenunterschiede zwischen den österreichischen Regionen sind nicht zu erwarten. So verwahrt etwa das Steiermärkische Landesarchiv bei den Beständen des Landesgerichts für Strafsachen Graz, des Landesgerichts Leoben und der Staatsanwaltschaft Graz insgesamt 183 Akten aus dem Jahr 1955, die die Paragraphen 144 bis 149 StG betreffen.[24]

Besser als jede unzulängliche Statistik lässt sich also die Allgegenwart von Schwangerschaftsabbrüchen, aber auch Kindstötungen, in der Vergangenheit aus den häufigen Beschreibungen in der Literatur ablesen: Ob im Theaterstück oder im Gesellschaftsroman, ob im Krimi oder als Gedicht, – die sehr häufige Tatsache einer ungewollten Schwangerschaft leitet(e) meist tragische Entwicklungen ein. Was die literarischen Zitate als Beleg geeignet macht, ist die große Wahrhaftigkeit ihrer Schilderungen, in denen nichts geschönt und nichts romantisiert wird. Die Beispiele reichen von Thomas Bernhard bis Stefan Zweig, von Ovid bis Doris Lessing, auch MalerInnen, BildhauerInnen, MusikerInnen und viele andere KünstlerInnen haben sich mit der Dramatik auseinandergesetzt.[25]

Zum Beispiel Peter Handke:

»Ohne sein Wissen trieb sie sich mit einer Nadel ein Kind ab. [...] Ich warte nur, bis die Kinder groß sind. [...] Eine dritte Abtreibung, diesmal mit einem schweren Blutsturz. Kurz vor ihrem vierzigsten Lebensjahr wurde sie noch einmal schwanger. Eine weitere Abtreibung war nicht mehr möglich, und sie trug das Kind aus.«[26]

Ein literarisches Beispiel war die Theatersensation des Jahres 1973. Der österreichische Autor Peter Turrini (* 1944) hatte eine aktuelle Zeitungsmeldung aufgegriffen: *»Im Hause ihrer wohlhabenden Eltern tötete eine 26-Jährige ihr zehn Tage altes Kind. Man nimmt an, dass die Tat unter Sinnesverwirrung vollzogen wurde.«*

Die Protagonistin hat keinen Namen, denn ›sie‹ steht für viele Frauen, für viele Schicksale. Fremdbestimmung ist das Thema: Sie will es allen recht machen, ist

23 Zit. n. Herbert Heiss: Abortsituation in Europa und den außereuropäischen Ländern, Stuttgart, 1967, 130.
24 Anfragebeantwortung Steiermärkisches Landesarchiv v. 13. 3. 2017.
25 https://www.muvs.org/de/themen/literatur-zitate/ und https://www.muvs.org/en/topics/literary-quotes/
26 Peter Handke (* 1942): Wunschloses Unglück, 1972.

fremd bestimmt vom Vater, vom Freund, befindet sich permanent in Abhängigkeit. Angst, Fehler zu machen.

›Sie‹ versucht zuerst, selbst einen Abbruch vorzunehmen. Als das nicht gelingt, geht sie zu einem Arzt – allerdings ist die Schwangerschaft zu diesem Zeitpunkt schon zu weit fortgeschritten. Schließlich ertränkt sie ihre kleine Tochter in den ersten Tagen nach der Geburt.[27]

Auch im Krimi kam der Schwangerschaftsabbruch vor: »*Jeder kennt heute die regulären Zusammenhänge zwischen dem Sexuellen und dem menschlichen Leben, wo man im Allgemeinen sagt, das eine entsteht, weil man das andere getan hat, quasi ursächlicher Zusammenhang.*«[28]

Da aber offenbar doch nicht jeder diesen ursächlichen Zusammenhang kennt, wurde eine Wiener Abtreibungsklinik zum Schauplatz für den Krimi ›Der Brenner und der liebe Gott‹ von Wolf Haas.

Mangels gesetzlich festgeschriebener Schutzzone »*stehen die KampfbeterInnen vor der Klinik Spalier*« und belästigen Personal und Patientinnen. Die Klinik greift zur Selbsthilfe: »*Du musst Dir das so vorstellen: Rechts vom Eingang ist ein rosenkranzbetender Abtreibungsgegner mit dem Embryobild gestanden und links vom Eingang eine stiernackige Frau mit Rasenmäherfrisur vom Sicherheitsdienst, quasi Gleichgewicht des Schreckens.*«[29]

Haas hat gut recherchiert und zeichnet die Belagerungssituation der Klinik wirklichkeitsnahe nach.

Seit der Verabschiedung des Landessicherheitsgesetzes für Wien im Jahr 2005 und der Novellierung 2010 dürfen derartige Belästigungen und Übergriffe allerdings nicht mehr stattfinden: Wer eine Familienplanungsklinik aufsucht, darf nicht länger belästigt, behindert, beleidigt oder mit unerwünschten ›Geschenken‹ behelligt werden: § 3 ermächtigt die Polizei zur Verwarnung bzw. zur Wegweisung von Personen, die andere in unzumutbarer Weise belästigen, insbesondere wenn auf Personen, die sich einer sozialen oder medizinischen Einrichtung nähern, psychischer Druck ausgeübt wird – zum Beispiel durch nachdrückliches Ansprechen oder (versuchte) Übergabe von Gegenständen –, oder sie am Zugang zu öffentlichen Einrichtungen behindert werden.[30]

27 https://sesslerverlag.at/fileadmin/user_upload/flyer_pdfs/Kindsmord_01.pdf (abg. 2024 10 22)
28 Wolf Haas: Brenner und der liebe Gott. 2009, hier: 154.
29 Ebd. 17.
30 https://www.wien.gv.at/recht/landesrecht-wien/rechtsvorschriften/pdf/i1100000.pdf sowie https://www.wien.gv.at/recht/landesrecht-wien/landesgesetzblatt/jahrgang/2010/html/lg2010025.html. Wir danken Viktoria Kriehebauer (Terre des Femmes) für ihre Hinweise.

Die Kosten

Aus dem Geständnis der E. K.: »*Was ich von der Tischlermeisterin Z. bekommen habe, weiß ich nicht mehr. Jedenfalls sehr wenig, denn ich war immer billig. Die H. E. war auch einmal bei mir in der Wohnung, weil sie schwanger war. Dieser Frau habe ich bei mir auf dem Diwan einen Katheter eingeführt. Diese Frau war öfters bei mir. Sie war nämlich mehrmals schwanger. Frau H. war zwei- oder dreimal bei mir. Die Familie H. hat nämlich im Hof schöne Rosen. Frau H. hat mir öfters Rosen mitgebracht, weshalb ich mich noch so gut an sie erinnern kann. Was sie für die Schwangerschaftsunterbrechung* [gemeint ist: Schwangerschaftsabbruch, d. A.] *bezahlt hat, weiß ich heute nicht mehr.*«[1]

Die Preise für Abtreibungen schwankten stark und orientierten sich an den finanziellen Möglichkeiten der hilfesuchenden Frauen und dem Mitleid der HelferInnen. Unmittelbar nach Kriegsende wurden von AbtreiberInnen mitunter Naturalien als Zahlungsmittel akzeptiert, beispielsweise Zigaretten oder Schweineschmalz.[2]

In den 1950er-Jahren bewegten sich ihre Honorare meist zwischen 100 und 300 Schilling, was der heutigen Kaufkraft von etwa € 500 bis € 1500 entspricht. Im Jahr 1971, also kurz vor Inkrafttreten der Fristenlösung, bezahlte eine Mutter für die (misslungene) Abtreibung an ihrer 16jährigen Tochter 2500 Schilling[3].

ÄrztInnen verlangten in den von uns ausgewerteten Gerichtsakten meist zwischen 800 und 2000 Schilling, entsprechend einem heutigen Wert von € 4000 bis € 10 000.[4] Auf die Frage des Gerichtes, wieviel Geld FachärztInnen ›für so einen Eingriff‹ verlangten, antwortete der Gerichtssachverständige im Jahr 1972: »*Wir haben keine Tarifordnung für einen kriminellen Eingriff. So kann ich nur die üblichen Marktpreise in Wien sagen* [...]. *Sie laufen in der Höhe bis zu S 12 000* [umgerechnet etwa € 4450]. [...] *An der Höhe des Preises kann man nicht erkennen, ob eine Abtreibung durchgeführt wurde* [...].«[5]

Diese, im Vergleich zu den heutigen Abtreibungskosten horrenden, Beträge erklären sich aus dem hohen Risiko, das die Hilfeleistenden auf sich nahmen. Mitunter konnten Ratenzahlungen vereinbart werden, in anderen Fällen bestanden die ÄrztInnen aus sozialen Gründen nicht auf der vollständigen Erfüllung des vereinbarten Betrages.

1 WStLA, Serie 2.3.4.A11, Vr 7693/1965.
2 WStLA, Serie 2.3.4.A11, Vr 618/1945.
3 WStLA, Serie 2.3.4.A11, Vr 1143/1971.
4 Historischer Währungsrechner, https://www.eurologisch.at/docroot/waehrungsrechner/.
5 WStLA, Serie 2.3.4.A11, Vr 189/1972, Aussage des Gerichtssachverständigen MR Erich Reichelt.

Andere GutachterInnen konnten aus der Höhe der ärztlichen Honorare sehr wohl ihre Schlüsse ziehen: »[So] *deutet die Höhe des Honorars auf einen gesetzwidrigen Eingriff hin. Soweit die diesbezüglichen Privataufzeichnungen des Dr.* [...] *überprüft wurden, verlangte er für legale Eingriffe, wie Entfernen von Zysten, Polypen und ähnlichen, einen relativ geringen Betrag. Hingegen im Falle* [...] *und anderer Patientinnen, wo aus seinen Aufzeichnungen Gleichheit in den Medikamenten und der kurz umrissenen Krankengeschichte gefunden wurde, hat er gleichbleibend hohes* [...] *Honorar verlangt.*«[6]

Gelegentlich akzeptierten ÄrztInnen einen Krankenschein als Teil der Bezahlung. Was als freundliche Geste verstanden werden könnte, war jedoch eine Verschleierungstaktik: Wurde die Abtreibung als ›operative Behandlung eines beginnenden Abortus‹ deklariert, war sie ›lebensnotwendig‹ und konnte daher auf Rechnung der Krankenkasse verrechnet werden.[7]

6 WStLA, Serie 2.3.4.A11, Vr 189/1972.
7 Ebd.

Die Alternative: Abtreibungs-*Tourismus*

Vor Einführung der Fristenlösung fuhren viele Frauen aus Österreich zum Schwangerschaftsabbruch nach Jugoslawien oder Ungarn, wo der Abbruch bereits früher legalisiert worden war.

»*Es ist ein offenes Geheimnis: Immer mehr Frauen und Mädchen fahren guter Hoffnung über die Grenze, um dort vornehmen zu lassen, was von Amts wegen als verbotener Eingriff gewertet wird. Man hört von Ärzten, die – da sie selbst nicht helfen dürfen – ihre ratsuchenden Patientinnen an Kollegen in Pressburg, Brünn oder anderswo jenseits des Eisernen Vorhangs weiterempfehlen. Zwei Wiener Reisebüros sollen Wochenendfahrten veranstalten, an denen überwiegend Frauen teilnehmen, die sich im Zustand ungewollter Schwangerschaft befinden. Wer den rechten Weg weiß, der kann sich schon in Wien Arzt und Bett reservieren lassen.*«[1]

Eine Frau berichtete bei ihrer Gerichtsverhandlung, ein Wiener Arzt habe ihr gesagt, er selbst dürfe keinen Schwangerschaftsabbruch vornehmen, rate ihr aber, dafür in die Schweiz oder nach Jugoslawien zu fahren.[2] Bei ihrer Reise nach Zagreb im Mai 1974 scheint es geschäftliche Kontakte zwischen TaxifahrerInnen und AbtreibungsärztInnen gegeben zu haben: »*In Zagreb erkundigten wir uns bei einem Taxichauffeur um diesbezügliche Adressen und teilte uns dieser eine derartige mit.* […] *Der Taxilenker, welcher ziemlich gut deutsch gesprochen hat, brachte uns schließlich zu einem Arzt.*« [3]

»*Der unbekannte Taxifahrer fuhr uns zu einem Hochhaus. Ich selbst* [Vater der Angeklagten, Anm. d. A.] *mußte im Vorraum, bzw. im Zimmer warten, wo wir Platz genommen hatten. Der Taxifahrer blieb* […] *bei mir.* […] *Nach der durchgeführten Behandlung meiner Tochter fuhr uns der Taxilenker wieder zum Bahnhof.*«[4]

»*Ich bin nicht sicher, ob der Eingriff in Jugoslawien tatsächlich von einem Arzt durchgeführt wurde. Er hatte schon eine Einrichtung, wie sie normalerweise bei einem Arzt üblich ist, aber räumlich ziemlich begrenzt.*«[5]

»*Vor unserer Abreise besorgte mir der jugoslawische Taxifahrer noch Tabletten gegen auftretende Schmerzen.*«[6]

1 Abtreibung nur mit Reisepaß, Arbeiter-Zeitung v. 5. Februar 1967
2 NÖLA Krems, 675/1974
3 NÖLA Krems, 2333/1974, Aussage von H. R. am 11. Juni 1974.
4 NÖLA Krems, 2333/1974, Aussage von F. R. am 12. Juni 1974.
5 NÖLA Krems, 2333/1974, Vernehmung von H. R. am 13. August 1974.
6 NÖLA Krems, 2333/1974, Aussage von H. R. am 11. Juni 1974.

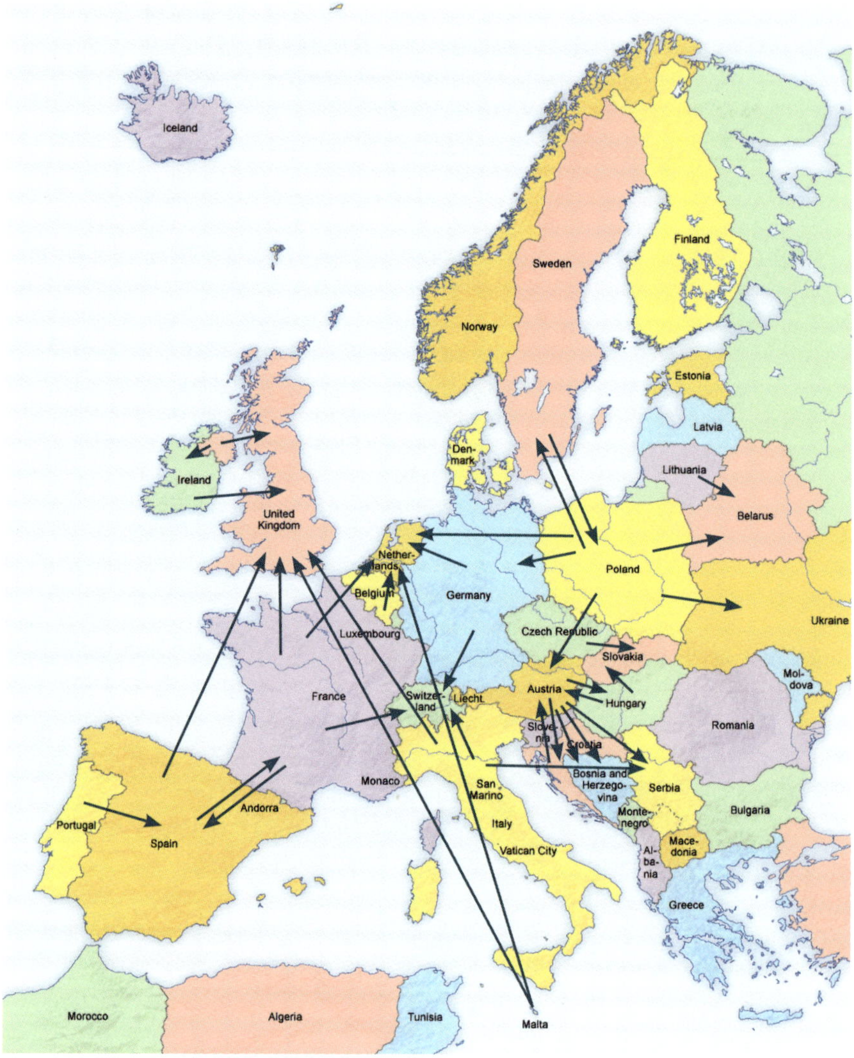

Abb. 20: Abtreibungs-›Tourismus‹ seit 1950: Wenn der Schwangerschaftsabbruch verboten ist, werden ungewollt schwangere Frauen zur Reise in ein anderes Land gezwungen.

Wo Frauen *schon immer* hingefahren sind, und wo sie auch heute noch hinfahren, ist das liberale Holland. Auch noch 2024 sind es jährlich 100 bis 200 Österreicherinnen, denen ÄrztInnen trotz dramatischer medizinischer Gründe einen Spätabbruch verweigern. Sie müssen nach Holland reisen, obwohl die österreichische Gesetzeslage ihnen den Eingriff erlauben würde.

Der Gesetzgeber

Bis zur Fristenlösung im Jahre 1975 galt für den Schwangerschaftsabbruch das kaiserliche Reichsgesetz von 1854, also über mehr als 120 Jahre hinweg. Es verfügte schwere und lange Kerkerstrafen für die Frauen, für die HelferInnen und ggf. für den beteiligten Vater.

Erst Anfang der 1920er-Jahre wurde die Rechtssprechung zumindest für solche Fälle gelockert, in denen medizinische Gründe einen Abbruch nötig machten – der so genannte Notstandsparagraph.

Im Jahr 1925 schrieb der deutsche Gynäkologe Max Nassauer: »*Das Verbot der Abtreibung ist so nutzlos wie ein Verbot der Cholera oder Syphilis. Es müssen andere Mittel gefunden werden.*«[1]

Zum Zeitpunkt der Drucklegung des vorliegenden Bandes verlangt in Österreich ein Volksbegehren die Streichung des Schwangerschaftsabbruches aus dem Strafgesetz und der aktuell immer noch bestehenden Strafandrohung von 1 Jahr Gefängnis.

1 Max Nassauer: Findelhäuser, Münchner Medizinische Wochenschrift 1925/2, 1667.

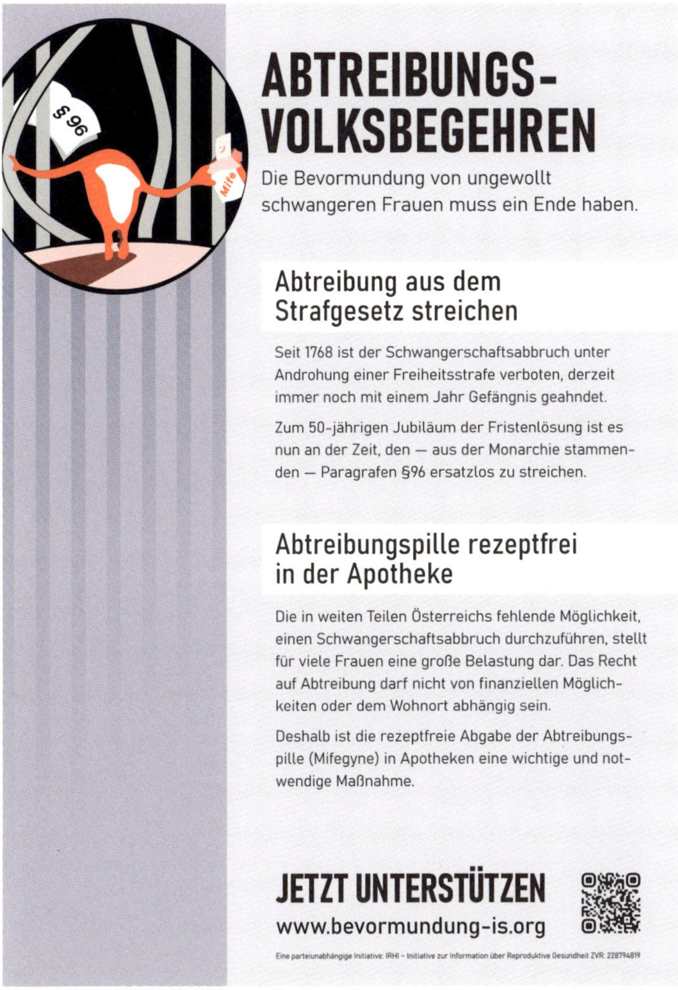
§ 96
Mife
ABTREIBUNGS-
VOLKSBEGEHREN
Die Bevormundung von ungewollt schwangeren Frauen muss ein Ende haben.
Abtreibung aus dem Strafgesetz streichen
Seit 1768 ist der Schwangerschaftsabbruch unter Androhung einer Freiheitsstrafe verboten, derzeit immer noch mit einem Jahr Gefängnis geahndet.
Zum 50-jährigen Jubiläum der Fristenlösung ist es nun an der Zeit, den – aus der Monarchie stammenden – Paragrafen §96 ersatzlos zu streichen.
Abtreibungspille rezeptfrei in der Apotheke
Die in weiten Teilen Österreichs fehlende Möglichkeit, einen Schwangerschaftsabbruch durchzuführen, stellt für viele Frauen eine große Belastung dar. Das Recht auf Abtreibung darf nicht von finanziellen Möglichkeiten oder dem Wohnort abhängig sein.
Deshalb ist die rezeptfreie Abgabe der Abtreibungspille (Mifegyne) in Apotheken eine wichtige und notwendige Maßnahme.
JETZT UNTERSTÜTZEN
www.bevormundung-is.org
Eine parteiunabhängige Initiative: IRHI – Initiative zur Information über Reproduktive Gesundheit ZVR: 228794819

Abb. 21: www.bevormundung-is.org

Die Exekutive

Quellen für den Nachweis von Schwangerschaftsabbrüchen und Kindstötungen bzw. -weglegungen vor Einführung der Fristenlösung (1975) sind vor allem Polizei- und Gerichtsakten sowie entsprechende Zeitungsmeldungen. So ergiebig sie für die Geschichtsschreibung auch sind, so zeigen die Akten doch nur einen Bruchteil der tatsächlichen Fälle auf. Das sah auch Bundeskanzler Bruno Kreisky: »*Die Zahl der Verurteilungen von Frauen beläuft sich* […] *nach den Ziffern der Kriminalstatistik zwischen 70 und 280 im Jahr, das sind 1 bis 4 Promille.*«[1]

Selbst diese geringen Zahlen waren nicht immer hieb- und stichfest. Dazu einige Beispiele aus unserem Untersuchungszeitraum:

»*Auf Vorhalt der Aussage bei der Gendarmerie gibt die Ang. an: Der Kriminalbeamte hat mir damals so viel vorgehalten und ich habe zum Schluss überall ja darauf gesagt.*«[2]

»*Hinsichtlich der Angabe, dass ich Dr.* […] *aufgesucht habe anlässlich eines Spazierganges hat dies der vernehmende Beamte damals so gesagt. Ich bin damals drei Stunden verhört worden.*«[3]

Derartige Erfahrungen gab es aber auch davor, zum Beispiel im Jahr 1901: »*Das Geständnis bei der Polizei ist nicht richtig und habe ich dasselbe nur gemacht, nachdem es mir stückweise abgezwungen und mir gedroht wurde, daß ich, so lange ich es nicht zugebe, auf den Pritschen im Polizei Arrest schlafen müsse. In der Aufregung und Furcht habe ich das alles zugegeben. Nachdem mir die Voruntersuchung zu lange währte, habe ich auch dem Untersuchungsrichter dies gestanden, um der Untersuchungshaft ein Ende zu machen.*«[4]

Dass in der Aufregung auch eine falsche Unterschrift geleistet werden kann, zeigt die folgende Eingabe eines Ehemannes aus dem Jahr 1955: »*Wenn meine Frau jenen Beamten, welcher sie einvernommen hat, anderes angegeben hat so ist dies unter einen Druck geschehen. Ich kann den Beweis erbringen das meine Frau öfter ihre Unterschrift gegeben hat ohne sich vorher zu vergewissern was sie unterschreibt.*«[5]

1 StBKA, Prominenten-Korrespondenz, König Franz: Bruno Kreisky an Franz König v. 16.2.1973.
2 WStLA, Serie 2.3.4.A11, Vr 4309/1955.
3 WStLA, Serie 2.3.4.A11, Vr 4301/1955.
4 Katja Geiger: Das Wissen der gerichtlichen Medizin, Diss 2013, 237. (WStLA, 2.3.4.A11-VrLGI, Wiener Landesgericht für Strafsachen, 14.1.1901. Bl. 221v, r.)
5 WStLA, Serie 2.3.4.A11 Vr 4270/1955, Eingabe v. 22.11.1955.

Bei der polizeilichen Einvernahme ging es also darum, die Verdächtige (möglichst schnell) zu einem Geständnis zu bewegen. Andererseits wurde Gerüchten oder Verdachtsfällen in vielen Fällen gar nicht nachgegangen. Dafür gibt es einen sehr menschlichen Grund: Auch Mitglieder der Polizei (bzw. bis ins Jahr 2005 *Gendarmerie*) haben Freundinnen, Töchter, Ehefrauen, Mütter, Tanten und andere weibliche Familienmitglieder oder Bekannte, die im Fall einer ungewollten Schwangerschaft auf Tipps angewiesen waren. Entsprechend zögerlich wurden Gerüchte über Abtreibungen/AbtreiberInnen/›EngelmacherInnen‹ von der Exekutive aufgenommen und weiterverfolgt. Dasselbe galt für die Judikative, also für RechtsanwältInnen, RichterInnen, StaatsanwältInnen etc.

Ein eklatantes Beispiel für derartige persönliche Involvierungen bis ins Heute gab es beim so genannten *Memminger Prozess* in Deutschland von September 1988 bis Mai 1989: Angeklagt war der deutsche Arzt Horst Theissen wegen des Verdachtes des illegalen Schwangerschaftsabbruches in mehreren Fällen. Anstatt seine langjährigen Patientinnen an eine externe Beratungsstelle zu verweisen – wie in Deutschland auch damals bereits vorgeschrieben –, hatte er sie selbst beraten, weil er ihre private Situation wesentlich besser kannte und beurteilen konnte als eine anonyme Beratungsstelle das gekonnt hätte. Trotzdem wurde er angeklagt. Der Prozess vor dem Landgericht Memmingen musste mehrfach unterbrochen werden, um einzelne Richter auszutauschen, die bezüglich einer ungewollten Schwangerschaft ihrer Freundin/Ehefrau in Kontakt mit dem Angeklagten gewesen waren.[6]

6 https://www.muvs.org/de/themen/pionierinnen/horst-theissen-1938-2020/

Das Verhalten der Gerichte

Ähnlich wie Gendarmen und PolizistInnen die Verdächtigen bisweilen unter Druck setzten, wird das auch von JournalrichterInnen[1] berichtet. »*Wir waren 20 Leute bei dem Journalrichter und dieser hat nur gefragt, ob ich bei meiner Verantwortung bleibe. Er sagte auch, dass er eine Enthaftungsbitte schreiben werde. Mir ist nicht zu Bewußtsein gekommen, dass ich mich damit in ein schlechtes Licht bringe, als ich sagte, dass ich bei meiner früheren Verantwortung bleibe.* [...] *Es ist damals alles so schnell gegangen und mir ist die Frage des U-Richters nicht zu Bewußtsein gekommen.*«[2]

Trotz der großen Häufigkeit von Schwangerschaftsabbrüchen und Säuglingstötungen wurden nur sehr wenige von ihnen entdeckt, führten ggf. zu einer Anzeige, landeten vor Gericht und noch weniger führten zu einer Verurteilung. In den zehn Jahren von 1958 bis 1967 wurden im Durchschnitt jährlich 126 Frauen wegen Abtreibung rechtskräftig verurteilt.[3] Noch geringer ist der Prozentsatz an Verurteilungen für Säuglingstötungen im Sinne einer erweiterten Abtreibung.

Falls es aber doch zu einem Strafverfahren kommt, »*so verläuft* [es] *meist im Sande, es erfolgt Einstellung des Verfahrens oder Freispruch mangels ausreichenden Beweises*«, fand der deutsche Gynäkologe und Geburtshelfer Hans Naujoks (1892–1959).[4] Nach H. Heiss[5] (1967) wurden zwischen 1946 und 1953 in Österreich 3909 Personen wegen gesicherter krimineller Aborte schuldig gesprochen. 2850 von ihnen wurden zwischen 1950 und 1953 rechtskräftig verurteilt, jedoch fehlt in dieser Statistik die Unterscheidung zwischen bedingten und unbedingten Strafen. Bei den Verurteilten handelte es sich um 1307 schwangere Frauen, 752 männliche Mitschuldige und 791 weibliche Mitschuldige.

---

1 »*›Journalrichter‹ verüben eine Art ›Notdienst‹. Die heimischen Landesgerichte müssen 24 Stunden am Tag besetzt sein, nachts und an Wochenenden hat also zumindest einer der Strafrichter Bereitschaft. In der Regel entscheidet er über Fälle wie einen Einbruch bei Nacht und darüber, ob der vermeintliche Dieb von der Polizei festgehalten werden darf. Er erteilt die Zusage, dass die Exekutive Gegenstände beschlagnahmen kann. Manchmal bewilligt er Hausdurchsuchungen, wenn etwa an einem Samstagabend Gefahr im Verzug ist.*« Zit. n. https://www.pressreader.com/austria/der-standard/20180831/281556586696589, abg. 2024 03 20

2 WStLA, Serie 2.3.4.A11, Vr 70/1969, Hauptverhandlung v. 25. Juni 1969.

3 Justizminister Christian Broda, APA-Meldung v. 15. 2. 1972.

4 Hans Naujoks: Gerichtliche Geburtshilfe, Stuttgart, 1957, 27.

5 Herbert Heiss: Abortsituation in Europa und den außereuropäischen Ländern, Stuttgart, 1967, 131.

Verurteilungen wegen Abtreibung, 1946–1953

Bundesland	**Schwangere in %**	**Mitschuldige Männer in %**	**Mitschuldige Frauen in %**
Wien und Burgenland	17	20	26
Niederösterreich	25	22	22
Oberösterreich	28	27	23
Salzburg	6	7	5
Steiermark	13	9	12
Kärnten	4	4	4
Tirol	4	7	5
Vorarlberg	3	4	3

Offizielle Statistiken der einzelnen Städte geben noch weniger Aufschluss über entsprechende Gerichtsfälle. Tatsächlich scheint es nicht opportun gewesen zu sein, diese Zahlen zu veröffentlichen; es finden sich höchstens Angaben im Rahmen der Jugendwohlfahrt. So weist beispielsweise die Stadt Graz für das Jahr 1949[6] vier weibliche Jugendliche aus, die wegen Verstoßes gegen § 144 angezeigt wurden. Im Jahr 1950[7] waren es drei männliche und eine weibliche Jugendliche, 1952[8] drei weibliche Jugendliche.

Die Stadt Linz gibt in ihrer Allgemeinen Kriminalstatistik Zahlen für das ›Delikt Abtreibung‹ an.[9]

1948	**1949**	**1950**	**1951**	**1952**
155	125	20	49	88

Wie erwähnt, wird der Tatbestand von Neugeborenentötungen (Neonatizide) oder Säuglingstötungen (Infantizide) bei der historischen Aufarbeitung des verbotenen Schwangerschaftsabbruches häufig übersehen.

6 Magistrat der Stadt Graz, Statistisches Amt (Hrsg.): Statistisches Jahrbuch für Graz, 1949.
7 Magistrat der Stadt Graz, Statistisches Amt (Hrsg.): Statistisches Jahrbuch für Graz, 1950.
8 Magistrat der Stadt Graz, Statistisches Amt (Hrsg.): Statistisches Jahrbuch für Graz, 1952.
9 Statistisches Jahrbuch der Stadt Linz, Statistisches Amt der Stadt Linz (Hrsg.), 1953.

Schwangerschaftsabbrüche und Säuglingstötungen im Sinne einer verschleppten Abtreibung wurden nicht nur wegen der fehlenden Befunde in den Hintergrund geschoben, sondern auch durch die häufig vom Gericht verhängten Informationssperren, Stichwort *Ausschluss der Öffentlichkeit.*

Deren Ablauf war wie folgt: Die/der StaatsanwältIn beantragte den Ausschluss der Öffentlichkeit, die Angeklagte schloss sich dem Antrag an, nach geheimer Beratung verkündete die/der Vorsitzende den entsprechenden Beschluss.

Wir heutige LeserInnen erwarten, dass durch den Ausschluss der Öffentlichkeit die Privatsphäre der Frau geschützt werden soll. So dachten offenbar auch die Angeklagten, sonst hätten sie sich wohl kaum dem Antrag angeschlossen. Denn es geht um *»eine besonders ins Detail gehende Befragung der angeklagten Frauen über Umstände ihres Geschlechtslebens* […]. *Es gelangen also in weitestem Umfange Fragen der Sexualsphäre zur Erörterung.«*

Tatsächlich wird in den Gerichtsakten als Grund für die Aussperrung aber die Sittlichkeit angeführt und nicht der Schutz der betreffenden Frau: »[Es] *sind* […] *eingehende Erörterungen notwendig,* [wie eine Schwangerschaft] (medizinisch gesehen) *unterbrochen werden kann und welche Umstände geeignet sein können, den Bestand und die Unterbrechung einer Schwangerschaft zu verschleiern.* [Es] *würde einen regelrechten Lehrgang für Abtreibungen und deren Verschleierung darstellen, weshalb auch Gründe der öffentlichen Ordnung den Ausschluss der Öffentlichkeit gebieten.«*[10]

Will man dem Kriminologen Erich Wulffen folgen, soll durch diese Maßnahme die *»lüsterne Neugierde, Erfahrung für die eigene Zukunft zu sammeln«* blockiert werden, die er in einer *»weiblichen Interessengemeinschaft«* erkennt.[11]

Hier sind Parallelen zur Vorgangsweise des irischen Berufungsgerichtes für Strafsachen in den Jahren zwischen 1925 und 1950 zu erkennen, wonach die Akten von Abtreibungsprozessen ausschließlich von männlichen Stenotypisten bearbeitet werden durften.[12]

Der Ausschluss der Öffentlichkeit ist eine schwerwiegende Entscheidung, denn gerade die öffentliche Durchführung von Gerichtsverhandlungen ist ein demokratisches Gut des Rechtsstaates (Öffentlichkeitsgrundsatz): *»Das Interesse der Parteien am Ausschluss der Öffentlichkeit hat hinter dem der Allgemeinheit an der öffentlichen Durchführung von Strafverhandlungen grundsätzlich, soweit nicht das Gesetz ausdrücklich Ausnahmen hievon bestimmt, zurückzutreten.«*[13]

Tatsächlich fand sich aber in den untersuchten Akten niemals der Hinweis, die Beobachtung einer Gerichtsverhandlung hätte jemandem zur Sammlung von Fakten oder Namen zur Durchführung verbotener Abtreibungen gedient. Stattdessen hat-

10 WStLA, Serie 2.3.4.A11, Vr 4216/1955, Begründung v. 28. 2. 1956.
11 Erich Wulffen: Das Weib als Sexualverbrecherin, Enzyklopädie der Kriminalistik, 1931, 247, 248.
12 Cliona Rattigan: Irish women and backstreet abortions, Ireland's History Magazine 21, 1, 2013, 42–43.
13 SSt 27/38 v. 22. 6. 1956.

ten die ungewollt schwangeren Frauen (und ihre HelferInnen) ihr Wissen durch ArbeitskollegInnen, FreundInnen, Familienmitglieder, Mitpatientinnen oder durch Zufallsbekanntschaften auf der Straße, im Zug, im Park etc. erhalten.

Beispielsweise: »*Auf den Rat einer Arbeitskollegin hin nahm nun die Angeklagte* [...] *mit einem Klistierballon täglich 4–5 Spülungen vor.*«[14] Das kommunizieren auch die ärztlichen GutachterInnen: »*Die erste Selbstabtreibung basiert zumeist* [...] *auf den Unterweisungen anderer Personen.*«[15]

Es ist leicht zu erkennen, dass für das juristische und politische Personal, das den Ausschluss der Öffentlichkeit als brauchbares Mittel zur Verhinderung der Informationsweitergabe ansah, Abtreibungen kein häufiges Gesprächsthema im privaten Umfeld war.

Schließlich wäre noch als Grund für den Ausschluss der Öffentlichkeit denkbar, Medienberichte zu verhindern, die als Informationsquelle dienen könnten. Doch scheint diese Überlegung in keinem Antrag der/s StaatsanwältIn auf und hat die Medien auch nicht an der Berichterstattung gehindert, wie uns die Vielzahl der Zeitungsmeldungen beweist.

Wenn also auch dem Gericht bekannt sein musste, dass der Ausschluss der Öffentlichkeit kein taugliches Mittel ist, um die Verbreitung von Wissen über Möglichkeiten und Methoden der Abtreibung zu verhindern, und da der/dem RichterIn ein Ausschluss der Öffentlichkeit juridisch nicht leicht gemacht wird, lässt sich über den wahren Grund nur spekulieren. Möglicherweise sollte die Gefahr eingeschränkt werden, dass Namen ans Licht kommen. Denn wenn die angeklagten Frauen im Prozess ihr Leid in die Welt hinausschreien wollten, ihre Not und ihren Zorn über die Ungerechtigkeit, dann könnte ihnen leicht auch der Name des Schwängerers über die Lippen kommen.

Umgekehrt enthält eine große Anzahl von untersuchten Strafprozessakten detaillierte Schilderungen von Abtreibungen, ohne dass die Öffentlichkeit von der Verhandlung ausgeschlossen worden wäre.[16]

Moralische Bewertung durch Gerichte

Bei der Frage, ob Angeklagten eine Abtreibung oder eine Säuglingstötung zuzutrauen wären, liessen Gerichte Verunglimpfungen oder die Kritik an angeblichen *moralischen Verfehlungen* der weiblichen Angeklagten zu. Der Vorwurf früherer Männerbekanntschaften wurde dazu benützt, die Angeklagte herabzuwürdigen, sie vor Gericht als *leichtfertig* und *unglaubwürdig* darzustellen und ihr einen *schlechten Charakter* zuzuschreiben, wie nachfolgendes Beispiel zeigt.[17]

---

14 WStLA, Serie 2.3.4.A11, Vr 1728/1955.

15 WStLA, Serie 2.3.4.A11, Vr 380/1955, Gutachten Prof. Wilhelm Holczabek.

16 Z.B. WStLA, Serie 2.3.4.A11, 3891/1945.

17 Z.B. WStLA, Serie 2.3.4.A11, Vr 416/1955, Vr 563/1955.

[…] die J. P. ist sexuell sehr lebhaft und geniesst in moralischer Hinsicht den denkbar schlechtesten Ruf. [Sie] *ist ledig und hat bisher 3 Kinder und zwar jedes von einem anderen Vater. Von 2 Kindern ist ihr der Name der Väter überhaupt nicht bekannt. […] Sie hat eine Schwester […] und es scheint in der Familie zu liegen, dass alle Angehörigen moralisch nicht viel auf sich halten. Denn auch* [sie] *hat vor Kurzem ein uneheliches Kind zur Welt gebracht.*[18]

Obwohl Ende 1955 in der Berichterstattung über Pläne für ein modernes Strafrecht unter der Überschrift *Liederliche Frauensperson nicht mehr zeitgemäß*[19] erwähnt wurde, *»daß das Familienrecht aus dem Jahr 1811 stammt und daß sich […] vor allem die Stellung der Frau im gesellschaftlichen Leben seither geändert habe«*[20], wurde in der Praxis weitergeführt, was sich schon früher in ähnlichen Untersuchungen abgezeichnet hatte:

Von besonderer Wichtigkeit in jeder gerichtlichen Untersuchung war die Feststellung des bisherigen Lebenswandels der Verhörten. [Dadurch] *versuchte man sich Klarheit über den Charakter und die moralischen Einstellungen der Angeklagten zu verschaffen.*[21, 22]

Sogar die Frage ihres Aussehens[23] oder die Angabe, ob sie Jungfrau war oder nicht[24], wurden als Indiz für das (alleinige) schuldhafte Handeln der Angeklagten ins Treffen geführt. Diese Argumentationslinie stößt besonders sauer auf, wenn sie von einem Schwängerer stammt, der seinerseits ein anderweitig verheirateter Familienvater ist.

Auch aus den Niederschriften der Polizei/Gendarmerie lassen sich moralische Urteile (nur) *über die ungewollt Schwangeren* ablesen. Etwa nach der Einvernahme der der Abtreibung angeklagten K. P.: [Sie] *hat sich laut Aussage des Ortsvorstehers […] einwandfrei aufgeführt […] und kann niemand angeben, dass sie, während ihres Aufenthaltes […] Beziehungen zu Männern gehabt hätte.*[25] Für den ebenfalls angeklagten Schwängerer liegt eine entsprechende Erhebung im Gerichtsakt nicht vor.

---

18 WStLA, Serie 2.3.4.A11, Vr 416/1955, Ermittlungsbericht des Detektivbüros M. v. 2. Jänner 1955.
19 Zeitung ›Gleichheit‹ v. 19. November 1955, 1 f.
20 Ebd.
21 Elke Hammer: Kindsmord. Seine Geschichte in Innerösterreich 1787 bis 1849. Frankfurt am Main, 1997, 106.
22 WStLA, Serie 2.3.4.A11. Vr 416/1955: *»Es wurde nun nochmals der Pfarrer des Ortes […] befragt, welcher sich über die J. P. und ihre Verwandtschaft sehr ungünstig und speziell über die Wahrheitsliebe und Glaubwürdigkeit […]. Dieser bezeichnete alle zur untersten Schicht gehörig, mit welchen keiner etwas zu tun haben möchte.«* Ermittlungsbericht des Detektivbüros M., 3. Februar 1955.
23 WStLA, Serie 2.3.4.A11, Vr 416/1955: *»Man kann den W. nicht verstehen, was dieser an der P. finden muss, wo diese doch so unhübsch ist.«* Ermittlungsbericht des Detektivbüros M., 3. Februar 1955.
24 WStLA, Serie 2.3.4.A11, Vr 856/1955: *»Sie hat mir selbst erzählt, dass sie schon in Wien mit jemandem etwas zu tun hatte, Jungfrau war sie keine mehr.«* Vernehmung v. 29. Februar 1956.
25 WStLA, Serie 2.3.4.A117, Vr 565/1955 v. November 1954.

Hatte die bevorstehende Fristenlösung einen Einfluss?

Wir wollten auch untersuchen, ob sich die das Verhalten der Gerichte mit dem Näherrücken der Fristenlösung veränderte. Zwischen dem Beschluss und dem Inkrafttreten der neuen Abtreibungsparagrafen 96–97 StGB ab 1975 galt eine sogenannte ›Legisvakanz‹, also ein Zeitraum, in dem die strafrechtliche Verfolgung ruht und sich die zuständigen Behörden auf das neue Gesetz vorbereiten können. Bezüglich der Fristenlösung dauerte diese Frist nur ein halbes Jahr, nämlich von Sommer bis Ende 1974.[26]

Aus organisatorischen Gründen lässt sich dazu nicht viel herausfinden: Viele Akten aus den Jahren ab 1974 sind noch nicht an die Archive übergeben oder von diesen noch nicht aufgearbeitet worden und daher nicht zugänglich.

1964 waren knapp 800 Haftplätze durch Frauen belegt, im Jahr 1975 waren es *nur* noch 300.[27] 1970 waren annähernd 60 Prozent der gerichtlich verteilten Täterinnen solche, die das Verbrechen des Schwangerschaftsabbruches begangen hatten. Die Verurteilung weiblicher Straftäter ging zwischen 1971 und 1975 um 26 Prozent zurück,[28] doch unterscheidet diese Statistik nicht nach den jeweiligen Straftaten.

Eines der wenigen späten Archivbeispiele (1970) führte zu einem überraschend strengen Urteil im Fall der A. H.: Obwohl Milderungsgründe aufgezählt wurden, nämlich *»das umfassende Geständnis, die bisherige Unbescholtenheit, das Alter von knapp 20 Jahren sowie eine gewisse Notlage«*, wurde die Frau zu *»6 (sechs) Monaten schweren Kerker, verschärft durch 1 Fasttag und 1 hartes Lager monatlich – bedingt auf 3 Jahre«* verurteilt.[29]

Bei einem Urteil von August 1974 wurde bereits auf die kommende Fristenlösung Bezug genommen. *»Mit Rücksicht auf die in diesem Belange eintretende Änderung der strafrechtlichen Bestimmungen des neuen Strafgesetzbuches ab 1. Jänner und die gegebenen Strafzumessungsgründe war es möglich, vom Gesetz über die bedingte Verurteilung Gebrauch zu machen* […].«[30]

Relevant war auch der Umgang mit Strafprozessen, deren Ursprung vor 1975 lag, die aber die Gerichte erst nach Inkrafttreten der Fristenlösung beschäftigten. So führte beispielsweise bei einem Gerichtsfall aus dem Jahr 1974 ein Einspruch aufgrund von Begleitumständen zur Neubefassung des Gerichtes erst nach Inkrafttreten der Fristenlösung. Der Staatsanwalt forderte nun eine gerichtsmedizinische Berechnung der Schwangerschaftsdauer, um über die Strafbarkeit des Eingriffes nach der neuen gesetzlichen Lage – Freigabe innerhalb von 3 Monaten nach Einnistung des Eies in der Gebärmutter – zu entscheiden.[31]

26 Sylvia Köchl: Delikt Abtreibung – Frauenarmut, ungewollte Schwangerschaften und illegale Abbrüche. 2024, 105.
27 Heidemarie Zachoval: Der österreichische Strafvollzug in Zahlen von 1964 bis 1992, Diss Wien1996, 13.
28 Ebd. 49.
29 WStLA, Serie 2.3.4.A11Vr 1153/1970.
30 NÖLA Krems, Vr 439/1974, 6. August 1974.
31 NÖLA Krems, Vr 2333/1974, Staatsanwaltlicher Auftrag v. 23. Jänner 1975.

Die Gerichtsbarkeit

Wie viele Strafverfahren zu verbotenen Schwangerschaftsabbrüchen bzw. zu Neugeborenentötungen (im Sinne verschleppter Abtreibungen) es gab, ist nicht erfasst. Im Verhältnis zur riesigen Anzahl der durchgeführten Abtreibungen sind es aber sehr wenige.

Gründe für diese niedrigen Zahlen waren einerseits die Häufigkeit unbemerkter Selbstabtreibungen, andererseits die auch von medizinischen Gutachtern anerkannte Geschicklichkeit und Fürsorglichkeit der AbtreiberInnen.[1] Dazu kamen die bereits geschilderten ›medizinisch gut begründeten‹ Eingriffe durch ÄrztInnen. Und schließlich hatten wie erwähnt Mitglieder der Exekutive und Legislative oft aus persönlichen Motiven wenig Interesse an entsprechender Aufklärung und Strafmaßnahmen.

Sobald es zu Anzeigen und daraus folgenden Gerichtsverfahren kam (und kommt), galten (und gelten) die gesetzlichen Anforderungen an die Rechtssprechung. Das bis 1975 geltende Strafrecht bemaß die Strafbemessung bei Abtreibungen an folgenden Fragen:

- Handelte es sich um eine (nur) versuchte oder eine erfolgte Abtreibung?
- Wurde eine geeignete oder eine ungeeignete Methode angewandt?
- War die Frau überhaupt schwanger oder glaubte sie nur, schwanger zu sein?

§ 145 des alten Strafrechts: *Ist die Abtreibung versucht, aber nicht erfolgt, so soll die Strafe auf Kerker zwischen sechs Monaten und einem Jahre ausgemessen; die zustande gebrachte Abtreibung mit schwerem Kerker zwischen einem und fünf Jahren bestraft werden.*

Was als ›versuchte‹ Abtreibung zu verstehen ist, beleuchtet der nachstehende Fall:

Eine 20-jährige Hilfsarbeiterin wird von ihrem Vorgesetzten schwanger. Er selbst ist verheiratet und hat zwei Kinder. Aus Angst, dass seine Frau vom Seitensprung erfahren könnte, beendet er die Beziehung nach kurzer Zeit. Als er von der Schwangerschaft erfährt, besorgt er die Adresse eines Arztes und sichert die Bezahlung der Abtreibung zu. Die junge Frau sucht den Arzt auf und bietet ihm – halbherzig, denn eigentlich will sie das Kind bekommen – das Honorar an, er verweigert allerdings die Abtreibung und macht auch keinen Kollegen namhaft.

1 »*Keine von den Frauen ist ernsthaft erkrankt; die Vorsicht ging soweit, daß bei den auswärtigen Fällen eigene Blutstillungsmittel mitgegeben wurden…*«. Im Notfall hätte sie sogar auf die Hilfe eines befreundeten Arztes zugreifen können. Zit. n. Katharina Riese: In wessen Garten wächst die Leibesfrucht?, 1983, 113.

Da die Schwangerschaft inzwischen weiter fortgeschritten ist, »*unterliess A. F. jeden weiteren Abtreibungsversuch und entschloß sich, das Kind zur Welt zu bringen.*«

Trotzdem kam es zu einem Gerichtsverfahren mit Schuldspruch, denn »*die erfolglosen Vorsprachen der A. F. bei Dr. [...] erfüllen den Tatbestand der versuchten Abtreibung der eigenen Leibesfrucht nach den §§ 8, 144 StG.*« Das Urteil lautet auf 6 Wochen strengen Arrest mit 1 Fasttag pro Monat und 1 harten Lager pro Monat, bedingt auf 3 Jahre.[2]

Der deutsche Gynäkologe und Geburtshelfer Hans Naujoks (1892–1959) kommentierte diesen sowohl in Österreich als auch in Deutschland bestehenden Auftrag an das Gericht: »*Bei Abtreibungsverhandlungen vor Gericht beobachtet man vielfach eine merkwürdige Dissonanz zwischen den theoretisch sehr weitgehenden Strafandrohungen und den praktisch tatsächlich resultierenden Urteilen. Die Bestrafung nach § 218* [Deutsches Strafgesetzbuch, Anm. d. A.] *umfaßt nicht nur das Delikt der vollendeten Abtreibung, sondern auch das des Versuchs, ja in gewissen Fällen des Versuchs mit untauglichen Mitteln, eventuell gar am untauglichen Objekt. Wenn man diese Strafandrohung bis zum Extrem durchdenkt, so landet man bei der Strafandrohung gegenüber der Absicht, also einem Gedanken!*«[3]

So bestand also für das (nur) juristisch ausgebildete Gericht die Notwendigkeit, einen medizinisch-naturwissenschaftlichen Tatbestand zu klären, um Recht sprechen zu können. Dazu bediente man sich der Vernehmung der Angeklagten und eventueller ZeugInnen:

Die Richter fragten die Frauen, was sie getan und gespürt hatten, d. h. sie versuchten, das komplexe psychische und physische Geschehen in ihre Sprache zu übersetzen und auf ihre Raster einzupassen. Sie mussten aus den Erklärungen herausfinden, ob nach medizinischen und juristischen Definitionen eine Schwangerschaft vorhanden war und ob eine Abtreibung lediglich versucht oder wirklich erfolgt war.[4]

Aber: »*Es ist oft schwierig, sich ein Bild zu machen von den Vorstellungen und Kenntnissen der Frauen auf geburtshilflich-gynäkologischem Gebiet.*«[5]

Für die Beantwortung dieser Fragen wurden daher (medizinische) GutachterInnen zugezogen. Sie verglichen die Unterlagen, Stellungnahmen und Aussagen der involvierten Ärztinnen und Ärzte mit den Schilderungen der Angeklagten und eventueller Zeuginnen und Zeugen. »*Hier ist es die Aufgabe der Sachverständigen, auf Grund ihrer medizinischen und psychologischen Fachkenntnisse ihr Gutachten abzugeben.*«[6] Die entsprechenden Beispiele lassen sich aus Strafprozessakten ablesen.

2 WStLA, Serie 2.3.4.A11, Vr 9531/1972, Urteil v. 2. 1. 1973.
3 Hans Naujoks: Versuchte Abtreibung oder straflose Vorbereitungshandlung? Deutsche med. Wochenschrift, 1951, 525.
4 Annemarie Ryter: Abtreibung in der Unterschicht zu Beginn des Jahrhunderts, Lizentiatsarbeit Basel, 1983, 20.
5 Gertrud Basten: Was denken und wissen weibliche erwachsene Personen von der Fruchtabtreibung?, Diss Bonn, 1949, 5.
6 Ebd.

Etwa so: Weil der Arzt auf seiner Karteikarte »*nur einen Ausfluss und eine Erosion* [vermerkt] *habe und letztere mit einer Ätzung mit Silbernitrat behandelt hätte, eine Maßnahme, die nicht im Einklang steht mit den Schilderungen der Frau* [...], *ist für den Gutachter* [und nachfolgend für das Gericht, Anm. d. A.] *ganz klar, dass hier ein Schwangerschaftsabbruch erfolgt ist: »Die Art des festgestellten instrumentellen Eingriffes ist mit der angegebenen Behandlungsweise nicht in Einklang zu bringen.«*[7]

Doch selbst zwischen den GutachterInnen und dem Gericht klafften Verständigungswelten: So versuchten manche Gerichte, die einer Abtreibung angeklagten Frauen zu einer medizinischen Untersuchung zu schicken: »*Ich ersuche um Vornahme folgender Erhebungen:* [...] *4) gerichtsärztliche Untersuchung von E. H. und H. S. zur Feststellung von Abtreibungshandlungen an ihnen.«*[8]

Dies war faktisch sinnlos. Tatsächlich endet etwa die Hälfte aller Schwangerschaften durch einen natürlichen Abort,[9] manchmal von der Frau wahrnehmbar, manchmal nicht. Dazu der Tübinger Professor August Mayer (1876–1968): »*Bei der Frage, ob ein Abortus* [...] *ohne Blutung und ohne Wehen ablaufen kann, muß man bedenken, daß eine tatsächliche Blutung der betreffenden Frau entgangen sein kann und daß Wehen nicht als solche erkannt, sondern mit Stuhldrang verwechselt wurden.* [... Das] *kann besonders bei abgestorbener Leibesfrucht nicht als unmöglich bezeichnet werden.«*[10]

Eine Unterscheidung zwischen einem spontan einsetzenden und einem lege artis provozierten Fruchtabgang ist im Nachhinein nicht zu erbringen.[11] Denn der anatomische Beweis einer stattgehabten Abtreibung ist – falls überhaupt – nur sehr kurze Zeit möglich, höchstens bei Komplikationen oder falls Gegenstände in der Gebärmutter verblieben sind, wie Katheter oder Stifte, mit denen die Fruchtblase angestochen wurde. Außerdem konnte keine Frau gesetzlich zur Untersuchung gezwungen werden.

Anders verhielten sich Nachweismöglichkeiten im Falle einer Kindstötung unmittelbar nach der Geburt. Wenn die Frau rechtzeitig entdeckt wurde oder wegen Komplikationen ein Spital aufsuchen musste, konnte das Stattfinden einer Geburt anatomisch je nach individuellen Unterschieden zwei bis fünf Tage lang nachgewiesen werden.

Eigentlich diente die medizinische Untersuchung des Gesundheitszustandes der Angeklagten eher zur Klärung, welche gesetzlichen Strafen bzw. Strafverschärfungen ihnen ohne Schaden zugemutet werden konnten: Bereits »[d]*ie Kriminalgerichtsordnung von 1788 bestimmte, daß alle Verdächtigen, die wegen eines Verbrechens vor Gericht standen, durch einen Leib- und Wundarzt untersucht werden mußten.«*[12]

7 WStLA, Serie 2.3.4.A11, Vr 4267/1955, Urteil v. 26. 6. 1956.
8 WStLA, Serie 2.3.4.A11, Vr 1645/1962.
9 Die Häufigkeit von Spontanabbrüchen nimmt mit dem Alter zu, etwa ab 40 Jahren.
10 Münchener Medizinische Wochenschrift 1963/2, 2251.
11 WStLA, Serie 2.3.4.A11, Vr 4271/1955, Urteil vom 3. 7. 1956.
12 Elke Hammer: Kindsmord. Seine Geschichte in Innerösterreich 1787 bis 1849. 1997, 114 f.

In den hier untersuchten Fällen sollte die medizinische Untersuchung aber dem Nachweis einer stattgehabten Schwangerschaft bzw. Abtreibung dienen. Wie erwähnt war dies medizinisch sinnlos, weil zwischen dem vermuteten Schwangerschaftsabbruch und dem Gerichtsprozess Monate, oft Jahre, vergangen waren. Es war seit mindestens 100 Jahren bekannt, dass ein lege artis durchgeführter Schwangerschaftsabbruch nachträglich nicht nachweisbar ist, schon gar nicht zum Zeitpunkt, zu dem sich das Gericht erst damit beschäftigt.[13]

»*Nichts und niemand kann feststellen, was ich gemacht habe.*« Mit diesen Worten beruhigte etwa der Arzt K. seine Patientin nach der Curettage.[14] Auch andere ÄrztInnen gaben ihren Patientinnen nach einer verbotenen Abtreibung den Rat, im Falle anhaltender Blutungen einige Tage zuzuwarten, bis sie ein Spital aufsuchten, denn »*man erkennt dann nichts mehr*«.[15]

So bewies das Ansinnen des Gerichtes nach einer medizinischen Untersuchung der Angeklagten einerseits die Hilflosigkeit, etwas Unbeweisbares zu beweisen, andererseits das Bemühen, nichts auszulassen, was später als Verfahrensfehler angesehen und bekämpft werden könnte. Dafür wurde auch die Demütigung der Angeklagten in Kauf genommen und nur in spektakulären Fällen von VerteidigerInnen der Frau verhindert, etwa bei der Untersuchung einer großen Abtreibungsaffäre am Sanatorium Auerspergstraße im Jahr 1955:

»*Viele Frauen weigerten sich allerdings über Rat ihrer Anwälte mit Erfolg, sich einer gerichtsärztlichen Nachuntersuchung zu unterziehen; der Oberste Gerichtshof hat eine Entscheidung getroffen, wonach sie dazu nicht gezwungen werden können.*«[16]

Abgesehen von diesem Beispiel findet sich in unserem Untersuchungsgut nur eine einzige Frau, die die o.e. Untersuchung von sich aus verweigerte. Viele andere ließen die (sinnlose und entwürdigende) Untersuchung über sich ergehen, weil sie eingeschüchtert waren und von ihren (im Normalfall männlichen) Anwälten zu wenig über ihre entsprechenden Rechte informiert worden waren.

Ob es sich dabei um fehlendes Verständnis für das weibliche Unbehagen handelt, kann nicht beantwortet werden. Möglicherweise ging es stattdessen um die kollegiale Kooperation von Anwälten mit den Gerichten, um den Zeitaufwand für (unbedeutende) Strafverfahren zu beschränken. In unserem Untersuchungsgut dauerten die Verhandlungen bei geständigen Frauen nur 20 bis 30 Minuten.

Einen weiteren Einflussfaktor auf die Vorgehensweise von Exekutive und Judikative könnte man mit dem Terminus ›Hausbrauch‹ bezeichnen: Vernehmungsprotokolle und Gerichtsakten dieser Zeit sind trotz des vorgeschriebenen Bemühens um Verständlichkeit einseitig und in gerichtsnormer – also nicht gesprochener – Sprache abgefasst.

13 Hellmuth Hahn: Gerichtsärztliche Erfahrungen über den kriminellen Abort am Landgericht Göttingen in den Jahren 1907 bis 1919, Göttingen: Diss, 1920, 31. Ebenso: Heinrich Fritsch, Gerichtliche Geburtshilfe, 1911, 98.
14 WStLA, Serie 2.3.4.A11, Vr 4316/1955.
15 WStLA, Serie 2.3.4.A11, Vr 847/1966.
16 Bild-Telegraf, Datum unbekannt, vermutlich 1955.

Ganz selten kommt die oder der Betroffene selbst zu Wort und selbst dann kann sie oder er nur auf Fragen antworten (wiederum von GerichtsschreiberInnen in gerichtsnorme Sprache ›gezwängt‹). Ihre/seine Umgangssprache und ggf. ihre/seine Dialektformulierungen werden ›begradigt‹. Ein Beispiel ist das häufig zu lesende Wort ›*glaublich*‹: *Ich hatte meine letzte Regel glaublich am 3. Oktober.* Dieses Wort ist gerichtstypisch, der Duden kennt es jedoch nicht.[17]

Auch die gerichtsübliche Grammatikform der so genannten Inversion (z. B.: [...] *und musste ich noch ca. 1 Stunde ruhig liegen bleiben*[18]) entspricht nicht der gesprochenen – und verstandenen – Sprache.

Zusammensetzung der Gerichte

Was die Historikerin Elke Hammer für den Zeitraum von 1787 bis 1849 konstatierte (»*Wir dürfen* [...] *nicht vergessen, daß jede Obrigkeit männlich besetzt und damit bestimmten Stereotypen verhaftet war.*«[19]) bestätigte die deutsche Sozialwissenschafterin Irene Stoehr auch noch für unsere Zeit: »*Der Gesetzgeber reagiert als Mann!*«[20]

Tatsächlich waren die Gesetze von Männern entworfen und verabschiedet worden: Weibliche Abgeordnete gab es im österreichischen Parlament erst ab 1919 und später waren sie in der absoluten Minderzahl: bis 1975 lag ihr Anteil nie über 6,7 %.[21] Die erste Justizministerin trat 2004 ihr Amt an. 1946 wurden die ersten beiden Frauen als Richteramtsanwärterinnen zugelassen, 1956 führte Margarete Tanzer als erste Frau den Vorsitz in einer Schöffenverhandlung.[22] Marianne Beth wurde im Jahr 1929 die erste Anwältin Österreichs. Anfang der 1950er-Jahre gab es 34 Anwältinnen.[23]

In 100 ausgewerteten Strafprozessakten aus dem Zeitraum 1954 bis 1974 waren die Gerichte wie folgt besetzt: Alle Richter waren männlich; es gab aber häufig weibliche Schöffen. Ihre Beteiligung scheint jedoch keinen Einfluss darauf gehabt zu haben, wieviel Zeit sich das Gericht für den jeweiligen Gerichtsfall nahm. Tatsächlich nahmen sowohl an der kürzesten (10 Minuten)[24] als auch an der längsten (480 Minuten)[25] untersuchten Hauptverhandlung Schöffinnen teil.

---

17 https://www.duden.de/rechtschreibung/glaublich (abg. 28. 10. 2019).
18 WStLA, Serie 2.3.4.A11, Vr 4310/1955.
19 Elke Hammer: Kindsmord. Seine Geschichte in Innerösterreich 1787 bis 1849. Frankfurt am Main, 1997, 145.
20 Irene Stoehr, Rita Pawlowski: Die unfertige Demokratie, 2002, 27.
21 Frauen im Nationalrat: https://www.parlament.gv.at/PERK/FRAU/POL/index.shtml (abg. 2. 3. 2018).
22 Margarete Charlotte Tanzer (1916–1987); https://gedenkbuch.univie.ac.at/?id=index.php?id=435&no_cache=1&person_single_id=40894, abg. 2. 3. 2018.
23 Die Presse v. 13. 04. 2016, https://diepresse.com/home/wirtschaft/recht/4966803/Anwaeltinnen_Ein-Weg-der-1929-begann (abg. 2. 3. 2018).
24 WStLA, Serie 2.3.4.A11, Vr 4238/1955.
25 WStLA, Serie 2.3.4.A11, Vr 7637/1960.

Entsprechend der geringen Anzahl von Anwältinnen scheint in den von uns untersuchten Strafprozessakten auch keine weibliche Verteidigerin auf. Das gleiche Bild stellt sich auf Seiten der medizinischen Gutachter dar: Keiner von ihnen war weiblich.

Damit soll nicht gesagt werden, dass sich männliche Richter, Schöffen, Anwälte und Gutachter weniger verantwortungsbewusst mit den Schicksalen der angeklagten Frauen beschäftigt hätten. Doch trifft die Beobachtung der Bundesratsabgeordneten Jolanda Offenbeck (1930–2000) – selbst Juristin – zu: »*Die österreichischen Frauen dulden es* [...], *daß Männer theoretisch über eine Sache diskutieren, die sie praktisch nicht kennen.*«[26] Anders gesagt entsprechen die Gesetze männlichen Denkkategorien, »*indem* [sie] *auf rationalen, biologischen und medizinischen Definitionen aufbau*[en].«[27]

26 Jolanda Offenbeck am 21.7.1971, Stenographisches Protokoll der 303. Sitzung des Bundesrates der Republik Österreich.
27 Annemarie Ryter: Abtreibung in der Unterschicht zu Beginn des Jahrhunderts, Lizentiatsarbeit Basel, 1983, 20.

Die GutachterInnen

Um die Distanz zwischen Gericht und Angeklagten zu überbrücken, ist seit 1873 in der österreichischen Strafprozessordnung (StPO) die Heranziehung ärztlicher GutachterInnen in Strafverfahren verankert.[1] Seit 1953 gab es ›gerichtlich beeidete Sachverständige [...]‹, deren Namen im Österreichischen Amtskalender veröffentlicht wurden, aber im Wesentlichen nur für Wien (später auch für große Teile Niederösterreichs und des Burgenlandes) galten. Für das Fach Geburtshilfe und Frauenheilkunde waren im Jahre 1953 nur zwei Namen aufgelistet: Julius Petzold (1892–1971) und Vilma (Wilhelmine) Schrattenbach (1899–1991). Für das Fach Gerichtsmedizin waren es sechs Männer (Leopold Breitenecker (1902–1981), Wilhelm Holczabek (1918–2001), Walter Schwarzacher (1892–1958), Franz Stanka (1897–?), Karl Szekely (?–1974) und Norbert Wölkart (1921–1991).

GutachterInnen bzw. Gerichtssachverständige werden vom Gericht nach eigenem Gutdünken bestellt. Sie geloben, sich in ihrem Gutachten an wissenschaftliche Präzision und moralische Integrität zu halten.[2]

Die Aufgabe der GutachterInnen ist die Beratung des Gerichtes für die Entscheidungsfindung, wenn kein eindeutiger Beweis und/oder kein eindeutiges Geständnis vorliegt. ›Beratung‹ bedeutet, dass GutachterInnen nur Empfehlungen aussprechen können. Herausgefunden werden sollte beispielsweise, »[...] *ob die Curettagen lediglich eine Schwangerschaftsunterbrechung tarnen sollten und ob medizinisch ein Nachweis darüber vorliegt, dass die Fehlgeburten auf künstlich-mechanischem Wege erfolgten.*«[3] In vielen Fällen sind die Beweise nicht eindeutig, weshalb GutachterInnen wiederholt darauf hinwiesen, dass sie nur Hinweise geben, aber dem Gericht die Entscheidung nicht abnehmen können.

GutachterInnen bewerteten mitunter auch den Wissensstand der angeklagten ÄrztInnen, insbesondere in den Jahren kurz nach dem 2. Weltkrieg, als die ärztliche Fortbildung erst wieder in Gang kam. So findet sich beispielsweise in einem Gerichtsfall der Umstand, dass der Wissensstand des frei praktizierenden Internisten hinter dem des Sachverständigen beträchtlich hinterherhinkte: »*Warum haben*

1 Wilhelm Holczabek: Das ärztliche Gutachten als Grundlage richterlicher Entscheidungen, in: Forschung und Praxis der Begutachtung, 55 (1999), 10.

2 Vgl. § 1 Eidesablegungsgesetz von 1868: »*Ich schwöre bei Gott dem Allmächtigen und Allwissenden einen reinen Eid, daß ich den Befund und mein Gutachten nach bestem Wissen und Gewissen und nach den Regeln der Wissenschaft* [...] *abgeben werde; so wahr mir Gott helfe!*«. Gesetz vom 3. Mai 1868, zur Regelung des Verfahrens bei den Eidesablegungen vor Gericht, für die im Reichsrathe vertretenen Königreiche und Länder. URL: https://alex.onb.ac.at/cgi-content/alex?aid=rgb&datum=18680004&seite=00000067 (abg. 2.2.2021).

3 WStLA, Serie 2.3.4.A11, Vr 1648/1956, Wilhelm Holczabek und Leopold Breitenecker: Gutachten vom 8.12.1956.

Sie […] nicht in einer neuen Auflage nachgesehen, wo sich der Standpunkt 100%ig geändert hat?«[4] Tatsächlich scheinen *milde* Strafprozessurteile auch auf solche Situationen Rücksicht genommen zu haben.[5]

Auch eine charakterliche Bewertung erfolgte gelegentlich durch Gutachter – allerdings nicht der angeklagten Frauen, sondern der ärztlichen KollegInnen – Stichwort ›Leichtfertigkeit‹: »*Seit Anfang 1955 verurteilten Richter Ärzte in manchen Fällen nicht wegen Verbrechens nach § 146 StG, sondern stattdessen wegen Vergehens nach § 357a.«* […] *Verstöße gegen § 357 waren keine Verbrechen, sondern Fahrlässigkeitsdelikte.«*[6]

Ein Beispiel aus einem Gutachten über der verbotenen Abtreibung angeklagte Ärzte: »*Es könnte hier der Eindruck entstehen, dass hier medizinische Probleme abzuhandeln sind. Das ist weit gefehlt, es gibt keine med. Probleme in dem gegenständlichen Fall, weil es ja offensichtlich ist und das geht aus unserem schriftl. Gutachten schon hervor, dass wir den beschuldigten Ärzten eine goldene Brücke gebaut haben und die Staatsanwaltschaft auf Grund unseres Gutachtens nur den § 357a StG. angeklagt hat. Ich wiederhole das im vollen Bewusstsein, denn es ist offensichtlich mehr, aber wir haben eben diese goldene Brücke gebaut,* […] *dass hier ein leichtfertiger Eingriff an einer Schwangeren bezgl. beider Ärzte vorgenommen wurde* […].«[7]

Obwohl Schwangerschaftsabbrüche medizinisch ein gynäkologisch-geburtshilfliches Thema sind, waren sie nicht im Ausbildungs-Curriculum der GynäkologInnen und GeburtshelferInnen enthalten, was das Verständnis der medizinischen Befunde für die Gerichte weiter sehr erschwerte:

Dazu als Beispiel die Zusammenfassung eines ›fach-chinesisch‹ formulierten ärztlichen Befundes aus der 1. Medizinischen Universitäts-Frauenklinik Wien: »*Ob eine Schwangerschaftsunterbrechung, aber vor allem ein Versuch einer Schwangerschaftsunterbrechung durchgeführt wurde, kann durch den erhobenen Speculum-Befund als auch durch den palpatorischen Befund mit Sicherheit nicht gesagt werden.*

Sollten die bestehenden Bauchschmerzen zunehmen, Schüttelfrost u. Blutungen auftreten, müsste die Pat. sofort hospitalisiert werden.«[8]

Daraufhin befragte das Gericht einen erfahrenen Gerichtssachverständigen, »*ob bei … eine intakte Schwangerschaft bestanden hat, eine versuchte Schwangerschaftsunterbrechung nachweislich ist und das sichergestellte Instrumentarium zur Durchführung einer solchen geeignet gewesen wäre.«*[9] Trotz seiner ausführlichen Schilderungen über sieben Seiten kam der Gutachter zu einem fachlich unbefriedigenden Schluss: »*Die Einführung einer Stricknadel bzw. eines. durch eine Strick-*

4 WStLA, Serie 2.3.4.A11, Vr 1356/1955, Univ.-Prof. Dr. Karl Fellinger.
5 WStLA, Serie 2.3.4.A11, Vr 1356/1955, Univ.-Prof. Dr. Leopold Breitenecker.
6 § 357a StG regelte den leichtfertigen Eingriff an einer Schwangeren durch einen Arzt. Zit. n. Maria Mesner, Frauensache? Zur Auseinandersetzung um den Schwangerschaftsabbruch in Österreich, Wien 1994, 61 f.
7 WStLA, Serie 2.3.4.A11, Vr 1356/1955. Hauptverhandlung vom 21. Jänner 1975, Aussage Gerichtsmediziner Doz. Wilhelm Holczabek.
8 WStLA, Serie 2.3.4.A11, Vr 70/1969, Gutachten vom 3. Jänner 1969.
9 WStLA, Serie 2.3.4.A11, Vr 70/1969, Gutachten OMR Dr. Erich Reichelt vom 30. Jänner 1969.

nadel verstärkten Katheters in die Scheide einer Schwangeren ist nicht geeignet, eine Schwangerschaftsunterbrechung herbeizuführen. Ist somit die Tauglichkeit des sichergestellten ›Instrumentariums‹ zum Zwecke einer Fruchtabtreibung einfach zu bejahen, so bereitet die Beantwortung der Frage, ob bei … eine versuchte Schwangerschaftsunterbrechung nachweislich ist, erhebliche Schwierigkeiten.

Da die erforderlichen Kriterien zur Feststellung eines erfolgten tauglichen Versuches einer Schwangerschaftsunterbrechung fehlen (nachweisbare Gewebsverletzung, Genitalblutung, eingetretener Fruchttod, Infektion), kann von mir nicht ausgesagt werden, daß eine versuchte Schwangerschaftsunterbrechung nachweislich ist.«

Häufig bevorzugten Gerichte von Anfang an oder aufgrund unergiebiger fachärztlicher Befunde Gerichtsmediziner als GutachterInnen. Diese waren von Berufs wegen den Umgang mit Gerichten gewöhnt: Dies schilderte schon 1878 der Wiener Gerichtsmediziner Eduard von Hofmann (1837–1897):

»Erstens, dass die Anwendung medicinischer Kenntnisse in foro ein volles Verständnis des Zweckes verlangt, zu welchem man dieser Kenntnisse bedarf, dass zweitens die Anwendung dieser Kenntnisse formell in bestimmter Weise erfolgen muss, wenn sie dem Richter verwerthbar sein soll, und dass drittens eben aus der eigenthümlichen, durch bestimmte Rechtsfälle dictirten Anwendung medicinischen Wissens Gesichtspunkte und Fragen sich ergeben, die ganz specifischer Art und der sonstigen Aufgabe und Richtung der Heilkunde in der Regel vollkommen fremd sind.«[10]

Neben ihrer Ausbildung hatten GerichtsmedizinerInnen auch das nötige Anschauungsmaterial – im Gegensatz zu GynäkologInnen und GeburtshelferInnen: *»Da kriminelle Fruchtabtreibungen häufig zum Tode führen, hat man oft Gelegenheit, den Abortus aus dem Leichenbefunde zu erkennen.«*[11]

An dieser Einschätzung hat sich bis heute nichts geändert:

»GerichtsmedizinerInnen sind aufgrund ihrer Ausbildung und aufgrund ihrer täglichen Routine mit den Bedürfnissen und Anforderungen der Gerichte sehr vertraut. Mit anderen Worten, sie formulieren im Allgemeinen sehr verständliche und klare Befunde, sodass sich das Gericht auskennt und keine weiteren Rückfragen erforderlich sind.«[12]

Wie erwähnt, lautete die Fragestellung an die GutachterInnen im Wesentlichen:
- Handelte es sich um eine (nur) versuchte oder eine erfolgte Abtreibung?
- Wurde eine geeignete oder eine ungeeignete Methode angewandt?
- War die Frau überhaupt schwanger oder glaubte sie nur, schwanger zu sein?

10 Eduard Hofmann: Lehrbuch der Gerichtlichen Medicin. Wien, Urban & Schwarzenberg: 1878, 3.
11 Anton Haberda/Eduard Hofmann/Julius Wagner-Jauregg: Lehrbuch der gerichtlichen Medizin mit gleichmäßiger Berücksichtigung der deutschen und österreichischen Gesetzgebung, Berlin–Wien, Urban & Schwarzenberg: 1927, 215.
12 Georg Bauer (Gerichtsmediziner): Pers. Mitteilung vom 5. Februar 2020.

Eine für uns Heutige unerwartete Frage des Gerichtes nach einer geeigneten oder ungeeigneten Abbruch-Methode betraf die Antibabypille: Als die Büroangestellte Edeltraud R. kein zweites Kind wollte, ließ sie sich im Herbst 1971 die Pille verschreiben. Einige Wochen danach erlitt sie einen Abortus, polizeiliche Ermittlungen wurden aufgenommen. Doch der Gutachter konnte eindeutig die Vermutung verneinen, dass die Pille abtreibend wirkte und womöglich deshalb verschrieben und eingenommen worden war.[13]

13 WStLA, Serie 2.3.4.A11, Vr 8542/1971, zit. nach Sylvia Köchl: Delikt Abtreibung, 2024, 47 f.

Strafmildernde Umstände

Wie bereits erwähnt, war der Strafrahmen für Neugeborenentötung niedriger als für Mord oder Totschlag. Damit sollte die besondere Verfassung einer Mutter – speziell einer unverheirateten – zum Zeitpunkt der Geburt oder kurz danach berücksichtigt werden. Damit war Neugeborenentötung ein so genanntes ›privilegiertes Delikt‹.

§ 139 Strafe des Kindesmordes: »*Gegen eine Mutter, die ihr Kind bei der Geburt tötet, oder durch absichtliche Unterlassung des bei der Geburt nötigen Beistandes umkommen lässt, ist, wenn der Mord an einem ehelichen Kinde geschehen, lebenslanger schwerer Kerker zu verhängen. War das Kind unehelich, so hat im Falle der Tötung zehn- bis 20jährige, wenn aber das Kind durch Unterlassung des nötigen Beistandes umkam, fünf- bis zehnjährige schwere Kerkerstrafe statt.*«[1]

Trotz dieser Reduktion galt dieser Strafrahmen bereits in unserem Untersuchungszeitraum als überhöht und wurde in der Praxis auch nicht annähernd ausgeschöpft.[2]

In diesem Zusammenhang ein kurzer Vergleich mit der Gegenwart. Die heutige Version lautet: § 79 StGB »*Eine Mutter, die das Kind während der Geburt oder solange sie noch unter der Einwirkung des Geburtsvorgangs steht, tötet, ist mit Freiheitsstrafe von sechs Monaten bis zu fünf Jahren zu bestrafen.*« Bei der Berücksichtigung des durch die Geburt bedingten psychischen Ausnahmezustandes wird nicht untersucht, ob der Entschluss zur Neugeborenentötung eine spontane Entscheidung war oder bereits Monate zuvor gefasst wurde – etwa weil keine Möglichkeit zur rechtzeitigen Abtreibung gefunden werden konnte.[3]

Eine weitere Neuerung war die Umwandlung einer Kerkerstrafe (wie zu Zeiten Maria Theresias) in eine Arreststrafe.

Gesetz über die Vereinfachung der Strafrechtspflege (Strafprozessnovelle vom Jahre 1918): Artikel VI. *Wegen eines Verbrechens, auf das keine strengere Strafe als höchstens fünfjähriger schwerer Kerker gesetzt ist, kann das Gericht statt auf Kerker auf strengen Arrest erkennen,* [...] *wenn mildernde Umstände vorliegen, die einem*

1 Österreichisches Strafgesetz vom 27. Mai 1852 über Verbrechen, Vergehen und Übertretungen.

2 Regierungsvorlage vom 16. 11. 1971 zum Bundesgesetz über die mit gerichtlicher Strafe bedrohten Handlungen (Strafgesetzbuch – StGB), §82, 197.

3 Gesetzeskommentar: *§ 79 StGB ist ein schuldrelevantes Sonderdelikt. Die Privilegierung kommt nur der Mutter zu Gute (siehe § 14 Abs 2 StGB).Der Tatbestand weist objektivierte Schuldmerkmale auf. Entscheidend ist, wann die Tathandlung geschah (»während der Geburt oder solange die Mutter noch unter der Einwirkung des Geburtsvorgangs steht«) und nicht wann der Tötungsvorsatz gefasst wurde. Demnach erhält die Mutter die Privilegierung auch dann, wenn sie schon lange vor der Geburt im Sinn hatte das Kind bei der Geburt zu töten.* https://www.jusline.at/gesetzeskommentare/456492073 (abg. 2024 03 28).

Schuldausschließungs- oder Rechtfertigungsgrunde nahekommen, [...] *oder wenn die Tat schon vor längerer Zeit begangen worden ist und sich der Täter seither gut aufgeführt hat.*

Diese Umwandlung brachte zwar keinen Unterschied in den Haftbedingungen, ermöglichte aber eine bedingte Strafnachsicht und hatte außerdem den Vorteil einer kürzeren Tilgungsfrist.[4] Die verhängte Strafe bestand aus der Angabe der Dauer sowie der Beschreibung der Haftbedingungen: So sollten die DelinquentInnen beispielsweise durch einen Fasttag pro Monat und/oder ein hartes Lager an ihr Verbrechen erinnert werden. Diese verschärften Haftbedingungen wurden erst mit der Großen Strafrechtsreform 1975 abgeschafft.[5]

Das Gericht schätzt Demut

Auf zwei Arten konnte die Angeklagte zeigen, dass sie *brav* ist und daher eine Milderung des Strafmaßes verdient hat: Sprachlich und/oder durch Handlungen. Zu den *Handlungen* gehörte vor allem eine neuerliche Schwangerschaft oder Geburt. Damit zeigte sie, dass sie keine ›leichtfertige Abtreiberin‹ war.

Der *sprachliche* Beweis für die Besserung war vor allem ein Geständnis, sowie möglichst reumütig und einsichtig zu sein. Noch besser war ein »*besonders reumütiges Geständnis*«.[6] Das wurde belohnt: [...] *dass bei Abtreibungen im Falle eines Geständnisses mit einer bedingten Verurteilung zu rechnen ist* [...].[7]

Ein Beispiel aus den Gerichtsakten: »*Bei der Strafbemessung* [der E. G.] *war mildernd: Das Geständnis und der untadelige Wandel. Das Gericht konnte daher vom ausserordentlichen Milderungsrecht Gebrauch machen, da mit Grund eine Besserung erwartet werden kann. Da seit der Tat rund 3 ½ Jahre verstrichen sind und die Angeklagte sich auch seither gut aufgeführt hat, konnte das Gericht gemäss Artikel VI der Strafprozessnovelle 1918 statt auf schweren Kerker auf strengen Arrest erkennen.* [...] *Das Gericht erachtete daher die blosse Androhung der Vollziehung für zweckmässiger als die Vollstreckung der Strafe, weshalb die Vollziehung für eine Probezeit von zwei Jahren vorläufig aufgeschoben und angeordnet wurde, dass alle Rechtsfolgen vorläufig nicht einzutreten haben.*«[8]

Für das Gericht zeigte sich das Gegenteil von ›*gebessert*‹ als ›*verstockt*‹ oder ›*unintelligent*‹. In den Protokollen liest sich das folgendermaßen:

4 Auskunft von Petra Velten und Lisa Schmollmüller vom Institut für Strafrechtswissenschaften am JKU Linz, 24. Jänner 2018.
5 Wir danken Friedrich Forsthuber, Präsident des Landesgerichts Wien, für seine Information.
6 WStLA, Serie 2.3.4.A11, Vr. 50/1945.
7 WStLA, Serie 2.3.4.A11, Vr 1645/1962, Nichtigkeitsbeschwerde v. 2. April 1965.
8 WStLA, Serie 2.3.4.A11, Vr4301/1955.

»In keinem anderen der sehr zahlreichen, dem ›Komplex Dr. [...]‹ angehörenden Strafverfahren hat eine Angeklagte so verstockt und hartnäckig, aber auch so ungeschickt geleugnet, wie im vorliegenden Verfahren.«[9]

Derselben Angeklagten wurde auch nachgesagt, sie hätte eine »*unschwer durchschaubare Persönlichkeit*« und einen »*primitiven Verstand*«.[10]

Zum verbalen Beweis des *Bravseins* gehörte auch, dass sich die angeklagten Frauen sprachlich *duckten*. Sie erklärten ihre Handlung meist defensiv oder um Verständnis ersuchend: »*... bitte ich diese Gründe gütigst zu berücksichtigen*« und »*Ich bitte um ein mildes Urteil.*«[11]

Das weibliche *Ducken* fällt besonders auf, wenn man die Aussage eines Mannes zum Vergleich heranzieht:

»Ich habe im Sommer 1960, als ich hörte, dass meine Frau schwanger geworden sei, ihr zugeredet, die Schwangerschaft unterbrechen zu lassen, weil wir uns damals aus finanziellen Gründen ein 2. Kind glaubten nicht leisten zu können. Ausserdem sieht man ja auch heute, dass die Kinderfreundlichkeit bei Behörden nicht sehr überzeugend ist. Ich verdiene wöchentlich 330 S netto. Dass ich mit dem Gehalt eine 4-köpfige Familie nur äusserst notdürftig ernähren kann, dürfte klar sein. Nunmehr wollte meine Frau arbeiten gehen, dies ist aber deshalb unmöglich, weil die Fürsorge die Aufnahme der beiden Kinder in einen Kindergarten verweigert. Mir wurde gesagt, ein Kind könnte man aufnehmen, aber 2 Kinder ist unmöglich.«[12]

So war das Schuldeingeständnis des Mannes wesentlich selbstbewusster, sehr faktenorientiert (Gehaltsangabe), zugleich aber auch aggressiv (Gesellschaftskritik).

Das *Bravsein* der weiblichen Angeklagten begann schon bei der Vernehmung durch die Polizei. Fehlende Kooperation beruhte eher auf Scham als auf Selbstbewusstsein:

»Bei meiner [...] Vernehmung wollte ich die an mir vorgenommene Schwangerschaftsunterbrechung [...] nicht zugeben, weil ich mich genierte, darüber zu den mich vernehmenden drei Gend.-Beamten zu sprechen.«[13]

Aktive Aussageverweigerungen wie die folgende waren eher die Ausnahme und tendenziell mit einem höheren sozialen Status der Verdächtigen (oder ihres Mannes) gekoppelt:

»Sie könne, nachdem sie mit dem Gegenstand der Befragung vertraut gemacht wurde, zu dieser Sache bei der Polizei nicht Stellung nehmen und möchte darüber, da sie es als ihre Privatangelegenheit betrachte, nur vor einem Arzt Angaben machen,

9 WStLA, Serie 2.3.4.A11, Vr 4284/1955.
10 Ebd.
11 Allerdings ist die Formulierung »*ich bitte um ein mildes Urteil*« nicht auf weibliche Angeklagte beschränkt.
12 WStLA, Serie 2.3.4.A11, Vr 1645/1962, Aussage J. K. v. 14. März 1963.
13 WStLA, Serie 2.3.4.A11, Vr 847/1966, 17. Februar 1966.

weil sie glaube, dass die befragenden Beamten von der Materie keine Ahnung hätten.«[14]

Ähnlich die technische Zeichnerin E. K.:

»Bei meiner Vernehmung [...] war ich nicht bereit, die volle Wahrheit zu sagen, da ich erstens sehr unhöflich behandelt wurde und die Art der Vernehmung auf keine besondere Sachkenntnis hinwies.«[15]

Auch vor Gericht waren jene Angeklagten eher in der Lage und bereit, selbstbewusst aufzutreten, deren sozialer Status aufgrund eigener Berufstätigkeit höher war. Etwa eine Oberkontrollorin der Post, die dezidiert Angaben bezüglich der Höhe des Arzthonorares sowie die Art der Bezahlung verweigerte. Obwohl aus den Begleitumständen abgeleitet werden konnte, dass sie auf diese Art den Schwängerer schützen wollte, überrascht die Festigkeit, mit der sie sich gegen Fragen des Gerichtes wehrte.[16]

Noch seltener erhoben der Abtreibung angeklagte Frauen Einspruch gegen das Urteil, zweifelten die Rechtmäßigkeit des Abtreibungsverbotes an oder bekämpften es gar:

»Ich erhebe gegen die [...] Anklageschrift der Staatsanwaltschaft Wien [...] Einspruch und führe dieselben Gründe an die ich bei der Einvernahme der Gendarmerie angegeben habe. Ich fühle mich dadurch eines Verbrechens nicht schuldig, wenn man überhaupt sowie ich im Jahre 51 in seelischer Verzweiflung nicht dachte ein »Verbrechen« zu begehen.«[17]

Tatsächlich wäre der Gerichtssaal nicht das geeignete Auditorium, um einen gesellschaftlichen Wandel einzufordern, dennoch fällt auf, dass auch noch Ende der 1960er-Jahre (Stichworte: ›2. Welle der Frauenbewegung‹, ›Studentenrevolte‹) und während der zahlreichen politischen Diskussionen in den Jahren unmittelbar vor Einführung der Fristenlösung in den Erklärungen und Rechtfertigungen der angeklagten Frauen noch kein emanzipatorischer oder feministischer Ansatz erkennbar ist.

Hintergründe der scheinbaren Milde

Sollten die Familienmutter oder der Familienvater eingesperrt werden, würde die finanzielle und organisatorische Last der Obsorge für die Familie und insbesondere der bereits vorhandenen Kinder auf den Staat fallen.

14 WStLA, Serie 2.3.4.A11, Vr 1648/1956.
15 WStLA, Serie 2.3.4.A11, Vr 1868/1966, 22. April 1966.
16 WStLA, Serie 2.3.4.A11, Vr 1874/1966, Vernehmung v. 27. April 1966.
17 WStLA, Serie 2.3.4.A11, Vr, 4235/1955.

So wurde vom Gericht oftmals als Begründung für die *Milde* gegenüber den angeklagten Frauen ihre Sorgepflicht für eine bereits bestehende Familie benannt, wie in den folgenden beiden Fällen: »*Im Hinblick auf die Sorgepflicht für 4 Kinder war unter entsprechender Verschärfung der Strafe von § 55 StG. Gebrauch zu machen. Die Angeklagte ist weit über ihr wirkliches Alter hinaus sichtlich verbraucht und erweckt den Eindruck einer abgerackerten Bauersfrau. Sie hat bereits 4 Kinder geboren und damit gezeigt, dass sie keine leichtfertige Abtreiberin ist.*«[18]

Das Urteil lautete auf »*5 (fünf) Wochen str. Arrest, verschärft durch 1 hartes Lager während Haftzeit*«, wurde »*jedoch vorläufig nicht vollstreckt und soll Ihnen ganz nachgelassen werden, wenn Sie sich durch rechtschaffenes und pflichttreues Verhalten bis zum Ablauf der Probezeit dieses Nachlasses würdig erweisen.*«[19] Die Probezeit dauerte 2 Jahre.

Auch für die finanzielle Notlage hatte das Gericht Verständnis. Die 35-jährige Angeklagte T. H. begründete die Abtreibung wie folgt: »*Ich hatte* [...] *bereits für 2 Kinder zu sorgen und die Erhaltung eines dritten Kindes wäre mir unmöglich gewesen [da mein Mann kurz zuvor verstorben war] und ich zu diesem Zeitpunkt noch keine Witwenrente bezog.*«[20]

Das Gericht begründete seine *Milde* einer bedingten Verurteilung wie folgt: »*Die Angeklagte hat inzwischen wieder geheiratet und auch wieder ein Kind geboren. Die kurz vor der Tat eingetretene Witwenschaft und die finanzielle Notlage waren offensichtlich der Anlass zu ihrem strafbaren Verhalten und sie weist auch bis heute wieder einen tadellosen Lebenswandel auf.*«[21]

Ihr »*bisheriger untadelhafte Lebenswandel, ihre Notlage und ihr nachfolgendes Wohlverhalten*« halfen auch einer Angeklagten, deren Gerichtsprozess erst 1972, mehrere Jahre nach den Abtreibungen, stattfand. Die Strafe von »*3 Monaten schwerem Kerker verschärft durch einen Fasttag*« wurde u. a. deshalb nur bedingt ausgesprochen, »*da sie mittlerweile im Bedarfsfall an die Verwendung der Pille gewöhnt ist. Um ihrem weiteren Fortkommen nicht zu schaden, wurden auch die Rechtsfolgen aufgeschoben.*«[22]

Das *milde* Vorgehen und die »*sehr einsichtsvolle Praxis*« der Gerichte gegenüber angeklagten Frauen kamen nicht nur den Betroffenen, sondern in entsprechenden Fällen auch den ÄrztInnen als »*Mitglieder eines Berufsstandes mit hohem Sozialprestige*« zugute.[23]

Als weiterer mildernder Einfluß auf die Bestrafungen sind schließlich auch noch mehrere ›Befreiungsamnestien‹ zu nennen, also Tilgungen von Verurteilungen aus Anlass des Tages der Befreiung Österreichs bzw. dessen Wiederkehr:

18 WStLA, Serie 2.3.4.A11, Vr 4212/1955, Urteil v. 28. 2. 1956.
19 Ebd.
20 WStLA, Serie 2.3.4.A11, Vr 4212/1955, Urteil v. 23. 2. 1956, Vr 4200/1955.
21 Ebd.
22 WStLA, Serie 2.3.4.A11, Vr 189/1972, Urteil vom 4. 2. 1972.
23 Maria Mesner: Frauensache? Zur Auseinandersetzung um den Schwangerschaftsabbruch in Österreich, Wien 1994, 105.

BGBl. Nr. 79/1946, BGBl. Nr. 161/1950, BGBl. Nr. 57/1955, BGBl. Nr. 78/1965, BGBl. Nr. 385/1968.[24]

Ein Beispiel dafür lautet: »*Das Verfahren gegen die Beschuldigten* [...] *wird gem. § 3 des Amnestiegesetzes vom 24.5.1946 (BGBl. Nr. 79) bedingt eingestellt.*

Das Strafverfahren kann wieder aufgenommen werden, wenn die Beschuldigten wegen eines innerhalb der Verjährungszeit neuerlich begangenen Verbrechens neuerlich verurteilt werden. Die Verjährungszeit gilt hinsichtlich der durch die Einstellung erfassten Tat.«[25]

24 1241 der Beilagen zu den Stenographischen Protokollen des Nationalrates XXII. GP https://www.parlament.gv.at/dokument/XXII/I/1241/fnameorig_053140.html, abg. 19.8.2024.
25 WStLA, Serie 2.3.4.A11, Vr 1562/45, Beschluss vom 11.10.1946.

Die Konsequenzen

Waren die Gerichte zur Überzeugung gekommen, dass es sich bei Angeklagten um *gewerbsmässige* Abtreiberinnen handelte, wurden sie zu entsprechenden Gefängnisstrafen verurteilt.

Wie erwähnt kamen die ungewollt schwangeren Frauen hingegen in den meisten Fällen mit einer bedingten Strafe davon. Diese *Milde* nach dem Gesetz vom 23. Juli 1920 über die bedingte Verurteilung[1] beruhte sowohl auf der Anerkennung der sozialen Nöte, in denen sich die Frauen befunden hatten, als auch auf der Sicherstellung, dass die bereits vorhandenen Kinder versorgt werden mussten. Aber es gab noch einen weiteren Grund: Die Anzahl und Größe der Gefängnisse hätte für die Vielzahl betroffener Frauen nicht ausgereicht.

Dazu ein paar Vergleichszahlen:

Derzeit (2024) stehen in Österreich insgesamt 28 Justizanstalten zur Verfügung, in denen sich insgesamt 9263 InsassInnen (inkl. U-Haft) befinden (Stichtag 1. Februar 2024).[2] In der einzigen Frauenstrafanstalt (seit 1957 Schwarzau, zuvor Maria Lankowitz/Steiermark), können 171 Frauen untergebracht werden. Über die Jahre beträgt der Frauenanteil in Österreichs Justizanstalten ca. 5 bis 8 Prozent.[3]

Bei einer unbedingten Strafe konnte zumindest der Zeitpunkt des Strafantrittes hinausgeschoben werden, nämlich dann, wenn Vollzugsuntauglichkeit vorlag. Gründe dafür konnten beispielsweise Schwangerschaften oder kurz zuvor erfolgte Entbindungen sein: »*bis zum Ablauf der sechsten Woche nach der Entbindung… höchstens aber bis zum Ablauf eines Jahres nach der Entbindung.*« (§ 5 Abs. 2 StVG)[4]

Wie bereits geschildert wurde nur in Ausnahmefällen nach den Namen der Mittäter/Zahler (Ehemänner, Väter) geforscht, obwohl im Untersuchungszeitraum 1945 bis 1975 eine Vaterschaft schon mit hoher Wahrscheinlichkeit nachweisbar oder ausschließbar gewesen wäre: Bereits im Jahr 1927 hatte das Schwurgericht in Ellwangen (Württemberg/Deutschland) eine Blutgruppenbestimmung als Beweismittel für die Vaterschaftsfeststellung zugelassen: »*Grundlage der genetischen Un-*

1 Staatsgesetzblatt für die Republik Österreich, Jahrgang 1920, ausgegeben am 7. August 1920, 111. Stück.

2 https://www.justiz.gv.at/strafvollzug/statistik/verteilung-des-insassinnen-bzw-insassenstandes.2c94848542ec49810144457e2e6f3de9.de.html (abg. 2024 02 26)

3 Wir danken Sina Bründler vom Bundesministerium für Justiz für ihre Hinweise.

4 Zit. n. Heidemarie Zachoval: Der österreichische Strafvollzug in Zahlen von 1964 bis 1992, Diss Wien 1996, 63.

tersuchungen zur Vaterschaftsfeststellung ist die Entdeckung des Blutgruppen-ABo-Systems durch Karl Landsteiner im Jahr 1901. Ein Erbmerkmal des Kindes, das es von seiner Mutter nicht geerbt haben kann, weil es bei ihr nicht vorkommt, muß vom Vater stammen. Hat der mutmaßliche Vater das Erbmerkmal ebenfalls nicht, kommt er als Erzeuger nicht in Frage.«[5]

Ende der 1950er-Jahre berichtete das Wiener Institut für Gerichtsmedizin: »*Im Verfahren vor Zivilgerichten stand 1958, wie auch schon in früheren Jahren, der Vaterschaftsprozeß weit im Vordergrund, in dessen Rahmen 2190 Blutgruppen- und Faktorenbestimmungen durchgeführt, 136 Tragzeitgutachten erstattet und 36mal eine Begutachtung der Zeugungsfähigkeit vorgenommen wurde.«*[6]

So ging es beim fehlenden Interesse des Gerichtes nach dem Erzeuger offenbar eher um die finanziellen Konsequenzen eines Schuldspruches (und Gefängnisaufenthaltes) des Mannes, durch den die Bürde der Ernährung einer vorhandenen Familie auf den Staat gefallen wäre.

Ein weiterer Aspekt der hohen Abtreibungszahlen in der Zeit vor Verfügbarkeit wirksamer Verhütungsmittel (z. B. Pille) ist zu bedenken: Hätten die Frauen nicht zur (gefährlichen) Selbsthilfe oder zur (ebenfalls gefährlichen) Hilfe durch nicht-ärztliche AbtreiberInnen gegriffen, sondern wären in Krankenhäusern betreut worden, hätte dies die Raum- und Budgetsituation und die Arbeitsbelastung der Ärzteschaft und des sonstigen medizinischen und nichtmedizinischen Personals überfordert.

Durch Glück und durch die Geschicklichkeit der AbtreiberInnen verlief der überwiegende Teil der Eingriffe aber ohne lebensbedrohliche Folgen. Angeklagte Frauen berichteten bei Vernehmungen, sie hätten an sich selbst bereits mehrere mechanische Abtreibungen vorgenommen. Wie aus den bisher ausgewerteten Akten[7] sowie mündlichen Berichten von ZeitzeugInnen hervorgeht, verfügten Frauen, die bereits geboren hatten, häufig über ein gewisses Körperwissen und hielten Mindeststandards an Hygiene (Auskochen der Hilfsmittel bei mechanischen Eingriffen) ein.

Nicht zu unterschätzen ist allerdings die Häufigkeit von Nebenwirkungen und Komplikationen, die zwar nicht immer lebensbedrohlich waren, aber das Leben der Frau beeinträchtigten. Tatsächlich sind literarische Zeugnisse und Lebenserinnerungen reich an Schilderungen kränklicher, gesundheitlich angeschlagener, erholungsbedürftiger, früh verstorbener Mütter/Frauen/Tanten/Schwestern, ohne

5 »1927 klärte Blutgruppenanalyse erstmals eine Vaterschaft«, https://www.aerztezeitung.de/Panorama/1927-klaerte-Blutgruppenanalyse-erstmals-eine-Vaterschaft-330957.html (abg. 2024 10 02)
6 Werner Boltz: Tätigkeitsbericht des Institutes für gerichtliche Medizin der Universität Wien über das Jahr 1958.
7 WStLA, Serie 2.3.4.A11, Vr. 2560/1955: »*Schwangeren, die schon früher geboren haben, gelingt es erfahrungsgemäß unschwer, ein geeignetes Abtreibungswerkzeug in ihren Muttermund einzuschieben.*« (Gutachter Doz. Werner Boltz)

dass es dafür erkennbare Gründe gibt. Dies ist vermutlich auf die Verwendung umfunktionierter ›Werkzeuge‹ und Gegenstände oder auf die Auswirkungen chemischer Substanzen zurück zu führen.

Derart geschwächte, kränkliche, an vielerlei gynäkologischen Problemen leidende Frauen standen weder dem Arbeitsmarkt zur Verfügung noch konnten sie familiäre Aufgaben im nötigen Ausmaß erfüllen.

Warum hat sie denn nicht verhütet?

»*Der Arzt hat mich vor einer neuen Schwangerschaft gewarnt, weil ich sie nicht überleben würde, aber er sagt uns nicht, wie wir das bewerkstelligen sollen*«, schrieb eine verzweifelte Frau an die schottische Frauenrechtsaktivistin Marie Stopes (1880–1958), eine der großen VorkämpferInnen der Schwangerschaftsverhütung.[1]

Das war kein Einzelfall: Kranke, körperlich schwache Frauen bekamen zwar den medizinischen Rat, möglichst nicht schwanger zu werden, doch wie sie oder der Partner das anstellen sollten, wurde ihnen nicht gesagt. In diesem Vakuum wurden Drogisten, Friseure, reisende Händler etc. tätig und verkauften allerhand fragwürdige *Hilfsmittel.*

Lange Zeit galt ÄrztInnen die Schwangerschaftsverhütung bei gesunden Frauen als unethisch und *unärztlich.* 1909 beschrieb der Arzt Richard Richter aus Schlesien jedoch die soziale und wirtschaftliche Notwendigkeit für die Begrenzung der Kinderzahl: »*Wer das Leben kennt, wie es sich bietet, weiß, daß Hunderte von Familienmüttern ihrer Gesundheit und ihrem Lebensglück fast alljährlich Opfer bringen, die schwer zu verantworten sind... Im Lichte der Zahlen, die ich einmal aufgenommen habe, stellen aber die Verdienste als unnütze Opfer sich dar, wenn mehr als die Hälfte aller rechtzeitig geborenen Kinder, ungerechnet die Aborte, frühzeitig stirbt. In solchen Fällen ist die willkürliche Beschränkung der Nachkommenschaft eine gesundheitliche und sittliche Forderung...*«[2] Um den Frauen zu helfen, entwickelte Richter zur Verhütung die Einlegung von geflochtenen Seidenfäden in die Gebärmutter – ein Vorläufer der Spiralen.

Wirksame Verhütungsmittel (z. B. Pille) sind erst seit Mitte der 1960er-Jahre verfügbar. Doch anfangs wurde die *Antibabypille* nur verheirateten Frauen mit mindestens 2 Kindern verschrieben, denn Geschlechtsverkehr vor der Ehe war tabuisiert, brauchte also auch kein Verhütungsmittel. Das bedeutete, dass gerade die jungen, unverheirateten Frauen zu dieser Zeit noch immer keine Möglichkeit einer sicheren Verhütung hatten, aber im Fall eines ›ledigen Kindes‹ sozial diskriminiert wurden.

Darüber hinaus stieß die Pille bei manchen Männern auf Ablehnung, weil sie die Frau aus ihrer passiven Rolle entließ und ihr in Bezug auf Verhütung Eigenentscheidungen ermöglicht.

---

1 https://www.muvs.org/de/themen/verhuetung/die-ersten-aufklaerungsschriften-mit-dem-ziel-der-geburtenbeschraenkung/

2 Richard Richter: Ein Mittel zur Verhütung der Konzeption, Deutsche Medizinische Wochenschrift, September 1909.

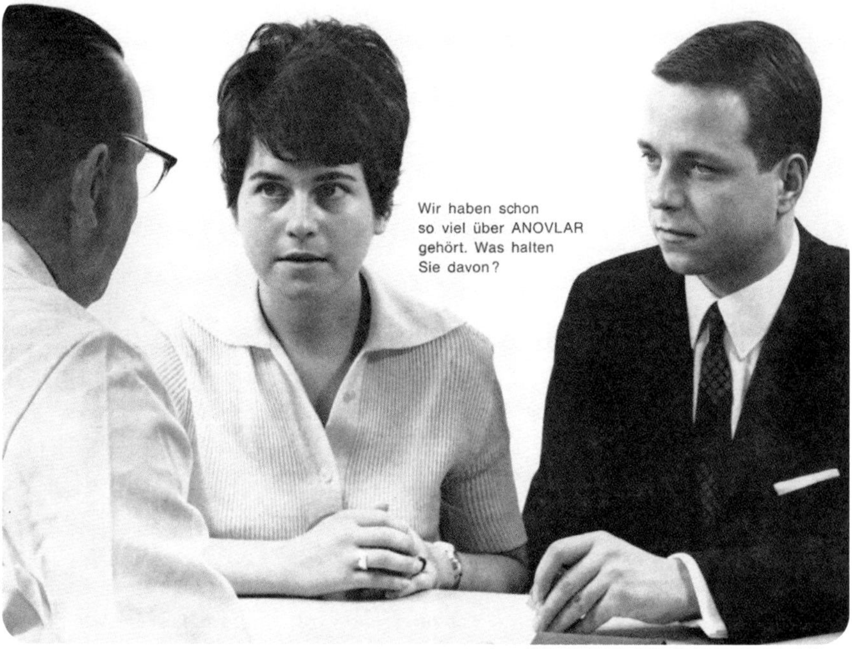
Wir haben schon
so viel über ANOVLAR
gehört. Was halten
Sie davon?

Abb. 22: »Eheberatung« – Ärzte-Werbeanzeige der Schering AG für Anovlar 21, Berlin, um 1968.

Daher wurde die Pille anfangs als ›Mittel zur Behebung von Menstruationsstörungen‹ eingeführt, mit *Unfruchtbarkeit* während der Einnahme als erwünschte *Nebenwirkung.*

Aber nicht nur die Gesellschaft übte Kritik an der Pille. In einer Fachzeitschrift diskutierten GynäkologInnen damals die Frage »*Wie soll man sich* [...] *verhalten, wenn unverheiratete Frauen jüngeren Alters die Verordnung von oralen Verhütungsmitteln wünschen?*« Darauf antwortete Gustav Halter, Chefgynäkologe am Allgemeinen Krankenhaus in Linz: »*Bei jüngeren unverheirateten Frauen würde ich* [es] *aus ethischen Gründen ablehnen.*« Kurt Podleschka, Direktor der Städtischen Frauenklinik in Nürnberg: »*Die Beantwortung dieser Frage kann nicht generell gegeben werden, da sie mehr weltanschaulicher als medizinischer Natur ist.*«[3]

Im selben Jahr 1964 wurde das ›Ulmer Manifest‹ verabschiedet, in dem 140 ÄrztInnen und 45 UniversitätsprofessorInnen die Pille verurteilten.

3 Münchener Medizinische Wochenschrift 1964/1, 1113 ff.

Davor gab es nur mehr oder minder erfolgreiche Versuche zur Verhütung einer ungewollten Schwangerschaft: Coitus interruptus, Kondome aus Gummi, aus Fischblasen oder aus dem Blinddarm von Wiederkäuern, weiters Eichelkondome, Okklusivpessarien, Portiokappen, Vaginalzäpfchen aus Kakaobutter, Chinin und pulverisierten Säuren sowie mit Seidenfäden versehene lysol- bzw. essiggetränkte Schwämmchen. Außerdem gab es Spülungen mit Wasser, Schwefelkupfer, Karbol-, Essig-, oder Alaunlösung über Mutterspritzen bzw. Frauenduschen, das Bidet, den Irrigator und das Mutterrohr. Und schließlich das Einbringen chemischer Substanzen mittels Scheidenpulverbläser.

Zu erwähnen ist vor allem das *Tagezählen* nach Hermann Knaus und Kyūsaku Ogino (seit 1929), das als *biologische Methode* in der Anwendung zwar störungsanfällig ist, ohne dessen fundierte wissenschaftliche Basis aber die Entwicklung aller späteren Methoden nicht möglich gewesen wäre.

Die Sicherheit einer Verhütungsmethode wird seit 1932 mit dem so genannten *Pearl-Index* bestimmt, der berechnet, wie viele Schwangerschaften in 100 Verhütungs-Frauenjahren eingetreten sind. Je kleiner diese Zahl, desto besser. Der so genannte *praktische Pearl-Index* gibt Auskunft darüber, wie Frauen/Paare tatsächlich mit einer bestimmten Methode zurechtkommen und wie gut sie im realen Leben vor einer ungewollten Schwangerschaft schützt. Gelegentlich wird auch ein *theoretischer Pearl-Index* angegeben, der zeigt, wie gut eine Methode bei dauerhafter fehlerfreier Anwendung schützt. Dies ist allerdings irreführend, weil sich die Sexualität der meisten Menschen nicht um die fehlerfreie Anwendung einer Methode dreht. Zum Beispiel das Tagezählen, also die periodische Abstinenz: ›theoretisch‹ ein Prozentsatz von 1 bis 9, aber ›praktisch‹ werden 25 Prozent der Frauen ungewollt schwanger.

Oder das Kondom: Der Prozentsatz von ungeplant schwangeren Frauen bei Kondomverwendung liegt ›theoretisch‹ bei 5, aber ›praktisch‹ bei 21. Deshalb sollte lediglich der aussagekräftige praktische Pearl Index beachtet werden.

Aber nicht nur die Fehleranfälligkeit der Methoden war ein Problem. Vor allem in den Jahren nach dem 2. Weltkrieg waren Kondome teuer und vergleichsweise dick, somit nicht wirklich *gefühlsecht*. Es sei außerdem in den Apotheken sehr beschämend gewesen, Kondome zu kaufen, wenn andere KundInnen anwesend waren, sagte eine Zeitzeugin.

Daher habe sie sich mit ihrem Mann folgendes Schema ausgedacht:

- In Woche 1 geht *sie* zu Apotheke A und kauft ein sündteures Kondom *fürs Wochenende*
- In Woche 2 geht *er* zu Apotheke B und kauft detto
- In Woche 3 geht *sie* zu Apotheke C und kauft detto
- In Woche 4 geht *er* zu Apotheke D und kauft detto
- usw. (d.h. alles wieder von vorne)

D.h. Sie ging nur jede vierte Woche in Apotheke A (und wahrte in ihren Augen somit ihr ›Image‹) und jede vierte Woche in Apotheke C.

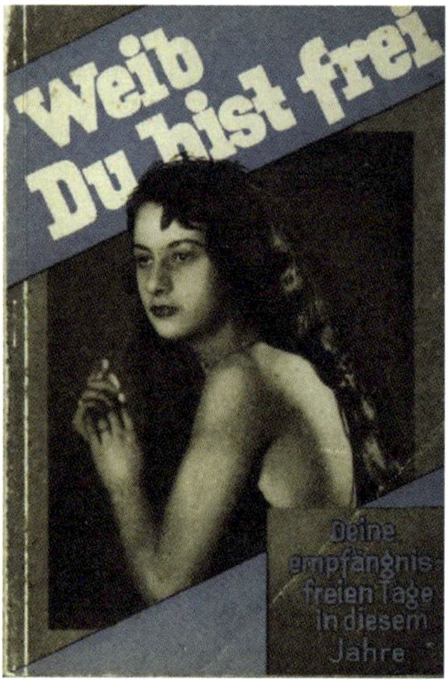

Abb. 23: Das Buch ›Weib Du bist frei. Deine empfängnisfreien Tage in diesem Jahre‹ aus dem Jahr 1930 war eines von unzähligen misslungenen Versuchen, der Fruchtbarkeit mit mythischen Ansätzen ›auf die Schliche‹ zu kommen. (https://www.muvs.org/media/pdf/weib-du-bist-frei-deine-empfangnisfreien-tage-in-diesem-jahre.pdf)

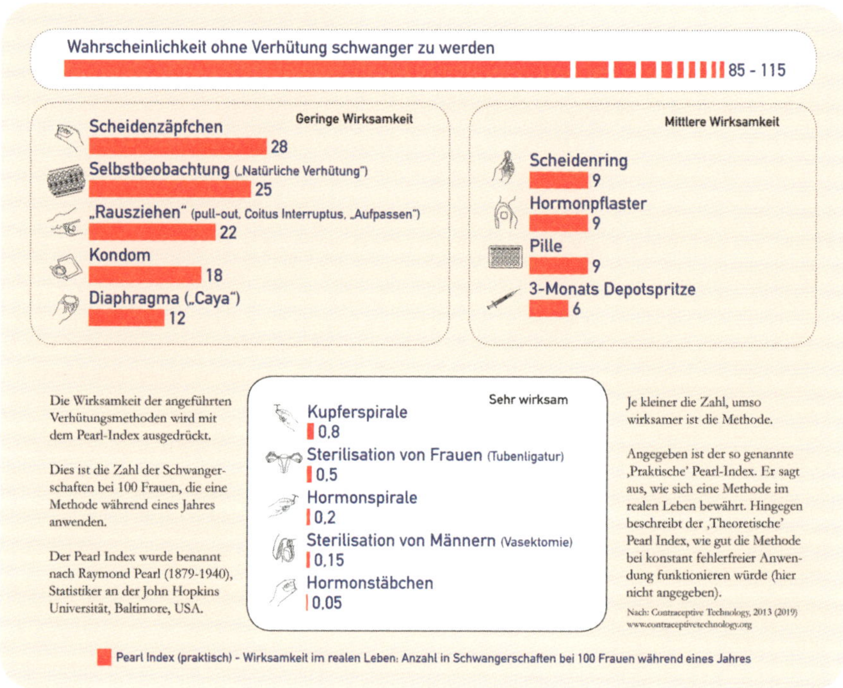

Abb. 24: Wirksamkeit verschiedener Verhütungsmethoden (Pearl Index)

Detto ihr Mann: Er ging nur jede vierte Woche in Apotheke B und jede vierte Woche in Apotheke D und hoffte, auf diese Weise ein Image als ›triebhafter Mensch‹ zu vermeiden.[4]

Weniger auffällig war der Versuch, eine ungewollte Schwangerschaft durch den Einsatz von Coca-Cola zu vermeiden. Anfang des 20. Jahrhunderts wurde das Erfrischungsgetränk direkt nach dem Verkehr gelegentlich als Scheidenspülung verwendet. Bis in die 50er Jahre fand die unverdächtige Soft-Drink-Flasche, wie auch andere kohlensäurehaltige Getränke, bei Teenagern nach kräftigem Schütteln als Schaumspülung Verwendung.

Die Anwendung war denkbar unpraktisch und obendrein wirkungslos. Studien haben gezeigt, dass weder Coca-Cola, noch Diet Coke, Pepsi oder ähnliche Produkte eine negative Wirkung auf Spermien haben. Erfahrungsberichte von Frauen sprachen von schmerzhaften Wochen im Anschluss an diese ›Notfallsmaßnahme‹: Kohlensäure plus Colaextrakt und Zucker bringt die natürliche Besiedelung der Scheide empfindlich aus dem Gleichgewicht; ein klebriges Gefühl, anhaltendes Jucken und Brennen sind die Folge.

Was angeblich unter jungen Mädchen als Geheimmittel weitergeflüstert wurde, hat unseres Wissens nur ein einziges Mal Eingang in die wissenschaftliche Literatur gefunden: *»Die sprudelnde Dusche direkt aus der Flasche eines weltweit verbreiteten kohlensäurehaltigen Getränkes wird häufig verwendet und ist spermientötend.«*[5]

Bis in die 1960er-Jahre waren Spülungen der Scheide und des Gebärmuttereingangs ein häufig angewandter Verhütungsversuch. Eile tat Not: Unmittelbar nach dem Liebesakt musste frau aus dem Bett springen und mit der Pritschlerei beginnen. Die Idee dahinter war, Spermien aus der Scheide herauszuspülen, bevor sie die Gebärmutter und die am Ende des Eileiters wartende Eizelle erreicht haben würden. Waren sie aber bereits in der Gebärmutter angekommen, nützte die Spülung nichts mehr, denn sie erreichte die Spermien nicht mehr und konnte daher die Befruchtung nicht verhindern.

---

4 https://muvs.org/de/themen/schicksale/1962-wie-haben-die-grosseltern-verhuetet/

5 Robert L. Dickinson: Techniques of Contraception Control, JAMA 123, 1946.

Die Lebenswelt der Frauen in den Medien

Wie weit waren die (verbotenen) Abtreibungen medial sichtbar? Die Online-Zeitungsdatenbank ANNO der Österreichischen Nationalbibliothek macht Medien jeglicher Herkunft, Orientierung oder Thematik digital auswertbar, also Laienpublikationen genauso wie technische oder pharmazeutische Zeitschriften, wenn sie mindestens 70 Jahre alt sind – also zurück bis ins Jahr 1954 –, und wenn die HerausgeberInnen/RechtsnachfolgerInnen zustimmen. Hinzu kommen weitere Medien, die freiwillig eine kürzerfristige Auswertung erlauben. Mit anderen Worten: Die Ergebnisse sind für unsere Untersuchung äußerst informativ, aber nicht repräsentativ, weil nicht vollständig.

Im ziemlich kompletten Überblick der Medien von 1945 bis 1954 plus der erwähnten *freiwilligen* Sammlung bis 31.12.1974 (Vortag der Fristenlösung) lässt sich 838-mal das Stichwort ›Abtreibung‹ finden, 198-mal ›Schwangerschaftsunterbrechung‹, 15-mal ›Schwangerschaftsabbruch‹ und 66-mal ›Engelmacherin‹, zusammen also 1117 einschlägige Berichte. 2667-mal taucht der Begriff ›Verhütung‹ auf, 19-mal ›Antibabypille‹, 485-mal ›Spirale‹. (Wenn ein gesuchter Terminus öfter als 1-mal in demselben Artikel aufscheint, wird dennoch nur 1-mal gezählt.) Als Einschränkung muss erwähnt werden, dass Begriffe wie ›Spirale‹ oder ›Verhütung‹ keineswegs nur im Bereich der Gynäkologie verwendet werden. Und schließlich zeigte sich bei der Untersuchung, dass Worte auch von OCR-Programmen falsch gelesen werden können, so ergab beispielsweise die Suche nach ›Kondom‹ zwar 13 Ergebnisse, doch fanden sich darin auch Lesefehler (z. B. ›London‹ und die Vogelart ›Kondor‹).

Im Verhältnis zur *tatsächlichen* Allgegenwart von Abtreibungen – noch im Jahr 1967 schätzte der Grazer Gynäkologe Herbert Heiss die jährliche Zahl auf 200 000 bis 300 000 und der Wiener Univ.-Prof. Hugo Husslein im Jahr 1971 immer noch auf 70 000 bis 100 000 – war also die *mediale* Präsenz dieses Themas minimal.

Dies sollte anhand einer von der Zielgruppe häufig gelesenen Publikation überprüft werden. Dazu eignete sich die Zeitschrift ›Die Frau und Mutter‹[1]. Sie trug den Nebentitel ›Zeitschrift für Kinderpflege und Erziehung sowie für Gesundheit in Haus und Familie‹ und erschien bis 1967, anfangs monatlich, später vierzehntägig. Im Gegensatz zur gleichnamigen Zeitschrift in Deutschland wurde sie nicht von der katholischen Kirche herausgegeben.

1 Herausgeber, Eigentümer und Verleger: Frau und Mutter-Verlag J. Lachner & Co. – Wien I, Kohlmarkt 11. Redaktion: Dr. Dorothea Littrow – Mode und Handarbeit: Josefine Steiner, Verantwortlich im Sinne des Pressegesetzes: Friedérike Rotter (Angaben aus dem Heft vom 24. August 1965)

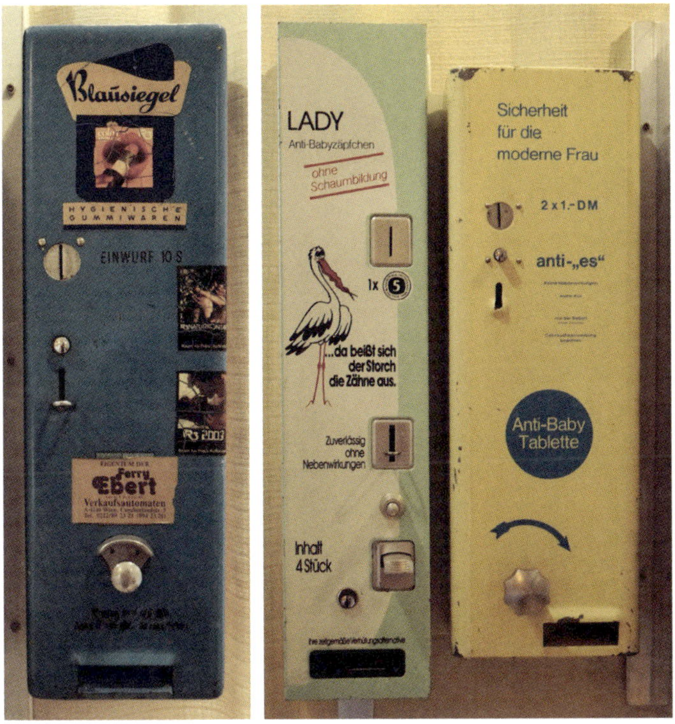

Abb. 25: Neben dem regulären Verkauf von Kondomen in Drogerien, Apotheken und Friseurläden gab es auch die anonyme Kaufmöglichkeit bei Kondomautomaten. Das Beispiel stammt von 1956. Außer Kondomautomaten gab/gibt es auch Verkaufsboxen für Scheidenzäpfchen, beispielsweise die Lady-Antibabyzäpfchen mit dem Werbespruch »Da beißt sich der Storch die Zähne aus«.

Mit welchen Themen wurden die Frauen darin konfrontiert oder eben nicht konfrontiert? Inwieweit spiegelte sich darin der Zeitgeist? Kochen, backen, nähen und handarbeiten waren erwartbare Themen in einer Frauenzeitschrift. Um es kurz zu machen: Verhütung kommt thematisch nie vor, ungewollte Schwangerschaft oder gar Schwangerschaftsabbruch werden nicht einmal am Rande gestreift, Aufklärung wird möglichst umgangen.

In den ersten Ausgaben nach dem Wiedererscheinen der Zeitschrift 1945 findet sich nur ein einziger Beitrag, in dem es nicht um konkrete, ›handfeste‹ Überlebensstrategien geht: Ein 2-Spalter mit der Überschrift »*Eine Frau sein…*« (Sich selbst ganz hingeben an die Aufgabe des Frauseins.)[2]

Diese Vermeidung des brisanten Themas Abtreibung ist deshalb erstaunlich, weil wie erwähnt, zu dieser Zeit in Österreich bereits eine offizielle Regelung bestand, um den vielen vergewaltigten Frauen trotz des gesetzlichen Verbotes einen Schwangerschaftsabbruch zu ermöglichen.

2 Frau und Mutter (FUM), September 1945, S 8.

Stattdessen unterstützte die redaktionelle Tendenz den Bereich Kinderwunsch und Babybetreuung: Im Jänner 1946 fragte ein Gedicht von Trude Steindl-Pittioni »*Warum ist mir kein Kind vergönnt?*«[3] Im Februar wurde dem Thema ›Die Förderung der Stillfähigkeit‹ viel Platz eingeräumt.[4] Im Mai desselben Jahres befasste sich ein Beitrag mit Menstruationsstörungen.[5] Im Jahr 1946 wurden rund 110 000 Kinder geboren, im Jahr darauf waren es knapp 130 000.[6] Zum Vergleich: Im Jahr 2023 wurden in Österreich 77 605 Kinder geboren.[7]

Aus dem Jahr 1947 findet sich nur ein einziger Beitrag, der Wissen zum Thema Schwangerschaft vermittelt: »*Sorge für das Werdende*«[8]. Die Autorin oder der Autor versteckt sich hinter den Initialen Dr. med. K. F.

Es dauert ein weiteres Jahr, bis endlich das Thema ›Aufklärung‹ angefasst wird: »*Soll ich meine Kinder aufklären?*«[9] Ein Autor namens ›Georg‹ plädiert für die Aufklärung, wenngleich sein (einziges) Ziel die Vermeidung einer unehelichen Schwangerschaft ist.

Zwar bekommen die Leserinnen im Jahr 1949 etwas mehr Informationen zu Geschlechtsthemen, aber nach wie vor geht es nicht um Abtreibung: »*Monatliche Beschwerden*«[10], »*Vierzigerinnen werden Mutter*«[11]. Im Juni erscheint ein Inserat »*Für die intime Damentoilette*«[12] (Werbung für Lysoform) und im September beginnt eine Werbekampagne für »*Rico Damenbinden – weich, hygienisch und antiseptisch*«[13].

Ein paar Jahre später (1956) hat sich zwar der Erscheinungsrhythmus der Zeitschrift verdoppelt, aber der kommunizierte Inhalt kaum verändert: Werbung für Tabletten gegen Frauenschmerzen[14], für Rico Damenbinden »*Kritische Tage ohne Frage*«[15], erstmals auch für Tampons »*Alle Frauen könnten glücklicher sein dank o.b. …*«[16], für das »*ideale weibliche Intimpflegemittel Gynal*«[17], für »*Das ideale Monatshöschen Hygetta*«[18] und für Klosterfrau Melissengeist »*In den kritischen Tagen der Frau*«[19].

3 FUM, Jänner 1946.
4 Univ.-Prof. Dr. med. August Reuss, Direktor der Wiener städt. Kinderklinik Glanzing, FUM, Februar 1946.
5 FUM, Juni 1946.
6 Bevölkerungsentwicklung in Österreich https://de.m.wikipedia.org/wiki/Datei:Bevoelkerungsentwicklung_in_Oesterreich.jpg (abg. 2024 10 02)
7 https://www.statistik.at/fileadmin/announcement/2024/05/20240528Demographie2023.pdf (abg. 2024 11 17)
8 FUM, Dezember 1947, S 11.
9 FUM, November 1948.
10 FUM, Jänner 1949, S 17.
11 FUM, April 1949, Nachdruck aus der Herald Tribune.
12 FUM, Juni 1949.
13 FUM, September 1949, S 20.
14 Trineral-Oval-Tabletten, FUM, 1. Jännerheft 1956.
15 FUM, 1. Jännerheft 1956, S 30.
16 FUM, 2. Februarheft 1956.
17 FUM, 2. Aprilheft 1956.
18 FUM 1956: 2. Jännerheft, 2. Februarheft, 1. Maiheft, 2. Maiheft, 1. Juliheft, 1. Augustheft, 1. Septemberheft, 1. Dezemberheft sowie http://www.biochemix.com/uploaded_files/products/GYNAL_WASHOXCQ.jpg (abg. 2024 11 17)
19 FUM, 1. Oktoberheft 1956.

An ›wissenschaftlicher Aufklärung‹ gibt es »*Ein neues Verfahren zur raschen Feststellung der Schwangerschaft*«[20] sowie »*Wechseljahre ohne Beschwerden – Hormonbehandlung wirkt sich günstig aus*« von Dr. med. A. V.[21]

Ein weiterer Zeitsprung, diesmal ins Jahr 1965: »*Frauen schätzen senta sehr*« … *denn sie lieben das Feine!*«[22], »*Statt sich quälen zu lassen Aspro bei Regelschmerzen*«[23], »*Mimosept Damenbinden*«[24], »*Camelia ›Perfecta‹*« (Binden)[25], sowie Werbung für Umstandskleider[26].

Die redaktionellen Beiträge des Jahres 1965 sind nicht weniger ›blauäugig‹: »*Trommelwirbel für das Anständige*«[27], »*Heiterer Alltag: Wie SIE es IHM sagt*«[28], »*Trost für Ängstliche: Mutter sein ist gar nicht schwer!*«[29] sowie »*Babypflege – auch die Väter machen mit*«[30]. Ein redaktioneller ›Splitter‹: Testverfahren für Schwangerschaft[31] sowie die Sensationsnachricht »*Ein neuer Beruf – Programmieren*« (augenscheinlich Firmen-gesponsert)[32].

Kein Wort über die Antibabypille, die im Mai 1962 in Österreich zugelassen wurde und – ohne rechtliche Grundlage – anfangs nur verheirateten Frauen mit mindestens 2 Kindern zugänglich war.

Anders in Großbritannien, wie die deutsche Frauenzeitschrift *Constanze* zu Beginn der Sechzigerjahre unter dem reißerischen Titel ›Schwangerschaftsverhütung durch Tabletten!‹ berichtete:

Constanze: »*Dürfen die englischen Ärzte diese Tabletten auch unverheirateten Frauen verschreiben?*«

Antwort der englischen Ärztin: »*Wenn zu uns ein Mädchen kommt, das aus irgendwelchen Gründen nicht heiraten kann, dürfen wir ihr die Tabletten in gewissen Fällen verschreiben. In den staatlichen Kliniken zur Geburtenplanung, die jetzt die schwangerschaftsverhütenden Pillen ausgeben werden, dürfte man (hingegen) wohl gewisse Einschränkungen machen.*«[33]

Constanze: »*Ist nicht ein starkes Herabsinken der Geburtenzahlen durch diese leicht anwendbare Art von Geburtenkontrolle zu befürchten?*«

Antwort: »*Es ist viel schlimmer, wenn die Frauen und Mädchen zu uns kommen, die schwanger sind und dies nicht gewünscht haben. Dann können wir Ärzte ihnen nicht mehr helfen. Auch nicht mit diesen neuen Pillen. Wenn die Tabletten halten, was sie versprechen, werden Abtreibungen verringert werden, wird letzten Endes un-*

20 FUM, 2. Aprilheft 1956, S 8.
21 FUM, 1. Juliheft 1956.
22 FUM, 3, 1965.
23 FUM, 20. April 1965.
24 FUM, 4. Mai 1965.
25 FUM, 15. Juni 1965.
26 FUM, 1. Juni 1965.
27 FUM, 13. Juli 1965, gezeichnet von ›Dorothea‹, vermutlich Dr. Dorothea Littrow.
28 FUM, 2. November 1965.
29 FUM, 2. November 1965.
30 FUM, 16. November 1965.
31 FUM, 23. März 1965.
32 FUM, 20. April 1965.
33 Constanze vom 28. November 1961.

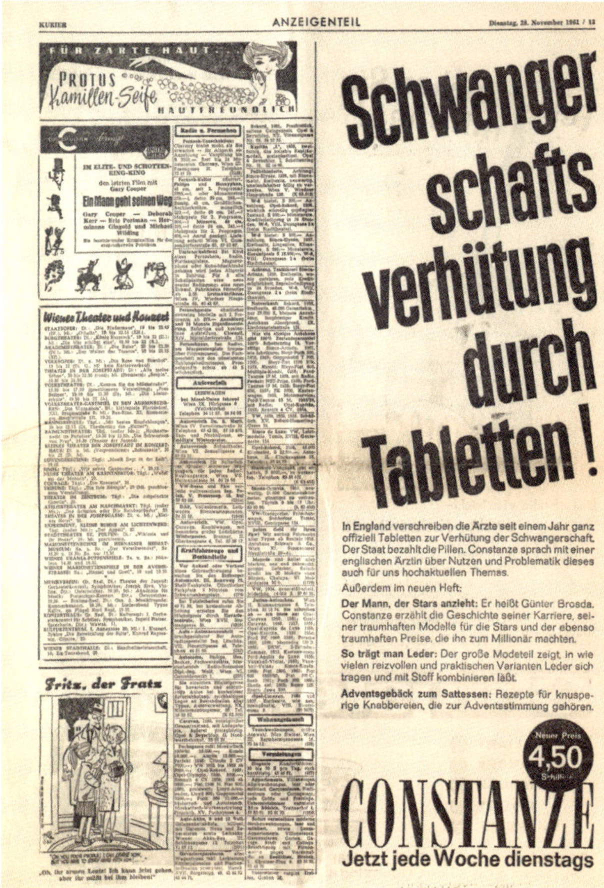
KURIER
ANZEIGENTEIL
FÜR ZARTE HAUT
PROTUS Kamillen-Seife
HAUTFREUNDLICH
Ein Mann geht seinen Weg
Wiener Theater und Konzert
Fritz, der Fratz
Schwangerschaftsverhütung durch Tabletten!
In England verschreiben die Ärzte seit einem Jahr ganz offiziell Tabletten zur Verhütung der Schwangerschaft. Der Staat bezahlt die Pillen. Constanze sprach mit einer englischen Ärztin über Nutzen und Problematik dieses auch für uns hochaktuellen Themas.
Außerdem im neuen Heft:
Der Mann, der Stars anzieht: Er heißt Günter Brosda. Constanze erzählt die Geschichte seiner Karriere, seiner traumhaften Modelle für die Stars und der ebenso traumhaften Preise, die ihn zum Millionär machten.
So trägt man Leder: Der große Modeteil zeigt, in wie vielen reizvollen und praktischen Varianten Leder sich tragen und mit Stoff kombinieren läßt.
Adventsgebäck zum Sattessen: Rezepte für knusperige Knabbereien, die zur Adventsstimmung gehören.
Neuer Preis
4,50
CONSTANZE
Jetzt jede Woche dienstags

Abb. 26: Inserat im Kurier vom 28. November 1961.

lauteren Kreisen das Handwerk gelegt werden. Und Babys werden nicht aussterben. Es gibt genug Mütter, die Kinder haben wollen und bekommen.«[34]

Die einzige echte ›Sensation‹ in der Zeitschrift *Frau und Mutter* war ein 2-teiliger Bericht »Aufklärung wann und wie?« im Jahr 1965. »*Die Zuschriften aus dem Leserkreis mehren sich, in denen um Rat und Unterstützung bei einem der schwierigsten Erziehungsprobleme gebeten wird. Wir haben darum einen unserer Mitarbeiter, Herrn Dr. Eric Weiser, gebeten, für FRAU UND MUTTER zu der Frage Stellung zu nehmen.«*[35]

Verhütung kommt darin weiterhin nicht vor, stattdessen diverse Warnungen, u.a. vor Sittlichkeitsverbrechern und Homosexualität. Eine nicht näher vorgestellte ›Frau Hilda‹ fasst zusammen: »*Unsere Kreatürlichkeit ist durch die Erbsünde schuldbelastet, darum gibt es keine völlig unbefangene Beantwortung solcher Fragen,*

34 Ebd.
35 FUM, 27. Juli 1965 und 10. August 1965.

und das ist gut. Das mag in vielen Ohren altmodisch klingen, doch mögen jene Allzumodernen sich vor Augen führen, in welchem Sittenchaos die Welt versänke, würde das Schamgefühl angetastet. Und wie bei allem anderen ist die Familie auch hier Keimzelle und Ausgangspunkt.«[36]

Gleich im 1. Jännerheft des Jahres 1967 begann eine mehrteilige Serie des (männlichen!) Arztes und Journalisten Hugo Glaser (1881–1976): *»Es ist nicht einfach, Frau zu sein«*. Der 86jährige Autor befasste sich mit Ehe und Schwangerschaft, Kindererziehung, weiblicher Berufstätigkeit und Klimakterium, mied aber alle ›anrüchigen‹ Themen. Über Sex (schlecht) und Eros (gut)[37] *predigte* eine Marie-Theres, und über die falsche Rücksicht auf die Meinung anderer Leute führte der 81-jährige deutsche Schriftsteller Walther von Hollander (1892–1973) das Beispiel eines versteckten – weil unehelichen – Kindes an.[38] Die erwähnenswerten Neuerungen des Jahres 1967 sind ganzseitige Werbung für ›zeitgemäße‹ Menstruationshygiene (o.B. Tampons)[39] sowie Hugo Glasers Bericht *»Was sind Östrogene?«*[40] zum Thema Klimakterium.

Die echten Berührungspunkte zum Thema ›Sex‹ erschließen sich nur den Wissenden: Inserate für Seife werben indirekt für den Einsatz als Verhütungsmittel (per Spülung unmittelbar nach dem Geschlechtsverkehr), vor allem aber für die Verwendung als Abtreibungsmittel. Auch die Desinfektions- und Reinigungsmittel ›Lysol‹[41] und ›Lysoform‹[42] wurden in verdünnter Form als Spülung eingesetzt, um die Spermien abzutöten. Die Anwendung verursachte in der Scheide Entzündungen, eventuell sogar Verbrennungen. Auch beim Auskochen von Kathetern oder anderen Abtreibungs-Instrumenten setzten die AbtreiberInnen gerne Lysoform als Desinfektionsmittel zu.[43]

Dazu sagte ein Gerichts-Sachverständiger 1965: *»Einem geübten Abtreiber gelingt es,* […] *den äußeren Muttermund zu fixieren und dann die betreffende Flüssigkeit einzuspritzen. Dabei muss es sich nicht immer um Seifenlauge handeln, es wird auch Lysol verwendet, es würde auch reines Wasser genügen.«*[44]

Anfang 1968 verschmolz die Zeitschrift ›Frau und Mutter‹ mit der Zeitschrift ›Neue Mode‹ und verschob dadurch ihren Schwerpunkt noch weiter weg von jedem möglicherweise anstößigen Thema.

36 FUM v. 24. August 1965.
37 FUM, Heft 6, 1967.
38 FUM v. 2. Mai 1967 (Heft 10), 34.
39 FUM v. 4. April 1967, S 18, und FUM v. 2. Mai 1967, 39.
40 Hugo Glaser, FUM Heft 7, 1967, S 18, und FUM Heft 8, 1967.
41 https://de.wikipedia.org/wiki/Lysol (abg. 2024 11 17)
42 https://shop.niendorf-reinigungsmittel.de/useruploads/files/SBlattSL/1593083.pdf (abg. 2024 11 17)
43 Dank an Sylvia Köchl für den ›Augenöffner‹ in ihrem Buch ›Delikt Abtreibung – Frauenarmut, ungewollte Schwangerschaften und illegale Abbrüche‹, 2024, 45 sowie 86.
44 WStLA, Serie 2.3.4.A11, Vr 3273/1965, Sachverständigen-Gutachten.

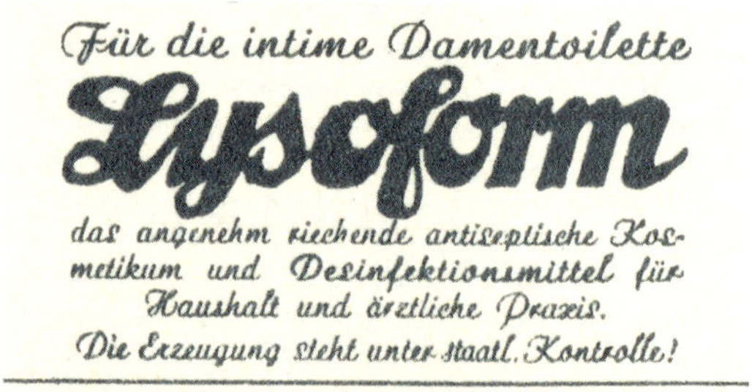
Für die intime Damentoilette
Lysoform
das angenehm riechende antiseptische Kos-
metikum und Desinfektionsmittel für
Haushalt und ärztliche Praxis.
Die Erzeugung steht unter staatl. Kontrolle!

Abb. 27: Lysoform wurde in verdünnter Form als Spülung eingesetzt, um die Spermien abzutöten. Beispiel aus FUM 6/1949.

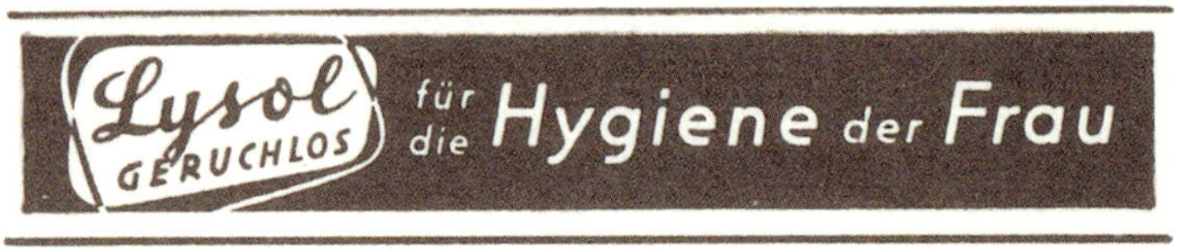
Lysol
GERUCHLOS
für die Hygiene der Frau

Abb. 28: Auch das ist eine unverfängliche Werbung, die nur die Eingeweihten verstanden. Beispiel aus FUM 2. Juliheft 1963, 35.

Eine (späte) Lücke der Sexualaufklärung wurde ab Herbst 1969 durch die deutsche Zeitschrift ›Bravo‹ ausgefüllt: In der Rubrik ›Was Dich bewegt‹ befasste sich der deutsche Arzt, Psychotherapeut, Autor und evangelische Religionslehrer Martin Goldstein unter dem Pseudonym ›*Dr. Sommer*‹ mit entsprechenden Fragen der Jugendlichen. Seit wann und wie häufig darin auch Fragen zu ›Abtreibung‹ behandelt wurden und werden, konnte vom Verlag auf unsere Nachfrage nicht beantwortet werden[45]. Auch laut Internet-Recherchen scheint das Thema kaum vorgekommen zu sein.

Im September 1969 ging die oben erwähnte Zeitschrift *Constanze* in der deutschen Frauenzeitschrift *Brigitte* auf. Sie begann bereits in den 1970er-Jahren kontinuierlich und intensiv mit der Diskussion von Verhütung und Schwangerschaftsabbruch. In mehreren großen Umfragen-Dossiers und Initiativen nützte sie die Power der großen Leserschaft. Plakative Beispiele sind etwa das Heft 7/1973, in dem die PolitikerInnen öffentlichkeitswirksam zu einer Reform des deutschen Abtreibungsparagrafen § 218 aufgefordert wurden, der 100 Jahre zuvor von Kaiser Wilhelm I. bei der Gründung des Deutschen Reiches 1871 eingeführt worden war. In Heft 4/1981 bat *Brigitte* ihre Leserinnen zu detaillierten Angaben über ihre Empfängnisverhütung. Rund 12 000 Fragebogen wurden ausgewertet. Zehn Jahre danach wurde mit ›Verhütung 91‹ eine weitere große Verhaltensstudie über Familienplanung, Sexualität und Partnerschaft vorgelegt.[46]

45 Anna Störmer: email v. 19. September 2024.
46 https://muvs.org/media/pdf/verhutung-der-dauerkonfilkt-zwischen-lust-und-verstand.pdf

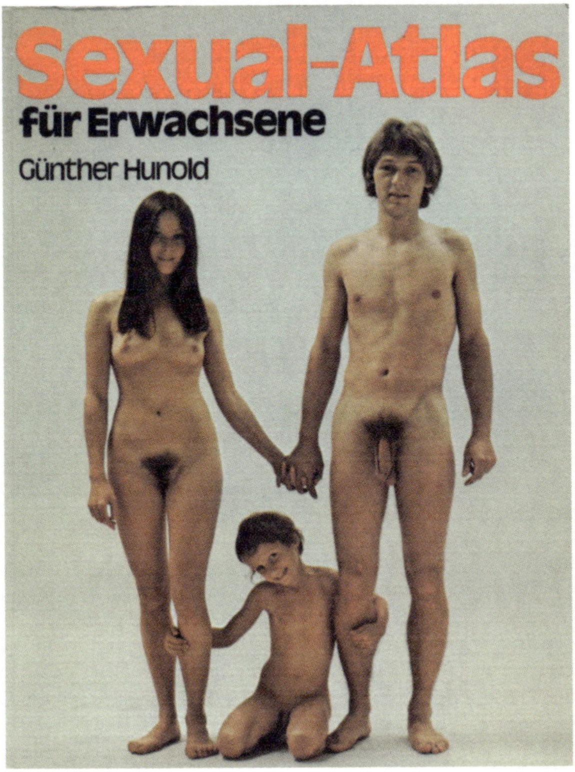

Abb. 29: Das Buch von Beate Uhse und Günther Hunold lieferte erstmalig Antworten zu allen Fragen der Sexualität.

Und dann gab es noch Ratgeber-Bücher – wenn sie denn erscheinen durften: Es war der Wunsch der erwähnten Beate Uhse (1919–2001), ein umfassendes, leicht verständliches und reichbebildertes Aufklärungsbuch für ihre Kunden zu verlegen. Zusammen mit Günther Hunold (* 1926), Leiter des Institutes für Sexualwissenschaft in München, verfasste sie 1971 ein Pionierwerk der Literatur, den *Sexual-Atlas für Erwachsene*. Dieses Buch lieferte Antworten zu allen Fragen der Sexualität. Die Themen wurden mit mehr als *»130 gestochen scharfen Farbfotos, zum Teil als Großaufnahmen,* […] *bis ins Detail (illustriert)…«*. Darunter waren die Entwicklung der Geschlechtsorgane, Liebespositionen und -techniken sowie ›unnatürliche‹ Sexualverhalten. Die Herausgabe dieses Werkes war lange Zeit unmöglich, denn es hätte als (verbotene) Pornographie gegolten. Der Mit-Autor Günther Hunold fungierte gewissermaßen als Schutzschild gegen behördliches Eingreifen.[47]

47 https://www.muvs.org/media/pdf/sexual-atlas-fur-erwachsene_zLKOOTv.pdf

Pionierinnen und Pioniere der Fristenlösung

Adelheid Popp (1869–1939)

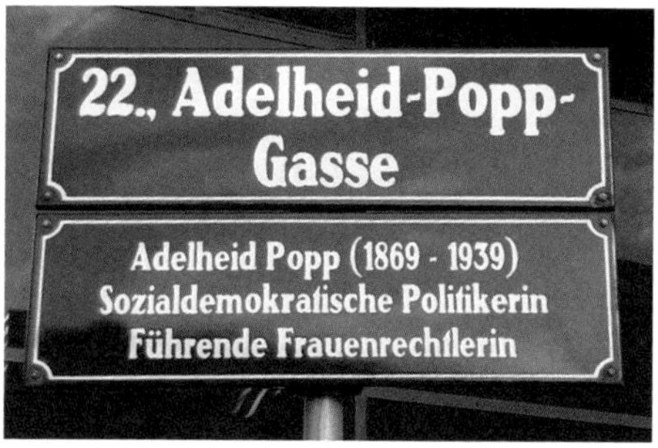

Bereits ab Anfang 1921 brachte sie gemeinsam mit Anna Boschek (1874–1957), Emmy Freundlich (1878–1948), Gabriele Proft (1879–1971), Amalie Seidl (1876–1952) und Maria Tusch (1868–1939) einen im Vergleich zur heutigen Fristenregelung viel klareren Vorschlag in den Nationalrat ein. Damit wollten sie die soziale Ungleichheit bekämpfen, wonach sich wohlhabende Frauen eine medizinische Begründung *kaufen* konnten, während Frauen aus den notleidenden Bevölkerungsschichten gebären mussten – ohne Möglichkeit ihre Kinder zu ernähren, zu kleiden und angemessen aufzuziehen.

Doch nicht einmal der parlamentarische Justizausschuss wollte sich mit diesen Fragen befassen. Sie konnten auch nicht erreichen, dass *abgesessene* Strafen durch Gnadenakte getilgt und unbescholtene Frauen dadurch rehabilitiert wurden – anders als bei DiebInnen, RäuberInnen und BetrügerInnen war dies nämlich nach einer Verurteilung wegen Abtreibung nicht möglich.

Viele ÄrztInnen verweigerten sogar bei Vorliegen einer medizinischen Notwendigkeit den Schwangerschaftsabbruch, weil sie fürchteten, selbst angezeigt/angeklagt/verurteilt zu werden.

Die Arbeiterzeitung berichtete: »*Die sozialdemokratischen Abgeordneten haben durch die Abgeordnete Adelheid Popp im Nationalrat einen Antrag eingebracht, der den Zwang zur Mutterschaft aufhebt. Bekanntlich erklärt das Strafgesetz die Fruchtabtreibung unter allen Umständen als strafbar. Die Schwangere, die die Abtreibung will, wird als Täterin, und jeder, der mitwirkt, als Mitschuldiger bestraft. Nur bestimmt das Gesetz, daß derjenige, der gegen den Willen der Schwangeren handelt, strenger bestraft wird. Der Antrag Popp verlangt nun, daß die Schwangere straffrei sei, wenn sie die Abtreibung in den ersten drei Monaten der Schwangerschaft vornimmt. Nimmt sie sie später vor, soll sie gestraft werden, aber nur wegen Vergehens*

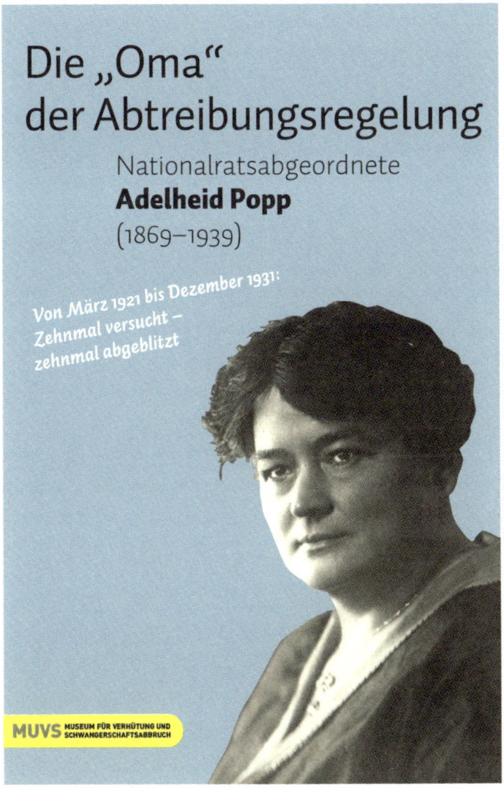

Abb. 31: Adelheid Popps Reden und die zugehörigen Gesetzestexte aus ihrem Kampf um eine liberale Abtreibungsregelung zwischen März 1921 und Dezember 1931. (https://www.muvs.org/media/filer_public/55/2d/552d370d-a8e7-4d89-b645-494b4f9e267a/popp-kern-web-2.pdf)

und nicht wie bisher wegen Verbrechens. Ebenso soll jeder gestraft werden, der mitwirkt, gleichgültig wann, wenn er kein Arzt ist, so daß der Rechtszustand folgender wäre: Die Abtreibung ist straflos, wenn sie von einem Arzt in den ersten drei Monaten vorgenommen wird. Die strengen Bestimmungen über die Abtreibung gegen den Willen der Schwangeren bleiben natürlich aufrecht. Der Antrag fordert auch die Beseitigung einer Ausnahmsbestimmung für unverheiratete Frauen. Die Unverheiratete, die niederkommt, wird nämlich bestraft, wenn sie keinen Beistand zur Geburt ruft oder die ohne Beistand erfolgte Geburt nicht innerhalb vierundzwanzig Stunden anzeigt. Da sich die Bestimmung nur gegen Ledige richtet, beweist sie schon, daß sie nicht unbedingt nötig ist, und als Ausnahmsbestimmung, der nur Unverheiratete unterworfen sind, hat sie natürlich keine Berechtigung.«[1]

1931 verlangten die weiblichen sozialdemokratischen Abgeordneten, dass die Kosten für den Schwangerschaftsabbruch bei vermögenslosen Schwangeren vom jeweiligen Spital bzw. der Krankenkasse zur Gänze oder zum Teil getragen würden. Auch dieses Verlangen wurde bis heute nicht erfüllt. Ein Schwangerschaftsabbruch – wie auch die Verhütung – muss nach wie vor von der Frau aus der eige-

1 *Arbeiterzeitung vom 29. Jänner 1921, 6.*

nen Tasche bezahlt werden. Weitere Initiativen waren durch die nachfolgenden politischen Umwälzungen auf lange Zeit unterbrochen.

1892 gründete Adelheid Popp mit Genossinnen die österreichische Arbeiterinnen-Zeitung und 1902 gemeinsam mit Therese Schlesinger (1863–1940) den Verein sozialdemokratischer Frauen und Mädchen – gegen erheblichen Widerstand der Parteispitze. 1918 wurde sie in den Parteivorstand der SPÖ und in den Wiener Gemeinderat gewählt. Im selben Jahr führte Österreich das aktive und passive Wahlrecht für Frauen ein (11 Jahre später als das für Männer). So konnten 1919 endlich auch acht weibliche Abgeordnete ins Parlament einziehen. Adelheid Popp sprach als erste Frau im Parlament. In ihren Aufsätzen und Reden befasste sich Adelheid Popp mit den ›klassischen‹ Frauenthemen: Reform des Eherechts, Liberalisierung der Abtreibungsparagrafen, gleicher Lohn für gleiche Arbeit. Sie führte einen erfolgreichen Feldzug gegen die Behörden in Nieder- und Oberösterreich, weil diese Wöchnerinnen pfänden ließen, die die Kosten für die Entbindung in der Gebärklinik nicht bezahlen konnten. *»Die Behörden wollten sich das vierwöchige Krankengeld aneignen, das den Wöchnerinnen zukam!«*

Aufgrund ihrer politischen Aktivitäten wurde sie von der Geheimpolizei bespitzelt, angezeigt, manchmal freigesprochen, manchmal eingesperrt. Anerkennung und Unterstützung erhielt sie von verdienten GenossInnen und VordenkerInnen der Partei, wie August Bebel (1840–1913), Viktor Adler (1852–1918) und Friedrich Engels (1820–1895).

Zehnmal hat sie im Hohen Haus eine Liberalisierung der Abtreibungsparagrafen versucht – zehnmal ließen die KollegInnen sie abblitzen: Die sozialdemokratische Nationalratsabgeordnete Adelheid Popp kann mit Recht als ›Oma der Abtreibungsregelung‹ bezeichnet werden.

Alfred Rockenschaub (1920–2017)

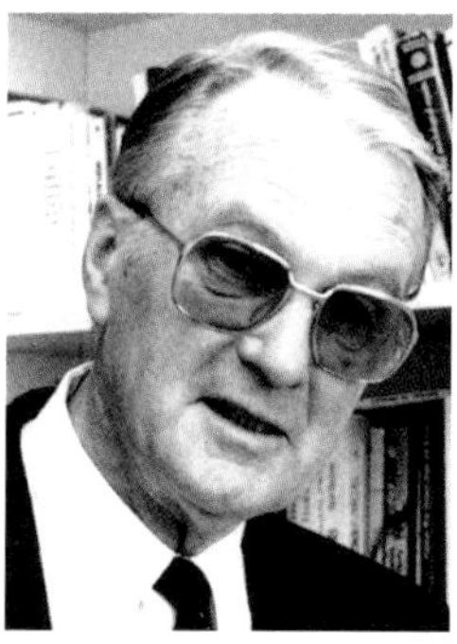

Der in Linz geborene Alfred Rockenschaub studierte in Wien, Berlin, Erlangen und Innsbruck. Seine Ausbildung in Gynäkologie und Geburtshilfe absolvierte er bei Prof. Tassilo Antoine an der 1. Universitätsfrauenklinik Wien und habilitierte sich

1961. Von 1965 bis zu seiner Pensionierung im Jahr 1985 war er Ärztlicher Leiter der Ignaz-Semmelweis-Frauenklinik der Stadt Wien und Lehrer an der Hebammenschule für Wien, Niederösterreich und das Burgenland. Ihm unterstanden 25 ÄrztInnen, 125 Krankenschwestern/Hebammen/SozialarbeiterInnen und PsychologInnen. Das Spital verfügte über 180 Krankenbetten (bis 1975) bzw. 90 Krankenbetten (nach Einführung des Rooming-in). Bis 1990 war er außerdem Leiter des Ludwig-Boltzmann-Institutes (LBI) für Geburtenregelung und Schwangerenbetreuung (gegründet 1976). Im Lauf seiner Tätigkeit war er für 44 500 Geburten verantwortlich.

Rockenschaub gilt als ›Vater‹ der Fristenlösung in Österreich: Im Zuge der Diskussion über die Novellierung des österreichischen Strafrechtes konnte er die maßgeblichen Politiker durch seine Erfahrungen als Gynäkologe davon überzeugen, dass Frauen am besten selbst über ihre Fruchtbarkeit entscheiden können und dass sich der Staat zurückhalten sollte und insbesondere Strafbestimmungen sinnlos seien.

Auch in den Folgejahren berichtete er von der Zwischenkriegszeit, in der es in Wien um 50 % mehr Frauen in gebärfähigem Alter gegeben habe als Anfang der 1990er-Jahre, aber nur 10 000 Geburten pro Jahr; und das ohne Anti-Baby-Pille. Anfang der 1990er seien es dann wieder 20 000 Geburten gewesen. »*Wo sind die Schwangerschaften damals hingekommen? Die sind alle abgetrieben worden.*«

In weiterer Folge schilderte er, wie diese Abtreibungen vorgenommen worden waren: Oft von den Frauen selbst, mit Stricknadeln, im vierten oder auch fünften Schwangerschaftsmonat. Oder auch von ÄrztInnen, die nicht gut genug ausgebildet oder erfahren genug waren, sodass es vorkam, dass sie unabsichtlich Teile der Gebärmutter oder auch der Milz mitentfernten. Abtreibungen seien damals oft bis zum siebenten Monat durchgeführt worden. Die durchführenden ÄrztInnen hätten sich gegenseitig gedeckt, die betroffenen Frauen hätten bei Befragungen alles geleugnet. Laut Rockenschaub hatten ihm Frauen, die vor 1938 im gebärfähigen Alter gewesen waren, bei Aufnahme ihrer Krankengeschichte von bis zu 20 Schwangerschaftsabbrüchen berichtet.[2]

Zitat Rockenschaub: »*Eine Frau zu einer für sie prekären Schwangerschaft zu zwingen, ihr Leben tiefgreifend zu ändern, ist das Paradebeispiel tiefgreifender Gewaltanwendung gegen Frauen.*«[3]

Damit trug er dazu bei, dass die für Österreich ursprünglich geplante Indikationenlösung (bei der Frauen einen gesetzlich tolerierten Grund = ›Indikation‹ für einen Abbruch vorbringen müssen) verlassen und die Fristenregelung angestrebt wurde, nach der Frauen bis zu einer festgelegten Frist einen Abbruch straffrei ohne Angabe von Gründen durchführen lassen können. Dies wurde in Österreich per 1. Jänner 1975 eingeführt. Im Oktober 1976 konnte Rockenschaub erste Zahlen vorlegen, wonach die liberalere Regelung der Fristenlösung nicht zu einem Geburtenrückgang geführt hatte.[4]

2 Lisa Maria Krautgartner: Die Entwicklung der Regelung des Schwangerschaftsabbruchs im Zuge der deutschen Wiedervereinigung, Diplomarbeit Linz, 2018, sowie Sabine Fisch: Eine ganz normale Entscheidung, Diplomarbeit Wien, 2000.
3 Antifrauenpolitik, Profil Nr. 32 v. 4. August 1997.
4 Arbeiterzeitung v. 16. Oktober 1975.

Johanna Dohnal (1939–2010)

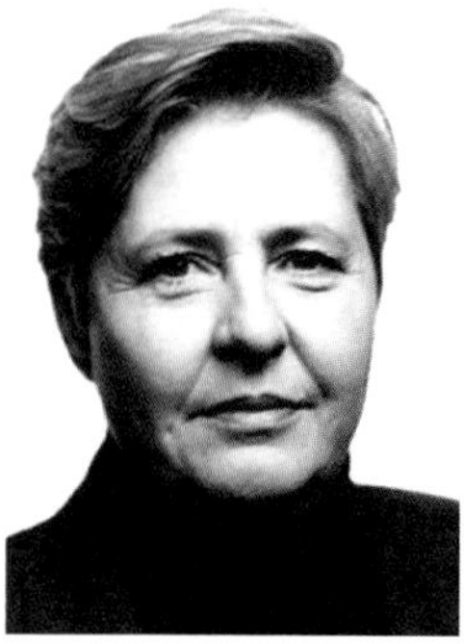

Als Johanna Dohnal (1939–2010) im Jahre 1979 zur Staatssekretärin für Frauenfragen ernannt wurde, schien ihre Ernennung (und die von vier weiteren Staatssekretärinnen) »*ein billiger, weil schlecht ausgestatteter und dotierter Befriedungs- und Integrationsversuch der im Aufbruch befindlichen (jungen) Frauen von Seiten der SPÖ*« zu sein, schrieb die Historikerin Gabriella Hauch in einer Festschrift. Dass Dohnal keine Alibifunktion erfüllen würde, hätte allerdings bekannt sein müssen: Die Tochter einer Fabrikarbeiterin war das Kämpfen für Gerechtigkeit gewöhnt. Sie trat bereits mit 16 Jahren der SPÖ bei, begann bei den Wiener Kinderfreunden und als Schriftführerin ihrer Sektion in Penzing, 1969 bestellte man sie zur Bezirksrätin, 1972 zur Wiener Frauensekretärin, 1973 zur Landtagsabgeordneten und Gemeinderätin in Wien. 1974 wurde sie in das Bundesfrauenkomitee gewählt.

An der heiß umkämpften Legalisierung des Schwangerschaftsabbruches 1974 war sie wesentlich beteiligt. Ihr ist es mitzuverdanken, dass wir die heute geltende ›Fristenregelung‹ haben, wonach die Schwangerschaft innerhalb von drei Monaten ab Einnistung abgebrochen werden darf – unabhängig von den persönlichen Gründen für die Entscheidung. In anderen Ländern ist hingegen eine so genannte *Indikationenlösung* in Kraft, die Frauen dazu zwingt, sich zu rechtfertigen und notfalls ein gesetzlich akzeptiertes Motiv zu ›erfinden‹.

Dohnals Aufstieg ging weiter: 1987 wurde sie SPÖ-Bundesfrauenvorsitzende und von Dezember 1990 bis April 1995 war sie erste Frauenministerin Österreichs. Auch nach ihrer Pensionierung kämpfte sie gegen Fehlendes und Ungerechtes, oft sogar gegen Widerstand aus ihrer eigenen Partei. Beispielsweise für die Kostenübernahme von Verhütung[5] und Abbruch durch die Krankenkasse, die in Österreich noch immer nicht erfolgt – ›einmalig‹ in Westeuropa; im Gegensatz dazu übernehmen die Krankenkassen Kosten für ›Freizeitvergnügungen‹, die Männer betreffen. »*Die Kenntnis von den Funktionen und Fähigkeiten der eigenen Leiblichkeit gehört zum elementarsten Wissen jedes Menschen*«, sagte Johanna

5 OTS0026 5 II NVP001 v. 21. November 1990.

Dohnal bei einem Kongress im Jahr 1988. Wer es verhindert oder verabsäumt, das entsprechende Wissen zu vermitteln, mache sich einer ›Unterlassungssünde‹ schuldig.

Zu ihrem Siebzigsten schrieb eine spätere Nachfolgerin im Amt der Frauenministerin, Dohnal habe als erste Politikerin klar gemacht, dass Frauen die gleichen Rechte, der gleiche Anteil an der Macht und der gleiche Anteil an Wohlstand zustehe wie Männern. Auch Zorn und Unmut anderer hätten sie nicht davon abgehalten, Rollenklischees, mangelnde Gleichstellung im privaten und öffentlichen Bereich sowie fehlende soziale Sicherheit anzuprangern.

Die ›Zeit danach‹ – Der Umgang mit Abtreibungen seit der Fristenlösung (1975)

»*In den 1970er Jahren wurde das* [noch aus der Monarchie stammende in vielerlei Aspekten veraltete, Anm. d. A.] *österreichische Strafrecht einer fundamentalen Reformierung unterzogen. Im Zentrum standen vor allem Themen, die* [nach Ansicht des Staates, Anm. d. A.] *moralische Vorstellungen berührten. Insgesamt orientierte sich das neue Strafrecht nicht mehr am Vergeltungsprinzip, sondern verstärkt am Zweck des Strafens als Prävention.*«[1]

»*Die erfolgte Entrümpelung und Entmoralisierung des Strafrechtes betraf u. a. die Landstreicherei (Abschaffung der Strafbarkeit), den Schwangerschaftsabbruch (Lockerung durch Fristenlösung) sowie die Prostitution (Abschaffung als Strafbestand).*«[2]

25 Jahre später: »*Obwohl sich an der rechtlichen Situation zum Schwangerschaftsabbruch seit 1975 nichts geändert hat, ist die Fristenlösung sowohl in gesellschaftlicher, rechtlicher, politischer als auch in medizinischer Hinsicht ein sensibles Thema geblieben*«, schrieb die österreichische Politikwissenschafterin Irene Tazi-Preve.[3]

Entsprechend einer Agenturmeldung wurde bereits von Jänner bis März 1975 die Zahl von 674 Schwangerschaftsabbrüchen in denjenigen Wiener Krankenanstalten durchgeführt, die sich der Fristenlösung verpflichtet fühlten: die Semmelweis-Klinik, das Wilhelminenspital und die Rudolfstiftung. Allerdings erreichten sie damit bereits ihre Kapazitätsgrenze. Der Wiener Gesundheitsstadtrat Alois Stacher (1925–2013) bemühte sich daher um eine Erweiterung dieser Abteilungen. Die übrigen Krankenhäuser der Gemeinde Wien (AKH, KH Lainz, Elisabeth-Spital, Franz-Josef-Spital, Frauenklinik Gersthof) führten hingegen nur (sehr wenige) Schwangerschaftsabbrüche im Sinne einer von ihnen nicht näher definierten ›Indikationenlösung‹ durch.[4]

Sehr unterschiedlich sind die Erfahrungen von Zeitzeuginnen, die kurz nach Einführung der Fristenlösung zum Schwangerschaftsabbruch kamen. Viktoria

1 https://hdgoe.at/strafrechtsreform (abg. 2024 10 24)
2 Heidemarie Zachoval: Der österreichische Strafvollzug in Zahlen von 1964 bis 1992, Diss Wien1996, 18.
3 Irene M Tazi-Preve, Josef Kytir: Schwangerschaftsabbruch – Gesellschaftspolitische Aspekte und empirische Befunde, SWS-Rundschau 4/2001, 435-458, hier 456.
4 674 Schwangerschaftsunterbrechungen, APA 0155 vom 7. März 1975.

Kriehebauer (* 1943)[5] erlebte in der privaten Klinik am Fleischmarkt eine befreiende und offene Atmosphäre, wogegen Berichte aus anderen Häusern zeigen, wie Krankenschwestern gegenüber den Patientinnen ihre ablehnende Einstellung der ›aufgezwungenen‹ Eingriffe erkennen ließen.

1975 sprach der ÖVP-Pressedienst von jährlich 13 000 Abtreibungen allein in Wien und berief sich auf Schätzungen von »*mehreren* [ungenannten] *Vorständen von gynäkologischen Kliniken in Wien und Umgebung*«. Diese wären »*übereinstimmend* [der] *Ansicht, dass die Fristenlösung zu einer weiteren Verminderung des ohnehin geringen Geburtenüberschusses in Österreich führen werde*«.[6]

Dem widersprach wenige Monate später der Wiener Gynäkologe Alfred Rockenschaub (1920–2017), Leiter der Ignaz-Semmelweis-Frauenklinik in Wien: »*Über die Auswirkungen der Fristenlösung auf die Geburtenrate kann derzeit überhaupt noch keine Aussage gemacht werden.* […] *Der Verlauf der Geburtenrate ist in den Bundesländern, in denen von den Behörden und Ärzten das Gesetz über den Schwangerschaftsabbruch missachtet wird, nicht anders als in Wien.*«[7]

In den Jahren 1927 bis 1937 oder 1947 bis 1957 habe es, ohne Pille und ohne legalisierten Schwangerschaftsabbruch, ähnliche Schwankungen gegeben.[8]

Hingegen warnte der Neuropädiater Andreas Rett (1924–1997), 1975 Chef der Abteilung für Kinder mit Entwicklungsstörungen am Neurologischen Krankenhaus Rosenhügel: »*Je früher nach einem Abortus eine neuerliche Empfängnis stattfinde, desto grösser sei die Gefahr einer Schädigung des Kindes.*«[9] Wie wir heute wissen, war diese Annahme falsch: Ein Abbruch hinterlässt keinerlei Spuren und hat keinerlei Auswirkungen auf die Fruchtbarkeit oder die nächste Schwangerschaft. Ganz im Gegenteil wissen Frauen nach einem Abbruch zumindest sicher, dass sie schwanger werden können, zumindest mit diesem Partner. Etwa 2 Wochen nach einem Abbruch haben sie den nächsten Eisprung und können sofort wieder schwanger werden.

1977 war die Fristenlösung ein Schwerpunktthema des 22. Internationalen Ärzte-Fortbildungskongresses in Bad Gastein. Dort behauptete Hugo Husslein (1908–1985), Vorstand der II. Universitäts-Frauenklinik Wien, dass durch die Fristenlösung »*die erfolgreich angelaufene Beratung der Bevölkerung über Familienplanung und Empfängnisverhütung zunichte gemacht werde.*«[10] Dabei waren gerade erst im Rahmen der Fristenlösung österreichweit kostenlose Familienberatungsstellen eingerichtet worden.

Im selben Jahr veranstaltete die Österreichische Gesellschaft für Kinderheilkunde ein internationales Symposion über Geburtenrückgang in Wien. Obwohl sich Kurt Baumgarten (1926–2021), Primarius der geburtshilflich-gynäkologischen Abteilung des Wilhelminenspitals, als Anhänger der Fristenlösung bezeichnete,

5 Viktoria Kriehebauer: Pers. Mitteilung v. 29. Oktober 2024.
6 Bevölkerungsentwicklung in Österreich beängstigend, APA 0206 vom 1. April 1975.
7 Parteiaussendung: Fristenlösung und Geburtenrate, APA 0241 vom 28. April 1975.
8 Ebd.
9 Gehirngeschädigte: Neue Anstalt auf dem Rosenhügel eröffnet 1, APA 0145 vom 5. Juni 1975.
10 Ärzte diskutieren Fristenlösung, APA 0115 vom 17. März 1977.

empfahl er bei dieser Veranstaltung Schwangerschaftsabbrüche nur in Spitälern, dafür kostenlos und mit einem zweitägigen Krankenstand verbunden.[11]

Wie bereits erwähnt, scheuten die meisten der Betroffenen Spitalsaufenthalt und Krankenstand, weil sie die Beendigung ihrer Schwangerschaft ohne Wissen von Partnern/Familie/FreundInnen/NachbarInnen/ArbeitgeberInnen vornehmen wollten.

Auf diese Scheu der Frauen vor dem Gang ins Spital machte dann Rockenschaub ein Jahr später beim Symposion der Gesellschaft für Angewandte Sozialmedizin und Schwangerenhilfe aufmerksam: Seiner Beobachtung nach gingen in Wien noch immer rund zwei Fünftel der Frauen in teure Privatpraxen (bis zu 10 000 österreichische Schillinge pro Eingriff[12]), in den Bundesländern wären es sogar noch mehr.[13]

Konfessionell geprägte Ärzte kritisierten die Fristenlösung auch noch fünf Jahre nach ihrer Einführung, wie zum Beispiel Heribert Berger (1921–1999), Chef der Innsbrucker Kinderklinik. Er bezeichnete sie als ›menschliche Katastrophe‹. Seiner Ansicht nach würden in Österreich *»pro Jahr mehr Kinder abgetrieben als zur Welt kommen. In Tirol werden im Jahr nicht einmal mehr 8000 Kinder geboren. Aber nicht allein die Zahl sei erschreckend, sondern auch die Art, wie die Kinder getötet würden, sei furchtbar.«*[14] Dazu ein Blick auf die Wortwahl: Ob Berger die *Embryonen* bzw. *Föten* tatsächlich ›Kinder‹ nannte oder ob es sich dabei um eine journalistische Interpretation handelte, ist unklar. Auch die Plattform ›Ärzte für das Leben‹ war der Meinung: *»Abtreibung ist Mord und bleibt Mord, auch wenn dieser Mord – wie derzeit in Österreich – dreihundertmal täglich mit Billigung des Gesetzgebers verübt wird.«*[15] Folglich verlangte deren Obmann, der Anatomiedozent Johann Wilde, die ersatzlose Streichung des Fristenlösungsgesetzes. Es blieb nicht bei Demonstrationen und sogenannten Sühnewallfahrten, sondern es kam auch wiederholt zu Attacken gegen ÄrztInnen, die in ihrer Praxis Schwangerschaftsabbrüche durchführten, sowie zu Störungen der SPÖ-Maifeiern.[16]

11 Prim. Baumgarten für Änderung der Fristenlösung, APA 0196 vom 19. November 1977.

12 Umgerechnet auf heutige Währung beliefen sich die Kosten auf etwa € 2060, bei Berücksichtigung des Kaufkraftverlusts sogar auf das Doppelte. Der wöchentliche Durchschnittslohn lag im Jahr 1976 bei 2502 Schilling. URL: https://unsere.arbeiterkammer.at/5-kapitel-die-70er-und-80er/ (abg. 21.11.2021).

13 Abtreibungen: Aufklärung noch immer kaum wirksam 1, APA 0182 vom 17. Oktober 1978.

14 Prof. Berger: Fristenlösung »Menschliche Katastrophe«, APA 0125 vom 13. März 1980.

15 Ärzte-Plattform verlangt Abschaffung der Fristenlösung, APA 0170 vom 18. April 1980.

16 Kundgebung um die Fristenlösung 2, APA 0148 vom 28. Dezember 1980; Kundgebung auf dem ›Hügel der ungeborenen Kinder‹, APA 072 vom 28. Dezember 1981; Demonstration der ›Plattform Ärzte für das Leben‹, APA 0108 vom 1. Mai 1982.

Die Anzahl der Geburten betrug laut Statistik Austria hingegen im entsprechenden Jahr 89 234.

Gegen diese »*verantwortungslose Art des Umgangs mit unrealistischen Abtreibungszahlen*« wehrten sich die Vorstandsmitglieder der Österreichischen Gesellschaft für Familienplanung, Marianne Springer-Kremser (* 1940, Ärztin und Psychotherapeutin), Elisabeth Jandl-Jager (* 1948, Psychoanalytikerin und Psychotherapeutin) sowie der Gynäkologe Adolf Beck (* 1939)[17]: Vielmehr sei von einer Größenordnung von ca. 15 000 Schwangerschaftsabbrüchen auszugehen.

1984, also neun Jahre nach Einführung der Fristenlösung, zog Alfred Rockenschaub Bilanz:

»*Es ist von einer ›Fristenregelung‹, nicht aber von einer ›Fristenlösung‹ die Rede. Von einer ›Lösung‹ sind wir leider noch weit entfernt.* [...] *In Österreich kommt weiterhin auf eine Geburt eine Schwangerschaftsunterbrechung* [sic!]. [...] *In den vergangenen zehn Jahren hat sich am ›Verhütungsverhalten‹ der Österreicher nichts geändert.* [...] *Positiv ist* [aber], *daß die Frauen nicht mehr mit Gefängnisstrafen rechnen müssen.*«[18]

Ähnlich wie schon bei der Darstellung zur Fristenlösung erwähnt, erhielten auch bei der Einführung der Methode des medikamentösen Schwangerschaftsabbruchs im Jahr 1999 die Wortmeldungen von Vertretern politischer, religiöser und ideologischer Bewegungen die hauptsächliche (mediale) Aufmerksamkeit.

Eine wiederaufgeflammte Diskussion im Sommer 2011 kommentierte die Journalistin Barbara Tóth: »*Die Beiträge stammen von Männern, sind hochemotional und drehen sich alle um die Frage, wieviel Entscheidungsmacht Frauen über den ›Bauch‹ in den ersten Lebensmonaten haben dürfen.*«

Sie beobachtete weiter, »*dass es vor allem Männer sind, die sich als Richter über ungeborenes Leben gerieren.*«[19] »*Wenn sich Männer zu dem Thema Schwangerschaftsabbruch in Österreich öffentlich äußern, dann vertreten sie meist als Abtreibungsgegner, kirchliche Amtsträger, (konservative) Politiker oder Vertreter der Väterrechtsbewegung bestimmte Interessen und religiöse oder politische Positionen.*«[20] Man kann es auch anders interpretieren: VertreterInnen des Staates wollen fast immer, dass der Staat entscheidet. Und das sind in der Mehrzahl eben Männer.

17 Schwangerschaftsabbruch: »Keine Meldepflicht – Keine Zahlen«, APA 0071 vom 5. Februar 1984.
18 Rockenschaub: Die Fristenlösung ist eine halbe Sache 1, APA 0044 vom 17. Februar 1984.
19 Barbara Tóth: Kommentar in: Falter v. 10. August 2011, zit. nach Florian Hahn, Diplomarbeit 2012, 5.
20 Ebd.

Zahlen, Zahlen, Zahlen

Von Strafprozessen seit dem Inkrafttreten der Fristenlösung liegt erst wenig auswertbares Material vor, denn es dauert lange bis alte Gerichtsakten in die Archive transferiert und dort erfasst und bearbeitet werden können.

Eine gute allgemeine Quelle ist aber die Datenbank der Austria Presse Agentur: Vom 1. Jänner 1955 bis jetzt lassen sich 2500 Meldungen zu den Stichworten »Fristenlösung, Abtreibung, Schwangerschaftsabbruch, Schwangerschaftsunterbrechung« auffinden, am Häufigsten aus den Jahren der Nationalratswahlen 1979, 1990 und 1999. Auch jetzt noch (2024) gibt es jährlich 20 bis 35 (Wort-)Meldungen zu diesem Thema.

Ein populärer ›Dauerbrenner‹ seit der Einführung der Fristenlösung ist der politische Ruf nach Statistiken – bis heute. GegnerInnen der Fristenlösung haben die mechanistische Vorstellung, man könne die meisten Frauen zum Austragen ihrer Schwangerschaft überreden, wenn man den Grund für ihren Wunsch nach einer Abtreibung kenne und diesen dann korrigiere. Allerdings sind die Antworten auf Befragungen häufig falsch, weil Frauen das angeben, was sozial erwünscht ist und womit sie die unangenehme Situation am schnellsten beenden. Die wahren Gründe liegen fast immer im privaten Lebensbereich und sind einer Intervention von außen nicht zugänglich. Und obwohl die Antworten bekanntermaßen nicht überprüfbar sind, hat es doch viele Jahre und viele verzweifelte Versuche gegeben, bis diese Erkenntnis allgemein anerkannt wurde. So versuchte etwa die erwähnte Untersuchung im Jahr 1982 – also 5 Jahre nach Einführung der Fristenlösung –, erstmalig direkt von Frauen durch Fragebögen Informationen zu erhalten. Jedoch: Nur ganz wenige Frauen bekannten sich zu einer Abtreibung. Danach wären es nur 1000–2000 Abbrüche pro Jahr gewesen.[21]

Am 1. August 1973 berichtete die Kronen Zeitung über eine Teilumfrage in Österreichs Kleinstädten und Landgemeinden, die der Gynäkologe Rudolf Slunsky gemeinsam mit Anton Burghart, Soziologe der Hochschule für Welthandel, durchgeführt hatte. Und obwohl es damals ungefähr so viele Abtreibungen wie Geburten gab, bekannten sich nur sehr wenige Frauen dazu. Danach hätte *»selbst in ländlichen Regionen, wo die Religion noch einen höheren Stellenwert als in der Stadt besitzt, jede fünfte Frau abgetrieben«*.[22]

Zwar gibt es in anderen Ländern West-Europas ein Meldesystem und offizielle Statistiken zum Abbruch, doch sind einige davon wenig aussagekräftig, weil sie nur auf den Meldungen der ÄrztInnen beruhen und diese lediglich einen Bruchteil der tatsächlich durchgeführten Eingriffe melden, selbst bei bestehender Meldepflicht. Die Erklärung ist denkbar einfach: ÄrztInnen scheuen den bürokratischen Auf-

21 Alois Haslinger: Uneheliche Geburten in Österreich. Historische und regionale Muster, Demographische Informationen, 1982, 2–34.

22 Anton Burghardt, Rudolf Slunsky: Die Abtreibung – ein soziomedizinisches Phänomen. Österreichische Gesellschaft für Wirtschaftssoziologie, 1973, zit. n. Gabriele Melischek: Die Diskussion um den § 144 in den Medien, Vortrag am 25. 10. 2019, ÖAW.

wand, der weder für die Patientinnen noch für die/den ÄrztIn Nutzen bringt und noch dazu unbezahlt ist. Darüber hinaus ist es auch nicht überprüfbar, ob ein/e ÄrztIn gemeldet oder eben nicht gemeldet hat.

Zum Vergleich: Das Robert-Koch-Institut in Deutschland hat die Zuverlässigkeit von ÄrztInnen bei der ebenfalls verpflichtenden Meldung von sexuell übertragbaren Infektionen – etwa Syphilis – untersucht und festgestellt: »*Bei der Bewertung dieser Meldedaten muss mit einer Dunkelziffer nicht gemeldeter Fälle in einer Größenordnung von etwa 90 % gerechnet werden.*«[23]

Die einzige Möglichkeit, einigermaßen vollständige und brauchbare Statistiken zum Abbruch zu erhalten, wäre die Auswertung der Krankenkassen-Daten, sofern alle Frauen in diesem Land eine Kostenübernahme bekommen, wie z. B. in Frankreich. Da Österreich jedoch das einzige Land in West-Europa ist, in dem Frauen einen Abbruch selbst bezahlen müssen, gibt es hierzulande nicht ansatzweise eine Grundlage für die Erhebung einer bundesweiten Statistik.

Hinweise auf die Anzahl an Abbrüchen gibt es dennoch. Beispielsweise die Auswertung der Gynmed Ambulanz an der Salzburger Landesklinik[24] oder die Österr. Verhütungsreports.

(www.verhuetungsreport.at)

Selbstbestimmung statt Pseudo-Hilfe

Österreich liegt mit aktuell 25–30 0000 Abbrüchen pro Jahr unter den Ländern mit der höchsten Rate an Abbrüchen in Europa. Es gibt zwar viele Hilfsangebote für schwangere Frauen, etwa fast 400 geförderte Familienberatungsstellen (1975 als Begleitmaßnahme zur Fristenlösung eingeführt), weiters die ›anonyme Geburt‹, ›Babyklappe‹, Hilfsangebote von Kirchen und privaten Vereinen sowie Adoptionsfreigabe. Aber ganz offensichtlich haben diese Angebote keinen Einfluss auf die Häufigkeit von Schwangerschaftsabbrüchen, denn sie gehen am Wesentlichen vorbei:

Aus unzähligen Studien ist bekannt, dass sich Frauen dann für den Abbruch einer Schwangerschaft entscheiden, wenn sie ihre Situation reflektiert haben und zu der Schlussfolgerung gekommen sind, dass sie in ihrer aktuellen Partner- und Lebenssituation ein (weiteres) Kind nicht verantwortlich ins Leben begleiten können. Meistens weil sie mit der Bewältigung ihrer Lebenssituation in vielerlei Hinsicht an ihrer Leistungsgrenze angekommen sind. Die zugrundeliegende Situation entzieht sich aber einer Beeinflussung von außen. Ähnlich verhält es sich bei Partnerschafts- bzw. Beziehungsproblemen. Gut gemeinte Ratschläge von Fremden

23 Robert Koch-Institut: Epidemiologisches Bulletin Nr. 38, 2001.
24 https://www.sn.at/salzburg/chronik/in-zehn-jahren-knapp-9000-abtreibungen-2233000

empfinden viele Frauen in dieser Situation als übergriffig und überheblich beleidigend. Schließlich haben sich fast alle Frauen die Entscheidung gut überlegt, sodass der Abbruch der vorliegenden ungewollten Schwangerschaft für sie die Lösung der zugrundeliegenden problematischen Situation darstellt. Eine Weiterführung der ungewollten Schwangerschaft würde die Probleme ja lediglich prolongieren. Noch dazu bietet keine der Beratungsstellen eine konkrete Hilfe an, z. B. eine Kinderkrankenschwester für die nächsten Jahre, wenn eines oder mehrere Kinder erkrankt sind.[25]

Eine Reduktion von Abbrüchen wäre bei besserer Prävention möglich, etwa durch die Anwendung wirksamer Verhütungsmethoden. Es fehlt aber an Kampagnen für bessere Verhütung, der Sexualkundeunterricht findet häufig gar nicht statt und falls doch, wird wenig Wissen vermittelt. Die wirksamste Intervention wäre die Verhütung auf Krankenkassenkosten. Sie wird allerdings vehement abgelehnt. Somit ist vorhersehbar und offensichtlich gewollt, dass es in Österreich unnötig viele ungewollte Schwangerschaften und somit Abbrüche gibt.

(www.anonymegeburt.at)

Strafprozesse der Gegenwart

Obwohl es noch wenig Zugang zu einschlägigen aktuellen Gerichtsakten gibt, lassen sich Beispiele in APA-Meldungen und Zeitungsartikeln finden. Danach betrafen Abtreibungs-Strafprozesse aus der Zeit seit Inkrafttreten der Fristenlösung meist illegale Spätabbrüche und Gewalt gegen schwangere Frauen.

Im Oktober 1978 standen die Maturantin G. L. und 5 Mitangeklagte (u. a. ein Allgemeinmediziner, ein Lungenfacharzt sowie eine ehemalige Krankenschwester) vor Gericht.[26] Der Grund für den späten Eingriff konnte nicht endgültig geklärt werden: Hatte sie zu lange gewartet oder hatte ihr die dreimal konsultierte Gynäkologin Dr. H. die Schwangerschaft verheimlicht, um sie zu einer Adoption zu veranlassen?[27]

Ebenfalls wegen eines Schwangerschaftsabbruchs im 6. Monat stand die Hausgehilfin H. Ö. vor Gericht. Sie hatte bereits für drei Kinder zu sorgen. Den Eingriff hatte ein Allgemeinmediziner vorgenommen, doch musste die Frau anschließend die Geburt des nicht-lebensfähigen Fötus' alleine bewerkstelligen. In ihrer Verzweiflung hatte sie sodann versucht, ihrem Leben durch Ertrinken ein Ende zu bereiten.[28]

25 Christian Fiala, Petra Schweiger: Schwangerschaftsabbruch in Österreich – Daten, Hintergründe und Motive, 9. Februar 2019, https://www.parlament.gv.at/dokument/XXVI/SBI/75/imfname_736987.pdf (abg. 8. 8. 2024)
26 APA 163-id v. 4. Oktober 1978.
27 APA 153-id v. 22. November 1978.
28 APA i 208 v. 6. 7. 1977.

Ebenfalls ein geheimer Spätabbruch führte im April 1978 zum Fund eines Fötus in der Kanalisation der Ötztaler Ache.[29]

Ein weiterer Grund für Strafprozesse in der Zeit nach 1975 waren verbotene Eingriffe durch Nicht-Ärzte bzw. Nicht-Mehr-Ärzte, etwa den Grazer F. N., der bereits viermal wegen damals (1958–1969) noch verbotener Abtreibungen vorbestraft war und seine Zulassung als Arzt verloren hatte. Im Oktober 1978 stand er gemeinsam mit sechs weiteren Beteiligten neuerlich vor Gericht.[30] Auch zwei sogenannte Engelmacherinnen mussten sich Ende 1993 vor Gericht verantworten. Sie gingen mit unglaublich primitiven Mitteln vor. »*Sie waren keine weisen Frauen*«, erklärte die Verteidigerin, »*sie hatten keine Routine.*«[31]

Um die – vorgetäuschte – Finanzierung einer Abtreibung ging es bei einem Raubüberfall im Jahre 1990.[32] Auch der Serienräuber Zoran M. – genannt ›Zorro‹ – begründete den Handtaschenraub an einer alten Dame mit fehlendem Geld für die Abtreibung seiner Freundin.[33] Einen teuren Schwangerschaftsabbruch schützte auch eine 29-jährige Betrügerin vor, die per Zeitungsinserat (verheiratete) Männer kennengelernt hatte und sie nach den Schäferstündchen erpresste. Auf diese Art hatte sie zwei Millionen Schilling ergaunert.[34]

Unabhängig von der Fristenregelung kamen und kommen Partnerschaftskonflikte vor, in denen es (auch) um Abtreibungen geht. So sollte etwa im Jahr 2001 in Vorarlberg eine Frau zur Abtreibung gezwungen werden. Aufgrund der erlittenen Misshandlungen verlor die im fünften Monat Schwangere den Fötus. »*Der Mann hatte zuvor schon wiederholt die Frau unter massiven Drohungen aufgefordert, einen Schwangerschaftsabbruch vorzunehmen. Bei der Auseinandersetzung schleuderte er die Schwangere so fest zu Boden, dass sie mit dem Bauch aufschlug. Die Folge war ein Abortus.*«[35] In derartigen Fällen wird zusätzlich eine Strafe nach § 98 StGB verhängt:

»*(1) Wer ohne Einwilligung der Schwangeren deren Schwangerschaft abbricht, ist mit Freiheitsstrafe bis zu drei Jahren, hat die Tat den Tod der Schwangeren zur Folge, mit Freiheitsstrafe von sechs Monaten bis zu fünf Jahren zu bestrafen.*«

Auch jetzt gibt es noch derartige Fälle: Ein erst 16-jährige Bursche stand wegen fortgesetzter Gewaltausübung gegen seine Ex-Freundin vor dem Wiener Landesgericht. Er soll das Mädchen von Juni 2023 an zunächst wöchentlich, ab August fast täglich, geschlagen haben. Als sie schwanger wurde, soll er ihr mehrmals gegen den Bauch geboxt haben, um die Schwangerschaft zu beenden. Über die Schwangerschaft seiner Freundin habe er sich zunächst gefreut. Doch je weiter diese voranschritt, desto mehr Bedenken seien dem Schulabbrecher gekommen, der nach dem Ende seiner Schullaufbahn keiner Beschäftigung nachging. Als das Mädchen

29 APA 275-id v. 4. 4. 1978.
30 APA 222-id v. 3. 10. 1978.
31 APA0213 13 5 Cl 0350 v. 4. 10. 1993.
32 APA0098 5 Cl v. 17. 5. 1990.
33 APA0185 5 CI Do v. 18. 5. 1989.
34 APA0112 5 CI 0187 v. 14. 4. 1998.
35 APA0453 5 Cl 0130, 30. 1. 2001.

die von ihm vorgeschlagene Abtreibung ablehnte, habe er ihr gegen den Bauch geschlagen, berichtete die Anklägerin.[36]

In die Zeit vor der Fristenlösung zurückversetzt fühlt man sich auch beim Lesen des folgenden Berichtes: Im Mai 1996 wurde eine Säuglingsleiche in einer Tiroler Jauchegrube gefunden. *»Als Motiv für ihre Tat gab die Frau Verzweiflung an. Sie habe sich vollkommen alleingelassen gefühlt. Nachdem bereits ihre erste… Tochter ein uneheliches Kind gewesen sei, habe ihre Mutter gedroht, sie ›hinauszuschmeissen‹, wenn sie ›noch ein Kind nach Hause bringt‹.«* Ihr Freund wollte nach Bekanntwerden der Schwangerschaft nichts mehr von ihr wissen.[37]

Wer macht's?

Auch zum Zeitpunkt der Drucklegung des vorliegenden Buches gibt es in den ländlichen Gebieten Österreichs fast nirgends eine/n ÄrztIn, die/der Schwangerschaftsabbrüche durchführt. Im SPÖ geführten Burgenland gibt es sogar im ganzen Bundesland keine/n.

Das ist heute nicht anders als vor 50 Jahren, wie sich einer Parteiaussendung der Wiener ÖVP von 1975 entnehmen lässt: *»Es erweist sich* […], *dass die Schwangerschaftsunterbrechungen in den näher gelegenen Bundesländern Burgenland, Niederösterreich und Oberösterreich praktisch nicht durchgeführt werden können, ein ›Zug nach Wien‹ von zur Schwangerschaftsunterbrechung bereiten Frauen ist also zu erwarten. Nun sind aber auch in Wien nur drei Spitalsabteilungen zu Schwangerschaftsunterbrechungen bereit. Bereit dazu seien aber auch dort nur die Gynäkologen selbst, während bei den Anästhesisten und OP-Schwestern starker Widerstand erkennbar ist.* […] *So lässt sich durch einen Massenanfall von Schwangerschaftsunterbrechungen in den drei Wiener Gynäkologischen Abteilungen ein Zusammenbruch der Leistungskraft für Geburtshilfe und wirkliche Frauenkrankheiten befürchten.«*[38]

Die meisten Frauen in Österreich leben also in Regionen, in denen sie sich frei nehmen müssen, für die Versorgung der bereits vorhandenen Kinder sorgen (die meisten Frauen, die einen Abbruch vornehmen lassen haben bereits eines oder mehrere Kinder), eine Reise in ein anderes Bundesland bezahlen und sich ggf. eine gute Ausrede ausdenken.

Kindesweglegungen kommen 50 Jahre nach der Fristenlösung zum Glück nur noch vereinzelt vor: Beispielsweise am 29. Dezember 2019 im oberösterreichischen Lichtenberg[39]. Um Derartiges zu verhindern, gibt es seit dem Jahr 2001 die Mög-

36 https://www.oe24.at/oesterreich/chronik/wien/um-schwangerschaft-abzubrechen-16-jaehriger-trat-freundin-in-den-bauch/601920938, 25. 7. 2024.
37 APA0496 5 CI 0262 vom 23. 5. 1996.
38 Parteiaussendung der Wiener ÖVP vom 2. 1. 1975.
39 »Wie verzweifelt muss man sein?« https://www.heute.at/s/baby-nur-eine-stunde-nach-geburt-weggelegt-41364685 (abg. 2024 09 02).

lichkeit der Anonymen Geburt in jedem Krankenhaus sowie die Abgabe des im häuslichen Umfeld Neugeborenen in einer Babyklappe. Trotzdem finden auch Neugeborenentötungen statt, beispielsweise erstickte im Mai 1993 eine junge Oststeirerin ihren neugeborenen Sohn mit einem Kopfpolster und versteckte die Leiche in einem nahegelegenen Wald[40]. Aus Angst vor existentiellen Schwierigkeiten ertränkte eine 24-jährige alleinerziehende Büroangestellte aus Niederösterreich ihr Neugeborenes[41]. Auch im Juni 2020 wurde eine Babyleiche in einem Teich in Freistadt gefunden[42]. Es ist in keinem dieser Fälle bekannt, ob die Frauen zuvor versucht hatten, einen regulären Schwangerschaftsabbruch zu erhalten.

25 bis 35 Kinder werden pro Jahr durch die Möglichkeiten der ›anonymen Geburt‹ oder der ›Babyklappe‹ aufgefangen, einige weitere Neugeborene ›irgendwo‹ abgelegt, manche von ihnen im letzten Moment noch lebendig gefunden. 324 Kinder müssen nach der Geburt in einem Heim oder bei Pflegeeltern versorgt werden, weitere 1485 erhalten vom Jugendamt Unterstützung. Diese Zahlen steigen im Schulalter stark an, vermutlich sind die Eltern überfordert. Im Schulalter sind etwa 925 Kinder p. a. in Wohngemeinschaften oder bei Pflegeeltern, 3304 werden vom Jugendamt unterstützt.[43]

Medizinische Fachkräfte nahmen und nehmen – so wie die übrige Gesellschaft – unterschiedliche Positionen gegenüber der Möglichkeit des Schwangerschaftsabbruches ein – z. B. ablehnend, duldend, unterstützend, aktiv ausführend, konservativ-katholisch geprägt, völkisch und/oder national beeinflusst, sozial orientiert, mitleidsvoll, für oder gegen das Selbstbestimmungsrecht von Frauen engagiert oder auch eine Einkommensquelle nützend. Mitunter sind und waren auch hier die Grenzen nicht eindeutig.

Nicht vergessen soll ein weiterer Grund, wenn ÄrztInnen keine Abtreibungen vornehmen wollen: Mobbing! Obwohl seit Einführung der Fristenlösung bereits 50 Jahre vergangen sind, werden Ärzte und Ärztinnen, die Schwangerschaftsabbrüche durchführen, gelegentlich immer noch als ›Mörder‹ attackiert und im KollegInnenkreis gemieden. So berichten einzelne GynäkologInnen aber auch AnästhesistInnen, dass ihre Kinder von SchulkameradInnen ausgegrenzt werden, die *»nicht neben dem Kind eines Mörders«* sitzen wollen, oder dass ihre Kinder zu Kindergeburtstagen nicht eingeladen werden. Sogar zum Zeitpunkt der Drucklegung des vorliegenden Bandes gab es Pressemeldungen über eine als ›Henkerin‹ verunglimpfte Ärztin.[44]

Die Mehrzahl der ÄrztInnen nimmt selbst keine Schwangerschaftsabbrüche vor, lehnt aber die Fristenlösung nicht ab. Sie führen Schwangerschaftsbestimmungen durch, hören ihren Patientinnen zu und diskutieren gemeinsam das Pro

40 APA0119 5 Cl 0143 v. 20. 5. 1993.
41 APA0266 Cl 0322 v. 17. 6. 1993.
42 https://www.kleinezeitung.at/oesterreich/5825658/Fussgaenger-entdeckte-Leiche_Totes-Baby-in-Teich-kein-Hinweis-auf (abg. 2024 09 02)
43 https://muvs.org/de/themen/schicksale/guter-hoffnung-aber-unglucklich/.
44 https://www.heute.at/s/wiener-frauenaerztin-werde-als-henkerin-bezeichnet-120048791 v. 25. 7. 2024.

und Contra, vermitteln sie dann ggf. weiter. Dazu etwa der Gynäkologe und Hormonforscher Johannes Huber: »*In meiner Zeit als Vizepräsident der Österreichischen Familienplanungsgesellschaft wurde ich von Fundamentalisten wegen meiner liberalen Einstellung als ›Oberabtreiber‹ attackiert. In meiner Privatpraxis habe ich jetzt keine Notfälle mehr, bei denen es um Leben oder Tod geht. Da habe ich zwei Seelen in meiner Brust. Wenn ich im Ultraschall eine Schwangerschaft feststelle, ist das für mich Leben, das ich erhalten will. Diese Patientinnen schicke ich dann zu Kollegen weiter.*«[45]

Der Wiener Frauenarzt und Geburtshelfer Christian Macho führte in seinen 43 Berufsjahren selbst keine Schwangerschaftsabbrüche durch, das bedeutet aber nicht, dass er sich des Themas entzogen hätte. Vielmehr war er beratend tätig – sowohl hinsichtlich individueller Gründe der Frauen für einen Abbruch als auch im Bereich der Pränataldiagnostik – und findet die gesetzliche Möglichkeit sehr wichtig. Seine Patientinnen schickte er lieber zu einem chirurgischen als zu einem medikamentösen Abbruch: »*Die chirurgische Lösung empfinde ich als humaner, während die Frau bei einem medikamentösen Abbruch alleine auf sich gestellt ist.*« Selten hatten seine Patientinnen nach einem Abbruch Probleme, viel eher nach einer Sterilisation.[46]

Schwer errungen: Medikamentöse Methode

Bis zum Jahr 1999 war in Österreich nur der chirurgische Schwangerschaftsabbruch möglich, der (früher) über eine Curettage (Ausschabung) und heute durch Absaugung unter Kurznarkose oder in örtlicher Betäubung vorgenommen wird.

Nach jahrelangen heftigen Diskussionen wurde 1999 auch in Österreich die sogenannte ›Abtreibungs-Pille‹ Mifegyne® zugelassen, die bis zur 9. Schwangerschaftswoche (Gerechnet ab dem 1. Tag der letzten Regel.) selbständig von der Frau angewandt werden kann. Anfangs durfte sie ausschließlich von ÄrztInnen abgegeben werden, die an einem staatlichen oder privaten Krankenhaus tätig sind. Erst seit dem Jahr 2020 dürfen auch niedergelassene Ärztinnen und Ärzte Mifegyne® abgeben. Ein aktuelles Volksbegehren will die ärztliche Abgabepflicht abschaffen und das seit 1988 gut erprobte und sichere Medikament rezeptfrei zugänglich machen.[47]

Etwas anderes als die sogenannte ›Abtreibungspille‹ ist die ›Pille danach‹, die es in Österreich seit 2009 rezeptfrei in jeder Apotheke gibt. Sie ist ein Verhütungsmittel und muss von der Frau möglichst schnell nach einem ungeschützten Geschlechtsverkehr eingenommen werden – am besten innerhalb von zwölf Stunden,

45 Johannes Huber: Pers. Mitt. v. 25. Juli 2024.
46 Christian Macho: Pers. Mitt. v. 25. Juli und 24. Oktober 2024.
47 www.bevormundung-is.org

aber spätestens 72 Stunden (drei Tage) danach. Damit verhindert sie den Eisprung und es entsteht keine Schwangerschaft. Um kostbare Zeit zu sparen und gegebenenfalls auch peinliche Gespräche in Apotheken zu vermeiden, wird eine Vorratshaltung empfohlen.

Im August 2011 nahm der damalige Gesundheitsminister Alois Stöger einen Anlauf, um Abtreibungen in ganz Österreich in allen öffentlichen Spitälern zu ermöglichen[48] – ein Unterfangen, das bekanntlich bis zum heutigen Tag (Herbst 2024) nicht realisiert wurde. Schwangerschaftsabbrüche sollten – und sollen – in allen Regionen angeboten werden, als integraler Teil jeder gynäkologischen Praxis bzw. Abteilung. Das ist auch heute noch nirgends möglich.

Auch eine Initiative des SP-Gesundheitslandesrates Peter Rezar im Juli 2014 scheiterte, wonach ›wenigstens‹ Experten aus anderen Bundesländern Abtreibungen in Burgenländischen Spitälern durchführen sollten.[49] Die offizielle Begründung für das Scheitern seiner Initiative lautete, dass die betroffenen Frauen lieber nach Wien oder Graz ausweichen würden, um ihre Anonymität zu wahren. Dabei zeigt das Beispiel der Landesklinik Salzburg seit 2005, dass eine wohnortnahe Versorgung wichtig ist und von den betroffenen Frauen sehr geschätzt wird.

Im Jahr 2018 unterschrieb fast eine halbe Million Menschen ein Frauenvolksbegehren mit folgenden Forderungen: Gratis in Beratungsstellen zur Verfügung gestellte Verhütungsmittel, die volle Kostenübernahme von Schwangerschaftstests, Verhütungsmitteln, die eine ärztliche Untersuchung und Beratung voraussetzen sowie von Schwangerschaftsabbrüchen durch Krankenkassen sowie Angebot und Durchführung von Schwangerschaftsabbrüchen in allen öffentlichen Krankenanstalten.[50] Bis heute wurde nichts davon umgesetzt.

Im Juli 2022 appellierten Justizministerin Alma Zadic und Gesundheitsminister Johannes Rauch (beide Grüne) an die Länder, in ganz Österreich ein flächendeckendes und leistbares Angebot für einen Schwangerschaftsabbruch sicherzustellen. In vielen Bundesländern gebe es zu wenige Krankenhäuser und niedergelassene Ärztinnen und Ärzte, die einen Abbruch durchführen.[51]

Im September 2024 sammelte das Museum für Verhütung und Schwangerschaftsabbruch die Einstellungen der für die Nationalratswahl kandidierenden Parteien zu den Themen Verhütung und Schwangerschaftsabbruch.

48 APA0292 5 ll 0180 Cl v. 3. August 2011.
49 APA0349 5 ll 0222 v. 10. Juli 2014.
50 https://frauenvolksbegehren.at/forderung-selbst-bestimmen/ (abg. 2024 09 21).
51 APA0290 5 ll 0254 Al v. 11. Juli 2022.

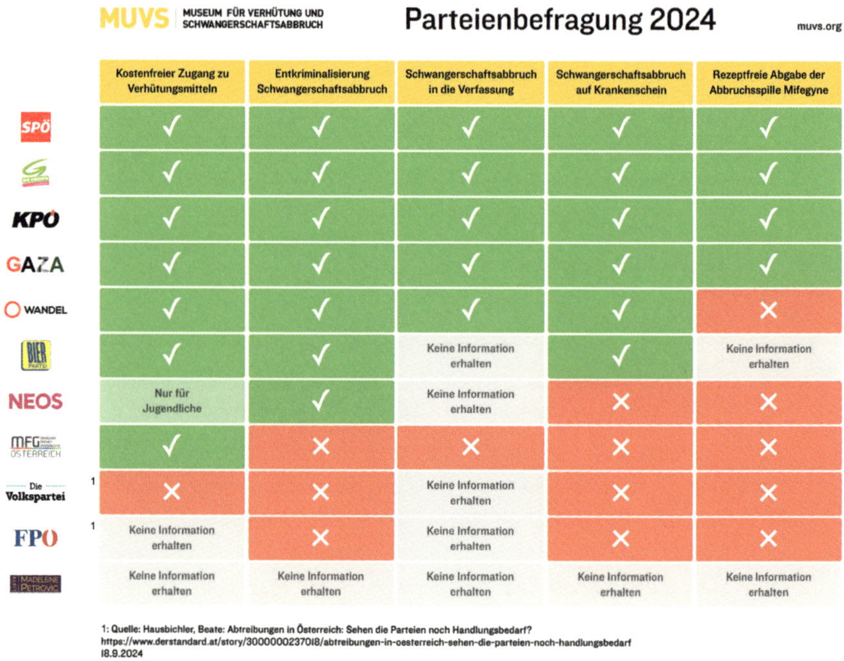
MUVS | MUSEUM FÜR VERHÜTUNG UND SCHWANGERSCHAFTSABBRUCH

Parteienbefragung 2024

muvs.org

	Kostenfreier Zugang zu Verhütungsmitteln	Entkriminalisierung Schwangerschaftsabbruch	Schwangerschaftsabbruch in die Verfassung	Schwangerschaftsabbruch auf Krankenschein	Rezeptfreie Abgabe der Abbruchsspille Mifegyne
SPÖ	✓	✓	✓	✓	✓
	✓	✓	✓	✓	✓
KPÖ	✓	✓	✓	✓	✓
GAZA	✓	✓	✓	✓	✓
WANDEL	✓	✓	✓	✓	✗
BIER PARTEI	✓	✓	Keine Information erhalten	✓	Keine Information erhalten
NEOS	Nur für Jugendliche	✓	Keine Information erhalten	✗	✗
MFG ÖSTERREICH	✓	✗	✗	✗	✗
Die Volkspartei [1]	✗	✗	Keine Information erhalten	✗	✗
FPÖ [1]	Keine Information erhalten	✗	Keine Information erhalten	✗	✗
MADELEINE PETROVIC	Keine Information erhalten	Keine Information erhalten	Keine Information erhalten	Keine Information erhalten	Keine Information erhalten

1: Quelle: Hausbichler, Beate: Abtreibungen in Österreich: Sehen die Parteien noch Handlungsbedarf? https://www.derstandard.at/story/3000000237018/abtreibungen-in-oesterreich-sehen-die-parteien-noch-handlungsbedarf 18.9.2024

Abb. 34: Parteienbefragung zu den Themen Verhütung und Schwangerschaftsabbruch, NR-Wahl 2024.

Der Spätabbruch

Nach Verstreichen der 16. Schwangerschaftswoche ist gemäß § 97 StGB ein Abbruch der Schwangerschaft nur mehr aufgrund besonderer Umstände straffrei, wobei das Gesetz keine obere Grenze angibt. Die Indikationen sind:

- Nicht anders abwendbare, ernste Gefahr für das Leben der schwangeren Frau
- Nicht anders abwendbarer schwerer Schaden für die körperliche oder seelische Gesundheit der schwangeren Frau
- Bestehen einer ernsten Gefahr, dass das Kind geistig oder körperlich schwer geschädigt sein wird
- Wenn die Schwangere zum Zeitpunkt des Eintritts der Schwangerschaft selbst noch unter 14 Jahre alt war

Politische und weltanschauliche Vorbehalte von SpitalserhalterInnen und ÄrztInnen beeinflussen jedoch nicht nur die Möglichkeit für Frauen/Paare, eine Abtreibung innerhalb der gesetzlich erlaubten Fristenlösung zu erreichen. In noch viel stärkerem Ausmaß wird die Durchführung von Spätabbrüchen reglementiert und häufig abgelehnt, wenn eine schwere geistige oder körperliche Behinderung des Kindes zu erwarten ist.[52] Pro Jahr betrifft das in Österreich ca. 100 bis 200 Schwangerschaften (nach der 16. Woche). Ein Spätabbruch ist grundsätzlich in jedem Pränatalzentrum Österreichs sowie in jeder Geburtshilflichen Abteilung möglich. In vielen Krankenhäusern entscheidet aber nicht die schwangere Frau darüber, ja nicht einmal die/der behandelnde ÄrztIn, sondern es wurden so genannte Kommissionen eingeführt. Diese agieren ohne gesetzliche Basis und vollkommen willkürlich. Meist wird den betroffenen Schwangeren die Teilnahme an diesen Besprechungen nicht gestattet, sie bekommen auch keine Information über die Zusammensetzung dieser ›Kommission‹ und haben keine juristische Einspruchsmöglichkeit gegen deren Entscheidung.

Ferner gibt es eine private Absprache der Pränatalzentren, keine Frau zu einem Spätabbruch aufzunehmen, die bereits von einem anderen Zentrum abgelehnt wurde. Das widerspricht dem Recht auf freie Arztwahl. Wurde einer Frau in ihrem Pränatalzentrum ein Spätabbruch verweigert, bleibt ihr als Ausweg nur der kosten- und kraftintensive Ausweg ins Ausland.

Wie erwähnt müssen die Gründe für die Ablehnung eines Spätabbruches von den ÄrztInnen nicht bekanntgegeben werden. Religiös-ethische Motive sind vor allem in konfessionell geführten Spitälern üblich[53]. Von betroffenen Paaren wurde über einen umethischen Interessenkonflikt in Österreich berichtet, wonach ÄrztInnen einen Spätabbruch wegen einer schweren Fehlbildung des Fötus abgelehnt hatten, um KollegInnen die Möglichkeit einer Operation der Fehlbildung zu geben.[54]

(›Liebe ist stärker als der Tod‹ – youtube.com)

Früher wurden Spätabbrüche mit der Verabreichung hoher Prostaglandin-Dosen über mehrere Tage ausgelöst. Durch die langen und starken Wehen verstarben die Föten im Mutterleib und wurden tot geboren. Mit der Einführung der Abtreibungspille war die Geburtseinleitung für die Frau wesentlich schonender, was jedoch dazu führte, dass die Kinder meist mit Lebenszeichen geboren wurden, auch wenn sie aufgrund der schweren Fehlbildungen keine Überlebenschance hatten. Das Gesetz verpflichtet jedoch zur medizinischen Betreuung inkl. Intensivstation wenn ein Kind mit Lebenszeichen geboren wird, unabhängig davon, ob eine schwere Fehlbildung vorliegt.

Im Jahr 2002 begann deshalb die Diskussion um die Ethik einer neuen Methode, die bereits in England und Deutschland angewandt wurde: Beim ›Fetozid‹ wird der Fötus im Mutterleib durch eine Injektion in die Nabelschnur oder das Herz

52 § 97 StGB Straflosigkeit des Schwangerschaftsabbruchs.

53 Ethik-Codex der Barmherzigen Brüder Österreichs, für Ordenskrankenhäuser verbindlich. APA0042 5 ll 0540 Cl v. 24. Jänner 2003.

54 Fallbeispiel dazu im Dokumentarfilm ›Liebe ist stärker als der Tod – Drei Paare berichten über ihre Entscheidung zum Spätabbruch‹ https://www.youtube.com/watch?v=g10-bxZ38LQ.

getötet und anschließend als Totgeburt entbunden. Der Eingriff war in Österreich zum ersten Mal an einem mit Spina bifida (offene Rückenmarksspalte) diagnostizierten Embryo in der 26. Schwangerschaftswoche vorgenommen worden.[55] Auch religiös-katholisch geprägte MedizinerInnen befürworteten dieses Vorgehen bei derart schweren Erkrankungen, die mit einem postpartalen Leben nicht vereinbar sind. Dazu der erwähnte Gynäkologe Johannes Huber, von 1992 bis 2011 Professor und Leiter der klinischen Abteilung für Endokrinologie und Reproduktionsmedizin an der Universität Wien (bzw. MedUni Wien) und von 2001 bis 2006 Vorsitzender der Ethik-Kommission der Bundesregierung: »*Wenn man ein Kind stundenlang durch Kontraktionen umbringt, dann ist es doch humaner, es vorher in Sekundenschnelle zu tun, wenn auch die Frau es wünscht.*«[56]

Obwohl das Gesetz einen Spätabbruch erlaubt, wenn eine »*Nicht anders abwendbare, ernste Gefahr für das Leben der schwangeren Frau*« vorliegt, wird er häufig den Frauen verwehrt, weil es keine eindeutige Definition eines medizinischen Notfalls gibt, der einen Abbruch notwendig machen würde, und weil die Entscheidung der Frau von den behandelnden ÄrztInnen häufig nicht respektiert wird. Im besten Fall gibt es die Chance, dass alles gut geht. Im schlimmsten Fall stirbt die Frau, aber dann ist es eben zu spät. Beispiele dafür sind etwa der Tod einer in der 17. Woche schwangeren Frau in Irland[57] und einer im 5. Monat schwangeren Sizilianerin am 16. Oktober 2016[58], denen der Spätabbruch verwehrt worden war.

55 APA0073 5 ll 0276 Cl v. 7. Juli 2002.
56 OTS0125 5 ll 0294 FMT0005 v. 25. Juli 2022 sowie Johannes Huber: Pers. Mitt. vom 5. November 2024.
57 »Glaube gerettet, Patientin tot« https://taz.de/Abtreibungsverbot-in-Irland/!5079388/ (abg. 2024 10 04)
58 https://www.derstandard.at/story/2000048023885/ermittlung-gegen-zwoelf-aerzte-auf-sizilien-wegen-tod-einer-schwangeren (abg. 2024 10 04).

Einblicke in andere Länder

In den letzten 25 Jahren hat es in Europa zahlreiche Verbesserungen der gesetzlichen Regelungen des Schwangerschaftsabbruchs gegeben. Damit wurde der Zugang zu einem Abbruch für Frauen erleichtert.

- 2001 Frankreich: Verpflichtende ›Beratung‹ gestrichen
- 2002 Schweiz: Einführung der Fristenlösung
- 2002 Belgien: Kostenübernahme auch in Abbruch-Zentren
- 2004 Dänemark: Abbrüche auch für Nicht-Einwohnerinnen
- 2007 Portugal: Abbruch legalisiert
- 2008 Schweden: Abbrüche auch für Nicht-Einwohnerinnen
- 2010 Spanien: Einführung der Fristenlösung
- 2013 Frankreich: Volle Kostenübernahme für alle Frauen
- 2015 Frankreich: Wartefrist von 1 Woche gestrichen
- 2019 Abbruch in der Republik Irland legalisiert, von der Krankenkasse bezahlt, med. Abbruch von Prakt. Ärzten verschrieben
- 2022 Holland: Wartefrist gestrichen
- 2022 Frankreich: Oberes Limit auf 16 Wochen erhöht und Recht auf Abtreibung in die Verfassung aufgenommen
- 2025 Dänemark: Fristerweiterung auf 18 Wochen

In diesem Zeitraum hat es aber auch zahlreiche politische Versuche gegeben, gesetzliche Regelungen zu verschärfen, um Frauen den Zugang zu einem Abbruch zu erschweren. Alle diese Versuche wurden jedoch abgewehrt:

- 2014 Schweiz: Volksbefragung bestätigte die volle Kostenübernahme
- 2014 Spanien: Bestätigung der Fristenlösung und Einführung von Restriktionen gescheitert
- 2019 Slowakei: Einführung von Restriktionen gescheitert

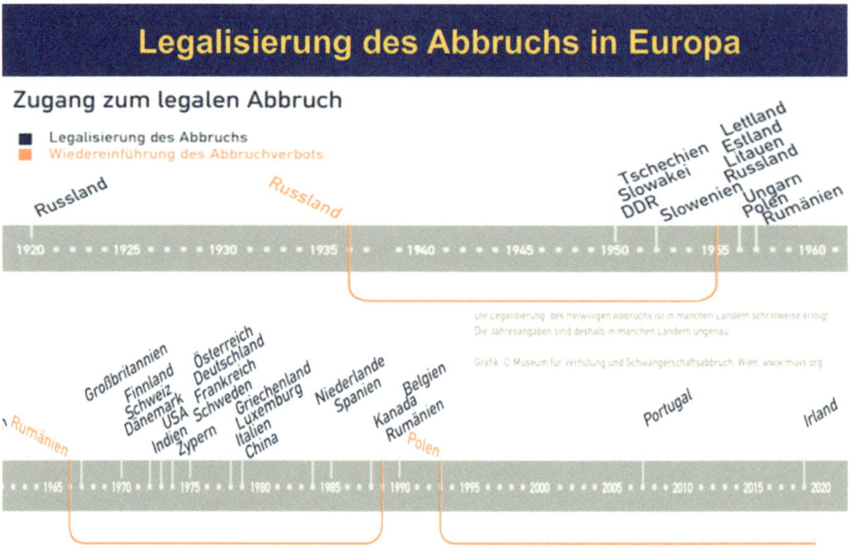

Abb. 35: Zugang zum legalen Abbruch sowie Wiedereinführung des Abbruchverbotes in Europa seit 1920. Allerdings blieb die grundsätzliche Strafbarkeit mit Gefängnis, es wurden nur Ausnahmen erweitert.

Kanada

Im Jänner 1988 hat der Oberste Gerichtshof in Kanada das Verbotsgesetz zum Schwangerschaftsabbruch für ungültig erklärt und ersatzlos gestrichen.[1] Seither ist Abtreibung in Kanada vollständig entkriminalisiert – und wird gesetzlich genau wie jeder andere ärztliche Eingriff behandelt. Heute hat Kanada (ca. 39,7 Millionen Einwohner) die geringste Zahl an Komplikationen beim Eingriff und die geringste Müttersterblichkeit der ganzen Welt.

Erkämpft hat diesen Sieg des gesunden Menschenverstandes und der Menschenrechte der Praktische Arzt Dr. Henry Morgentaler (1923–2013). Um Frauen die umständlichen und demütigenden gesetzlichen Hürden, Hindernisse und Stolpersteine zu einem Abbruch zu ersparen, eröffnete er 1969 seine erste Klinik in Montreal, in der er Abbrüche offiziell durchführte, obwohl dies damals noch verboten war. Daraufhin wurde er wegen illegaler Abtreibung angeklagt. Nachdem

1 https://decisions.scc-csc.ca/scc-csc/scc-csc/en/item/288/index.do.

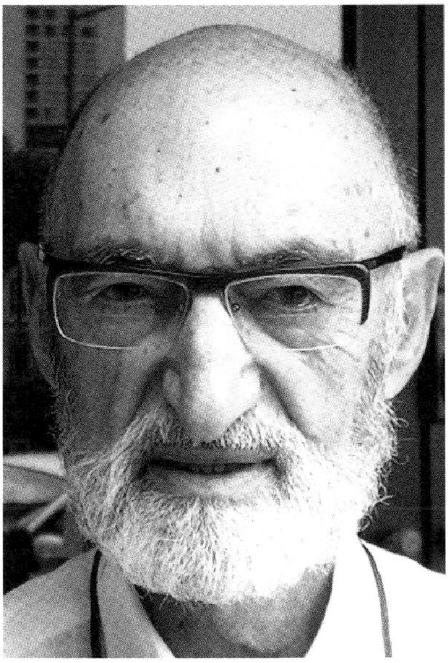

Abb. 36: Der kanadische Arzt Henry Morgentaler setzte in Kanada das uneingeschränkte Recht auf Abtreibung durch.

der Oberste Gerichtshof Kanadas 1975 seinen Einspruch abgelehnt hatte, verbüßte er 10 Monate im Gefängnis. 1983 eröffnete er zwei weitere Kliniken in anderen Provinzen. Wieder folgten Strafklagen und Gerichtsverfahren, doch führte sein Kampf schließlich 1988 zur Abschaffung der Abtreibungsparagraphen durch den Obersten Gerichtshof.

In der Begründung für die schließliche Freigabe aus dem Strafgesetzbuch sagte das Gericht, Abtreibungsgesetze würden gegen das Recht auf Leben, Freiheit und Sicherheit der von Frauen verstossen. »*Eine Frau zu zwingen ihre Schwangerschaft auszutragen und ihr gesetzliche Strafen anzudrohen, falls sie nicht gewisse Bedingungen erfüllt, die ohne Bezug zu ihren eigenen Prioritäten und Bedürfnissen sind, ist ein tief greifender Eingriff in den Körper der Frau und damit eine Verletzung der persönlichen Integrität.*«[2]

Durch die Abschaffung des Abtreibungsgesetzes ist dieser jetzt wie jeder andere medizinische Eingriff geregelt: Ärztinnen und Ärzte sind gesetzlich verpflichtet, die Patientin umfassend zu informieren und sicherzustellen, dass sie ihre Entscheidung selbstverantwortlich und in voller Kenntnis aller Umstände trifft. Bei Bedarf wird für die Entscheidungsfindung professionelle Beratung angeboten.

Auch wenn er schließlich erfolgreich war, zahlte Morgentaler einen hohen Preis für sein Engagement, wie nachfolgendes Gedicht zeigt, das er während seines Gefängnisaufenthaltes schrieb.[3]

---

2 Ebd.
3 Eleanor Wright Pelrine: Morgentaler – The Doctor Who Couldn't Turn Away, 1975, ISBN 0-7715-9938-2

Does Anybody Care?

You were desperate / And nobody cared / Except me …

I helped you / Now you are fine and healthy / And I am pacing my cell
Boxed in by thick walls.
Why don't you shout it to the judge / Who sentenced me / Who called me an anarchist
And a danger to society – Would he have helped you?

Are you willing to stay in my cell / Instead of me?
Are you willing to stay in my cell / And provide me with solace and comfort?

I thought I had the power / To fight the state;
I was sure I was invulnerable / Because I was helping people, you see?
Who could possibly be against that?

In my pride and self-satisfaction / I was blind to the forces of Darkness,
Believing that Justice and Humanity will triumph.
In underestimated the Power of Evil / And the determination of black-robed eunuchs
To castrate me.

In times of need I was there to help you – / Now that I am in need of help
Are you there? / Does anybody care for me?

Will you let your enemies and mine / Crush me, ruin me, besmirch me,
Deprive me of touching my lover for a second / Of holding the hands of my children?

I loved helping you / And I do not regret it –
It gave me as much pleasure to help you / As it gave you surcease form worry and stress.

I felt good and powerful and unique in this crazy world /Where helping people needing help is a crime.

I do not hold it against you / That you want to live your private life.
Forget my help and forget me – / I did my thing and was content.

There is a price to be paid / For challenging the established Order and Morality –
I will drink my bitter cup.
But it would help me if I knew that you cared / For me just a little bit …

Ein Gegenbeispiel liefert Japan

»Das Gebären [ist] *eine Angelegenheit der Politik geworden. Frauen sollen* [...] *am besten zwei Kinder bekommen, damit die überalterte japanische Bevölkerung nicht noch schneller schrumpft.«*[4]

Japanische Krankenhäuser verweigern Frauen die Abtreibung, wenn sie kein Einverständnis-Schreiben ihres Freundes/Ehemannes/Partners vorlegen können. Diese Bestimmung stammt aus dem Jahr 1996, wonach Abtreibungen nur mit Zustimmung des Erzeugers vorgenommen werden dürfen, andernfalls drohen der/m ÄrztIn bis zu sieben Jahre Gefängnis. Obwohl das japanische Sozialministerium im Jahr 2013 mitgeteilt hatte, dass diese Regelung nicht gilt, wenn ein Paar unverheiratet ist oder wenn eine Ehe wegen häuslicher Gewalt beendet wurde oder wenn die Schwangerschaft durch eine Vergewaltigung entstanden ist, verlangen die meisten Krankenhäuser und ÄrztInnen aus Eigenschutz nach wie vor eine Bestätigung. Frauen, die trotz fehlender Zustimmung des Mannes eine Abtreibung durchführen lassen oder sie medikamentös herbeiführen, droht bis zu einem Jahr Gefängnis.

Im Gegensatz zu Österreich, Frankreich und einigen anderen europäischen Ländern gibt es in Japan (rund 124 Millionen Einwohner) keine Möglichkeit der anonymen Geburt.[5] Damit Frauen ihr Kind nicht alleine und ohne medizinische Betreuung zur Welt bringen müssen, können sie in Österreich seit 2001 ihr Kind in jedem Krankenhaus anonym zur Welt bringen, und auch die medizinische Vor- und Nachbetreuung erhalten, ohne ihre Identität bekannt geben zu müssen. In Japan besteht nur die Möglichkeit der irreführend ›vertraulich‹ genannten Geburt, bei der die Mutter ihre Daten sehr wohl bekannt geben muss – wenn auch nur einer einzigen Stelle –, daraufhin die Adoptionsfreigabe für ihr Baby plus einem Brief an ihr Kind. Aber auch diese ›vertrauliche Geburt‹ ist derzeit nur in einem einzigen japanischen Krankenhaus möglich, zwei weitere werden eventuell im nächsten Jahr folgen.

Nachdem es die in Österreich die anonyme Geburt gibt, erübrigt sich eigentlich die Babyklappe, denn dafür muss die Frau die Geburt alleine machen, überleben und darf nicht entdeckt werden. Laut Statistik Austria gab es bei uns zwischen 2001 und 2019 insgesamt 606 anonyme Geburten, 28 davon im Jahr 2019 und zusätzlich zwei Abgaben in Babyklappen. Da eine anonyme Geburt in jedem Krankenhaus Österreichs möglich ist, werden Babyklappen kaum in Anspruch genommen. Denn dafür muss eine Frau ihre Schwangerschaft unentdeckt austragen und die Geburt alleine und unentdeckt bewerkstelligen. Sie kann nach der Geburt nicht einmal medizinische Hilfe in Anspruch nehmen, weil jede/r ÄrztIn sofort fragen würde, wo das Baby geblieben ist. Wenn das Kind das alles bis zur Babyklappe

4 Sonja Blaschke: Heirat und Kinder in Japan: Von halben und ganzen Frauen, Zürcher Zeitung vom 19. Oktober 2016. https://www.nzz.ch/international/asien-und-pazifik/schwangerschaft-und-kinder-in-japan-von-halben-und-ganzen-frauen-ld.122738 (abg. 2023 11 18).

5 www.anonymegeburt.at

überlebt hat, braucht es mit großer Wahrscheinlichkeit keine medizinische Versorgung.

Anders in Japan. Dort gibt es bisher lediglich eine einzige Babyklappe am Jikei Hospital in der Stadt Kumamoto (ca. 740 000 Einwohner). Von 2007 bis Ende März 2023 wurden dort 170 Babys durch die Babyklappe abgegeben und 14 anonyme Geburten durchgeführt. 2022 betreibt eine Bürgerinitiative in der Kleinstadt Tobetsu ebenfalls eine Babyklappe. 2024 sollte auch in Japans Metropole Tokyo (14 Millionen Einwohner) ein derartiges Angebot installiert werden – am katholischen Krankenhaus San-ikukai.[6] Geplant ist auch die Möglichkeit der ›vertraulichen‹ Geburt.[7]

Es mangelt auch an Hilfsorganisationen und Beratungsstellen. Statistiken des japanischen Wohlfahrtsministeriums zeigen, dass zwischen 2003 und 2018 nicht weniger als 395 Säuglinge unter einem Jahr an den Folgen von Kindesmisshandlung gestorben sind. Bis in die 1990er-Jahre kam es auch zu so genannten ›Coin-Locker Babys‹, also zur ›Entsorgung‹ (noch) lebender oder zuvor erstickter Neugeborener in Schließfächern von Bahnstationen oder Einkaufszentren. Durch bessere Kontrolle der Schließfächer sowie durch mediale Kampagnen wurde die Zahl derartiger Fälle drastisch reduziert aber nicht gänzlich gestoppt.[8]

Portugal

In Portugal (ca. 10,6 Millionen Einwohner) stimmte in einem Referendum am 11. Februar 2007 die Mehrheit (59,3 Prozent) für eine Legalisierung von Abbrüchen innerhalb der ersten 10 Wochen der Schwangerschaft. Seit 1984 waren Abtreibungen zumindest dann erlaubt, wenn das Leben bzw. die psychische Gesundheit der Mutter gefährdet war (bis zur 12. Woche), im Falle einer Vergewaltigung (bis zur 16. Woche), oder wenn eine Fehlbildung des Fötus vorlag bzw. das Kind an einer unheilbaren Krankheit leiden würde (bis zur 24. Woche). Damalige Schätzzahlen sprachen von jährlich rund 20 000 illegalen Schwangerschaftsabbrüchen.

Eine der bekanntesten AktivistInnen im Kampf für die Legalisierung des Schwangerschaftsabbruches war die portugiesisch-britische Malerin Paula Figueiroa Rego (1935–2022). Sie schuf 1998 eine Serie namens *Untitled*, die später den Zusatz *The Abortion Pastels* erhielt.

Rego reagierte damit auf ein im selben Jahr stattfindendes Referendum, durch das die Abtreibungsgesetze gelockert werden sollten, das aber in ihren Augen zu wenig Zuspruch bekam (und mit knapper Mehrheit abgelehnt wurde). Jedes der Bilder zeigt eine Frau kurz vor oder nach einer verbotenen Abtreibung. Rego ver-

---

6 Tokyo hospital hopes to launch baby hatch next year, The Japan Times v. 28. Sept. 2023.
7 22. Mai 2024: Besuch aus Japan am essenerBabyfenster, https://www.skf-essen.de/aktuelles/940-besuch-aus-japan-am-essenerbabyfenster/ (abg. 2024 10 02)
8 https://en.wikipedia.org/wiki/Coin-operated-locker_babies (abg. 8. 10. 2023).

arbeitete darin ihre eigenen Erfahrungen, sowie die von Freundinnen und Bekannten. Die un-idealisierten Darstellungen verdeutlichen die Tatsache, dass Schwangerschaftsabbrüche Teil der Realität sind, ob legal oder illegal. Die Frauen werden in den Bildern jedoch nicht als Opfer dargestellt, sondern blicken den Betrachtenden direkt ins Gesicht. Ihre Emotionen werden nicht offensichtlich dargestellt, wodurch sie unheimlich stark wirken.[9]

In einem Interview mit der Zeitung *The Guardian* sagte die Malerin dazu: *»Meine Bilder unterstreichen die Furcht, die Angst und die Schmerzen einer illegalen Abtreibung, zu der verzweifelte Frauen immer Zuflucht genommen haben. Es ist ganz falsch, Frauen zusätzlich noch zu kriminalisieren. Wenn Abtreibungen illegal sind, zwingt man Frauen zu gefährlichen Back-Street-Abortions.«*

Vereinigte Staaten von Amerika

Der Oberste Gerichtshof der USA entschied am 22. Januar 1973 in einem bahnbrechenden Urteil (Roe vs Wade): Gesetzliche Verbote und Restriktionen von Abtreibung sind im ersten Drittel der Schwangerschaft nicht zulässig, im zweiten Drittel nur eingeschränkt möglich, im dritten Trimester zulässig, solange das Leben oder die Gesundheit der Frau auf dem Spiel stehen. Die meisten damals bestehenden Gesetze von US-Bundesstaaten und der US-Bundesregierung bezüglich Schwangerschaftsabbruchs verletzten laut dieser Entscheidung das Recht der Frauen auf Privatsphäre.

Fast 50 Jahre später hob der Oberste Gerichtshof am 24. Juni 2022 das Urteil *Roe v. Wade* auf, womit fortan die Legislativen der Bundesstaaten über die Legalität von Schwangerschaftsabbrüchen zu entscheiden haben. Nach diesem Urteil des US-Höchstgerichts übertrumpfen sich die meisten Bundesstaaten geradezu in ihren Beschränkungen, Erschwernissen und Verboten der Abtreibung[10]. So gelten beispielsweise in Texas die sogenannten Heartbeat-Laws, die Abtreibungen bereits ab der sechsten Schwangerschaftswoche verbieten, wenn zwar die Vorstufe des Herzens rhythmische Bewegungen erkennen lässt, es aber noch lange dauert bis ein funktionelles Herz mit einem Blutkreislauf vorhanden ist. Noch dazu wissen viele Frauen in der sechsten Woche noch gar nicht, dass sie schwanger sind! Viele weitere Staaten haben ähnliche Gesetze verabschiedet oder bereiten sie gerade vor. Vor allem im Landesinneren liegende und südliche US-Staaten sind betroffen, sodass auch eine *kurze* Reise in eine Abtreibungsklinik in benachbarten Staaten nicht mehr möglich ist. Als Protest gegen das Urteil übernehmen jetzt private Unternehmen wie Apple, Netflix, Starbucks und Co die Reisekosten, wenn ihre Mitarbeiterinnen zu einem Schwangerschaftsabbruch in einen anderen Bundesstaat fliegen müssen.

9 https://beige.de/artikel/kultur-kunst-dienstart-kunstkolumne-schwangerschaftsabbruche-abortion-politcal-art (abg. 2022 01 19).
10 https://en.wikipedia.org/wiki/Abortion_law_in_the_United_States_by_state (abg. 13.10.2024).

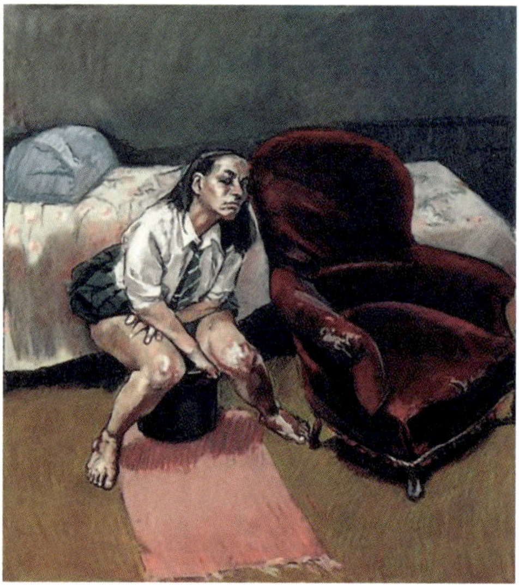

Abb. 37: Für ihr Werk und ihr Engagement erhielt Rego eine Vielzahl von Auszeichnungen, u. a. wurde sie im Jahr 2010 als Dame Commander des Order of the British Empire geadelt und der 1991 entdeckte Asteroid 6015 wurde nach ihr benannt.

Eine nicht zu unterschätzende Gegenbewegung kommt allerdings aus der Country-Musik. Aktuelles Beispiel ist der Song »Goodbye Mary« der mehrfach ausgezeichneten Sängerin und Songwriterin Molly Tuttle (* 1993). Darin beschreibt sie das Schicksal einer ungewollt schwangeren Frau, deren Partner sie im Stich lässt, aber mit *guten Ratschlägen* versorgt: Er schickt ihr eine Wegbeschreibung zu einem Abtreibungsarzt, der sich allerdings weigert, den Eingriff vorzunehmen; er ermutigt sie, sich die Treppe hinunterzustürzen oder »unvorsichtig eine steinige Straße hinunterzureiten«; und er sagt, dass er »für ihre Seele betet«, nachdem sie in »dem alten Geräteschuppen« einen »Draht« gefunden und benutzt hat, um den Fötus abzutreiben. In der letzten Strophe bittet sie ihn aus der Enge ihrer Gefängniszelle, »schöne Blumen auf ihr Grab zu legen«:

Goodbye, Mary, I must go / Where I'm bound, I don't know / Here's a ticket and my mother's golden ring / Golden ring, ring / Here's a ticket and my mother's golden ring
Oh, Thomas, you're a liar / You betray me with desire / You promised to build a rocker soon / Rocker soon, soon / You promised to build a cradle soon
Worried Mary rest your head / Take the train like I said / Change in Scottsville for the old Red River Line / River line, line / Change in Scottsville for the old Red River Line
Damn you, Thomas and the rest / It's more than distress / The doctor says the baby is too far long
Too far long, long / The doctor says the baby's too far long
Weary Mary don't despair / If you should stumble on the stairs / Ride careless down the rocky road
Rocky road, road / Ride careless down the rocky road
I've tried all but in vain / Wicked Thomas curse your name / But in the old toolshed there is a wire

There is a wire, wire / In the old toolshed there is a wire
Dearest Mary, now I write / I've heard of your plight / I pray every day upon your soul /For your soul, oh / I'll pray every day upon your soul
Dearest Thomas from my cell / I'm calm downed, but please will you put pretty flowers on her grave?
On her grave, grave / Put pretty flowers on her grave
Will you put pretty flowers on her grave?

Die musikalische Auseinandersetzung mit Frauenthemen hat Tradition in der amerikanischen Country-Musik. Das bekannteste Beispiel war Loretta Lynns Song »The Pill« aus dem Jahr 1975, der sich trotz der Ablehnung durch viele Radiosender zu einem Hit entwickelte und Kontroversen und Veränderungen auslöste: *»Landärzte dankten ihr, und einer sagte ihr, ihr Lied habe mehr Aufmerksamkeit auf die Verfügbarkeit und den Nutzen der Pille gelenkt als alle von ihnen verteilten Broschüren.«*[11]

Deutschland

Nach dem Deutschen Strafgesetzbuch (§ 184,3, gültig von 1872 bis in die 1970er-Jahre), war es Ärzten rechtlich untersagt, Rat zur Kontrazeption und Empfehlung von Mitteln zu geben: *»Mit Gefängniß bis zu einem Jahre und mit Geldstrafe bis zu eintausend Mark … wird bestraft, wer … Gegenstände, die zu unzüchtigem Gebrauch bestimmt sind, an Orten, welche dem Publikum zugänglich sind, ausstellt oder solche Gegenstände dem Publikum ankündigt oder anpreist«.*[12]

Nachdem sich im April 1971 in Frankreich 343 Frauen in der Wochenzeitschrift ›Nouvelle Observateur‹ zu ihrer (verbotenen) Abtreibung bekannt hatten, folgten am 6. Juni 1971 mehrere hundert prominente und nicht prominente Frauen im deutschen Magazin ›Stern‹. Am 12. März 1974 veröffentlichte die Deutsche Ärztezeitung schließlich die Aussagen von 329 westdeutschen ÄrztInnen, dass sie Abbrüche durchführen oder durchgeführt haben. Durch diese Aktionen erhielt die öffentliche Diskussion Gewicht und Dynamik und trug mit dazu bei, dass schließlich 1975 das generelle Abbruchverbot fiel.

In den Jahren 1975 und 1993 legte das deutsche Bundesverfassungsgericht eine staatliche Schutzpflicht hinsichtlich des ungeborenen Lebens fest: Frauen haben *»die grundsätzliche Pflicht zum Austragen eines Kindes«*[13], wofür der Staat be-

11 https://countryreunionmusic-com.translate.goog/loretta-lynns-the-pill-sparked-controversary-and-change/?_x_tr_sl=en&_x_tr_tl=de&_x_, tr_hl=de&_x_tr_pto=rq (abg. 2024 10 11)
12 »Verbreitung pornographischer Inhalte«, https://dejure.org/gesetze/StGB/184.html (abg. 2024 11 03).
13 Urteil des Deutschen Bundesverfassungsgerichts vom 25. Mai 1993 sowie http://www.servat.unibe.ch/dfr/bv088203.html#Opinion.

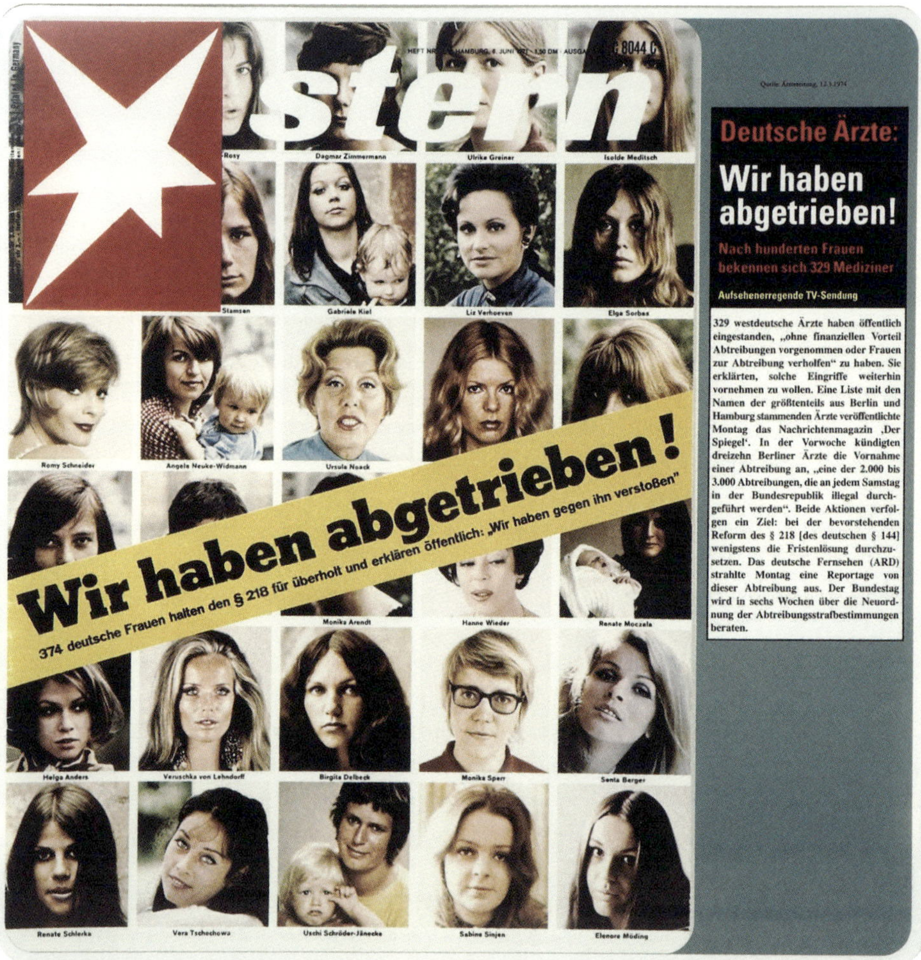
stern
Rosy
Dagmar Zimmermann
Ulrike Greiner
Isolde Meditsch
Stamsen
Gabriele Kiel
Liz Verhoeven
Elga Sorbas
Romy Schneider
Angela Neuke-Widmann
Ursula Noack
Wir haben abgetrieben!
374 deutsche Frauen halten den § 218 für überholt und erklären öffentlich: „Wir haben gegen ihn verstoßen"
Monika Arendt
Hanne Wieder
Renate Moczala
Helga Anders
Veruschka von Lehndorff
Birgita Delbeck
Monika Sperr
Senta Berger
Renate Schlerka
Vera Tschechowa
Uschi Schröder-Jänecke
Sabine Sinjen
Elenore Möding
Deutsche Ärzte:
Wir haben abgetrieben!
Nach hunderten Frauen bekennen sich 329 Mediziner
Aufsehenerregende TV-Sendung
329 westdeutsche Ärzte haben öffentlich eingestanden, „ohne finanziellen Vorteil Abtreibungen vorgenommen oder Frauen zur Abtreibung verholfen" zu haben. Sie erklärten, solche Eingriffe weiterhin vornehmen zu wollen. Eine Liste mit den Namen der größtenteils aus Berlin und Hamburg stammenden Ärzte veröffentlichte Montag das Nachrichtenmagazin ‚Der Spiegel'. In der Vorwoche kündigten dreizehn Berliner Ärzte die Vornahme einer Abtreibung an, „eine der 2.000 bis 3.000 Abtreibungen, die an jedem Samstag in der Bundesrepublik illegal durchgeführt werden". Beide Aktionen verfolgen ein Ziel: bei der bevorstehenden Reform des § 218 [des deutschen § 144] wenigstens die Fristenlösung durchzusetzen. Das deutsche Fernsehen (ARD) strahlte Montag eine Reportage von dieser Abtreibung aus. Der Bundestag wird in sechs Wochen über die Neuordnung der Abtreibungsstrafbestimmungen beraten.

Abb. 38: Cover vom 6. Juni 1971.

stimmte Maßnahmen ergreifen muss. Das wurde vom Gesetzgeber dahingehend umgesetzt, dass Schwangerschaftsabbrüche grundsätzlich unter Strafe gestellt worden sind, mit ein paar Ausnahmen.

Entsprechend schwierig ist die Versorgungslage: Zum Beispiel in Teilen Bayerns – besonders in Oberfranken – müssen Schwangere mehrere Hundert Kilometer reisen, um Schwangerschaftsabbrüche durchführen zu können.

Gegen diese Situation wehrt sich Céline Feldmann[14], stellvertretende Vorsitzende der Strafrechtskommission sowie Leiterin der Arbeitsgruppe zum Schwangerschaftsabbruch im Deutschen Juristinnenbund. Zum einen berücksichtige die

14 Frankfurter Rundschau vom 16. Oktober 2024, https://www.fr.de/politik/wir-spueren-die-effekte-der-stigmatisierung-93359236.html (abg. 2024 10 18).

restriktive Regelung die Selbstbestimmungsrechte Schwangerer zu wenig. Zum anderen könne die Kriminalisierung keine Schwangerschaftsabbrüche verhindern, sondern führe eher dazu, dass diese unter unsicheren Bedingungen stattfinden. Der Bericht der Kommission, die die Bundesregierung mit einer Prüfung der Regelung beauftragt hatte, stellte fest, dass es in den ersten zwölf Schwangerschaftswochen gegen Verfassungs-, Europa- und Völkerrecht verstößt, Schwangerschaftsabbrüche unter Strafe zu stellen.

Der Deutsche Juristinnenbund befürwortet daher eine Regelung im Sozialrecht und nicht im Strafrecht, so dass ein Schwangerschaftsabbruch auf keinen Fall – sofern er selbstbestimmt erfolgt – unter Strafe steht: Bis zum Zeitpunkt der Überlebensfähigkeit sollte ein Schwangerschaftsabbruch grundsätzlich zulässig sein, danach nur bei medizinischer Indikation.

Des weiteren sollte die derzeit bestehende gesetzliche Beratungspflicht in ein gesetzliches Beratungsrecht umgewandelt werden, damit Schwangere einen Anspruch darauf haben. Und schließlich sollen Schwangerschaftsabbrüche als Gesundheitsdienstleistung angesehen und von der gesetzlichen Krankenversicherung übernommen werden. Dadurch würde auch erreicht, dass sie möglichst früh vorgenommen werden können.[15]

Frankreich

1988 hat Frankreich als erstes Land den medikamentösen Abbruch zugelassen. Auch in anderen Aspekten hat der französische Gesetzgeber Frauen mehr Rechte eingeräumt als andere Länder: Verbot der Belästigung von Frauen im Zugang zu einer Klinik, Streichung der gesetzlichen Wartefrist, Streichung der ›Pflicht‹-Beratung, volle Kostenübernahme für alle Frauen, Erhöhung der zeitlichen Grenze für legale Abbrüche etc.

Schließlich wurde am 4. März 2024 das Recht jeder Fau auf einen Schwangerschaftsabbruch innerhalb der vorgegebenen Frist in der Verfassung verankert. Eine große, überparteiliche Mehrheit hatte dafür gestimmt. Damit wurde für die Zukunft vorgesorgt, denn ein ›bloßes Gesetz‹ könnte bei einem politischen Machtwechsel relativ leicht außer Kraft gesetzt werden, während für eine Verfassungsänderung mindestens eine Dreifünftel-Mehrheit erforderlich ist. Damit ist das ursprünglich sehr katholisch geprägte Frankreich das erste Land der Welt, das dieses Recht in der Verfassung verankert.

Schon im Jahr 2001 hat Frankreich die verpflichtende ›Beratung‹ gestrichen und die Krankenkasse zahlt seit 2013 den Schwangerschaftsabbruch. Im nächsten Schritt wurde 2015 die Wartefrist von 1 Woche gestrichen und 2022 die Obergrenze für den Abbruch auf 16 Wochen erhöht.

15 Ebd.

Südkorea

Seit 2004 ist die niedrige Geburtenrate in Südkorea – die weltweit niedrigste –, im Fokus der Regierung des Landes. Die Hauptstadt Seoul hat in ihrem aktuellen Budget nun Geldmittel für eine Steigerung der Geburtenrate reserviert. Rund 5,5 Mio. Euro seien für die medizinische Versorgung von Schwangeren über 35 Jahren budgetiert worden, mit rund 1,5 Mio. Euro sollen öffentliche Hochzeitsorte finanziert werden.

Zuletzt sorgte Seoul mit einem weiteren Schritt in der Hoffnung auf mehr Geburten für Aufsehen: Ende März wurde eine neue Super-U-Bahn eingeweiht, die die teils enormen Pendelzeiten verringern soll. Damit soll jungen Menschen die Perspektive der Elternschaft schmackhafter gemacht werden. Kürzere Fahrtzeiten werden es den Menschen ermöglichen, »*morgens und abends mehr Zeit mit ihrer Familie zu verbringen*«, so Präsident Yoon Suk Yeol.[16]

Dänemark

Zitat aus einem Zeitungsbericht: »*Frauen in Dänemark soll es* [ab Mitte 2025] *möglich sein, Schwangerschaften bis zur 18. Woche abbrechen zu können* [Bisher liegt die Frist bei 12 Wochen]. *Die Regierung rechnet nicht damit, dass die Zahl der Abbrüche dadurch deutlich ansteigen wird.*« Dazu die dänische Innen- und Gesundheitsministerin Sophie Løhde: »*Es gibt keinen medizinischen Beleg für die jetzige Grenze.*«[17]

Frauen mit einer ungewollten Schwangerschaft kommen immer sobald wie möglich zur Abtreibung. Deshalb sind diese Fristen in der Praxis nicht relevant und ausschließlich für den öffentlichen Diskurs bestimmt. Fristen für staatlich ›erlaubte‹ Abtreibungen basieren auf politischen Überlegungen und haben sich deshalb im Lauf der Jahre auch mehrfach verändert – je nach politischer Konstellation des jeweiligen Landes: Verkürzt, verlängert oder auf Null gesetzt. Mit anderen Worten: Es geht in Wirklichkeit um politische Macht oder um politische Kompromisse (wie in Österreich 1975), um (religiöse) Moralvorstellungen, um soziale und wirtschaftliche Erwartungen.

Aus medizinischer Sicht gibt es keinerlei Grundlagen für irgendwelche Fristsetzungen, wie es auch keine Grundlage für ein Verbot der Abtreibung gibt. Solange sich der Fötus im Körper der Frau befindet und vollständig von ihr abhängig ist, ist jede Bevormundung der Frau zum Scheitern verurteilt, wie auch unzählige historische Experimente bestätigt haben.

16 https://orf.at/stories/3359182 vom 31. Mai 2024.
17 https://www.mdr.de/nachrichten/welt/panorama/schwangerschaftsabbruch-daenemark-achtzehnte-schwangerschaftswoche-100.html (abg. 2024 12 30)

Quellen und Dokumentationen

Eine wichtige Quelle für die Untersuchung vom Umgang mit angezeigten Schwangerschaftsabbrüchen bzw. deren AkteurInnen sind Strafprozessakten. In unseren Analysen wurden rund 270 ausgewertet, vorwiegend solche aus dem Wiener Stadt- und Landesarchiv (WStLA), aber auch Fälle aus dem Niederösterreichischen Landesarchiv (NÖLA), dem Oberösterreichischen Landesarchiv (OÖLA) sowie dem Steiermärkischen Landesarchiv (STLA). Aufgrund von Datenschutz und Archivgesetzen können nur solche Akten eingesehen werden, die älter als 50 Jahre – und noch vorhanden! – sind. Verluste entstehen aufgrund von Skartierungen[1] sowie durch fehlende oder noch nicht erfolgte Aktentransfers von Seiten der abgebenden Institutionen. Um für Forschungszwecke auch in jüngere Akten Einblick zu bekommen, muss um eine Schutzfristverkürzungsbewilligung angesucht werden.

Angesichts der Fülle und Unterschiedlichkeit des auswertbaren Materials war eine systematische Erfassung und/oder Auswahl nicht möglich, vielmehr konnten nur Stichproben oder eine Weiterverfolgung zufällig bekannt gewordener Umstände durchgeführt werden.

Zu beachten ist, dass fast alle in Strafprozessakten enthaltenen Schriftstücke von ›Amtspersonen‹ verfasst sind, also weder die angeklagten MedizinerInnen noch die angeklagten Frauen/HelferInnen persönlich und in ihrer eigenen Diktion zu ›hören‹ sind.[2]

Ausgewertet wurden weiters Obduktionsbefunde, Aufzeichnungen aus Krankenanstalten, ÄrztInnenordinationen, Gebäranstalten und ärztlichen Standesvertretungen (soweit sie sich erhalten haben und zugänglich sind) sowie des Sanatoriums Auerspergstraße, in dem durch viele Jahre Schwangerschaftsabbrüche durchgeführt wurden.

Weiteres Material gibt es im Archiv der Republik (AdR) des Österreichischen Staatsarchivs (ÖStA), im Archiv des Vereins für Geschichte der ArbeiterInnenbewegung (VGA), im Archiv der Universität Wien und dem Universitätsinstitut für Gerichtsmedizin (wird in der Bibliothek der MedUni Wien verfügbar gemacht)

Agentur- und Zeitungsmeldungen konnten von der ONB-Datenbank ANNO – AustriaN Newspapers Online (bis 1946) sowie ab 1955 aus dem Archiv der Austria Presse Agentur (APA) abgerufen werden, das sowohl Eigenberichte als auch bezahlte Aussendungen enthält.

1 *Skartierung* bedeutet die Vernichtung von als nicht archivwürdig bewerteten Unterlagen und der darin enthaltenen Dokumente und Informationen.
2 Susanne Krejsa MacManus, Christian Fiala, Abtreibungen vor Gericht: Macht und Ohnmacht durch Sprache, Wr. Geschichtsblätter 4/2020, 269.

Statistiken stammen aus dem Rechtssystem des Staates, einzelner Städte oder Gemeinden, Polizeiakten, sowie aus Aufzeichnungen über Bevölkerungszahlen, Geburten und Familiengröße.

Einige wenige ZeitzeugInnenberichte bzw. Schilderungen von Angehörigen brachten ebenfalls bisher unveröffentlichtes Material zutage.

Wir möchten darauf hinweisen, dass wir ohne zeitliche Einschränkung auf den Schutz personenbezogener Daten achten. Mit anderen Worten: Auch wo es nach den Datenschutzregelungen möglich wäre, Details zu Namen und Lebensumständen preiszugeben, veröffentlichen wir diese nicht. Damit respektieren wir die Gefühle der Familien/Nachkommen, für die derartige ›Sensationen‹ schmerzhaft sein können.

Für die Sichtung der Sekundärliteratur konnte auf die Bibliothek des MUVS zurückgegriffen werden. Sie enthält nahezu die gesamte einschlägige Literatur in mehreren Sprachen und umfasst medizinische, medizinhistorische, politische, sozialpolitische und literarische Werke. Die Bestände werden laufend und systematisch erweitert.

Das ebenfalls vom MUVS geführte Archiv orientiert sich primär an den Erfordernissen der Objektsammlung und der Wissensvermittlung, enthält aber auch ZeitzeugInnenberichte sowie wesentliche Bestände in Zusammenhang mit einschlägig tätigen WissenschafterInnen, MedizinerInnen, ErfinderInnen, KonstrukteurInnen, PionierInnen.

Wie bereits erwähnt, kommt auch der Weltliteratur ein hoher Dokumentationswert zu: Eine Fundgrube für die Befassung mit Schwangerschaftsabbrüchen aus der Vergangenheit sind die häufigen Beschreibungen von Abtreibungen und Kindstötungen in der Literatur: Ob im Theaterstück oder im Gesellschaftsroman, ob im Krimi oder als Gedicht – die Tatsache einer ungewollten Schwangerschaft leitet(e) meist tragische Entwicklungen ein. Was die literarischen Zitate als Beleg ihrer Zeit geeignet macht, ist die große Wahrhaftigkeit der Schilderungen, in denen nichts geschönt und nichts romantisiert wird. Die Beispiele reichen von Thomas Bernhard bis Stefan Zweig, von Ovid bis Doris Lessing, auch MalerInnen, BildhauerInnen, MusikerInnen und andere KünstlerInnen haben sich mit der Dramatik auseinandergesetzt und tun das weiterhin.[3]

3 https://www.muvs.org/de/themen/literatur-zitate/ und https://www.muvs.org/en/topics/literary-quotes/.

Verwendete Abkürzungen

AdR: Archiv der Republik
ANNO: AustriaN Newspapers Online
APA: Austria Presse Agentur
BGBl.: Bundesgesetzblatt
Ebd: Ebendort
FUM: Zeitschrift Frau und Mutter
GemR: Gemeinderat
GP: Gesetzgebungsperiode
LAbg: Abgeordnete/r zum Landtag
LGSt: Landesgericht für Strafsachen
M.Abt.: Magistratsabteilung
MedR: Medizinalrat
MUVS: Museum für Verhütung und Schwangerschaftsabbruch
NÖLA: Niederösterreichisches Landesarchiv
ÖAW: Österreichische Akademie der Wissenschaften
OeStA: Österreichisches Staatsarchiv
OGH: Oberster Gerichtshof
OMedR: Obermedizinalrat
ONB: Österreichische Nationalbibliothek
RGBl: Reichsgesetzblatt
S: Seite
SST: Entscheidungen des Obersten Gerichtshofes in Strafsachen und Disziplinarangelegenheiten
StBKA: Stiftung Bruno Kreisky Archiv
StGB: Strafgesetzbuch
StGBl: Strafgesetzblatt
StLA: Steiermärkisches Landesarchiv
VGA: Verein für Geschichte der ArbeiterInnenbewegung
VLA: Vorarlberger Landesarchiv
WStLA: Wiener Stadt- und Landesarchiv

Bildquellenverzeichnis

Umschlagvorderseite: Fotos © Petra Haider
Abb. 1: Familie mit 10 Kindern, © mednews
Abb. 2: Fruchtsack in der 5. und 6. SSW und das dazupassende Ultraschallbild. www.abtreibung.at
Abb. 3: Folder Knaus. www.muvs.org
Abb. 4: Wer entscheidet über die Fruchtbarkeit der Frau? www.muvs.org
Abb. 5: Vatikan. © Vyacheslav Argenberg, http://www.vascoplanet.com/
Abb. 6: Zeitungsinserate. www.muvs.org
Abb. 7: Zeitungsinserate. www.muvs.org
Abb. 8: Express
Abb. 9: Neues Wiener Journal
Abb. 10: www.muvs.org
Abb. 11: Polizei
Abb. 12: www.muvs.org
Abb. 13: © Susanne Krejsa MacManus
Abb. 14: www.muvs.org
Abb. 15: www.muvs.org
Abb. 16: www.muvs.org
Abb. 17: Kristine von Soden, Die Sexualberatungsstellen der Weimarer Republik 1919–1933, Berlin 1988
Abb. 18: © Petra Haider
Abb. 19: WStLA, 2.9.4.4.B1, B17/32, 6. November 1954 bis 7. Februar 1955
Abb. 20: by San Jose (map), Hayden120 (retouch) – Derivative work of Europe countries map en.png by San Jose, based on the Generic Mapping Tools and ETOPO2, CC BY-SA 3.0, https://commons.wikimedia.org/w/index.php?curid=7783498
Abb. 21: www.bevormundung-is.org
Abb. 22: Aus: Gisela Staupe, Lisa Vieth: Die Pille. Von der Lust und von der Liebe, 1996, 132.)
Abb. 23: https://www.muvs.org/media/pdf/weib-du-bist-frei-deine-empfangnisfreien-tage-in-diesem-jahre.pdf
Abb. 24: www.muvs.org
Abb. 25: © Susanne Krejsa MacManus
Abb. 26: Kurier
Abb. 27: ÖNB Wien: 568.867-C.
Abb. 28: ÖNB Wien: 568.867-C.
Abb. 29: Beate Uhse und Günther Hunold
Abb. 30: © Marcela Danielova
Abb. 31: www.muvs.org
Abb. 32: www.muvs.org
Abb. 33: www.muvs.org
Abb. 34: www.muvs.org
Abb. 35: www.muvs.org
Abb. 36: www.muvs.org
Abb. 37: https://www.tate.org.uk/art/artists/paula-rego-1823/art-body
Abb. 38: Stern

Unsere bisherigen Veröffentlichungen zum Thema

Wie in der Einleitung erwähnt, wurde die politische und legistische Entwicklung, die nach vielen Jahren des Kampfes schließlich zur (Fristen-)Lösung geführt hat, bereits von mehreren AutorInnen ausführlich dargestellt. Daher haben wir unser Augenmerk stattdessen auf die bis dahin unbekannten medizinischen und organisatorischen Abläufe der verbotenen Schwangerschaftsabbrüche, das soziale Umfeld, das Verhalten von direkt und indirekt Beteiligten sowie den Anteil von Exekutive und Judikative gelenkt. Im MUVS-Forschungsprojekt ›Abtreibung in Österreich 1945–1975‹ untersuchten wir rund 10 Jahre lang Strafprozessakten, Zeitungsartikel, Dokumente aus Krankenhäusern sowie Darstellungen aus Literatur und Bildender Kunst und führten Gespräche mit Betroffenen, mit ZeitzeugInnen und mit Angehörigen von AkteurInnen. Auch historische Quellen wurden herangezogen, wenn sie die – durch die NS-Zeit unterbrochene – Vorgeschichte und Kontinuität im Umgang mit der Thematik beleuchten können.

Unsere Aufarbeitung soll verständlich machen, auf welchen Grundlagen und in welchem Klima die Entscheidung für die 1975 eingeführte Fristenlösung getroffen wurde. Um Interessenten verschiedener Fachgebiete an unserem Wissen teilhaben zu lassen, haben wir laufend Einzelaspekte auf unterschiedlichen Wegen publiziert:

Susanne Riegler: Dokumentarfilm ›Der lange Arm der Kaiserin‹ (2012).

Der Titel bezieht sich auf Maria Theresias Strafgesetzbuch Constitutio Criminalis Theresiana aus dem Jahr 1768, das auf Abtreibung die Todesstrafe vorsah. Wie erwähnt galt es zwar schon bei seiner Einsetzung als rückständig und wurde bereits nach zwanzig Jahren abgelöst, doch begründete es das Abtreibungsverbot und die Bestrafung der Frau bis weit in unsere Zeit. Erst 1975 rang Österreich sich zu einer Liberalisierung des Schwangerschaftsabbruches durch.

Wie es vor 1975 war, können unsere Großmütter noch erzählen, und das tun sie im Film auch, und zwar voller Wut und Zorn über die erlittenen Demütigungen. Stellvertretend für viele berichten Elisabeth Haidler, Annemarie Indinger, Christine Käfer und Freda Meissner-Blau, wie mit ungewollt schwangeren Frauen umgegangen wurde und welche grausamen Mittel, Werkzeuge und Substanzen sie in ihrer Verzweiflung anwandten. Noch schrecklicher als die physischen Schmerzen ist die Erinnerung an die ohnmächtige Wut über die entwürdigende Behandlung, die auch in einem häufig zitierten Sprüchlein deutlich wird: »*Weibersterben – kein Verderben, Rossverrecken – Bauernschrecken!*«

Die Interview-Passagen der ExpertInnen und Erzählungen der ZeitzeugInnen werden mit historischem Bildmaterial, Zitaten, Dokumenten sowie Objekten aus dem Museum für Verhütung und Schwangerschaftsabbruch filmisch unterlegt und journalistisch untermauert.

www.derlangearmderkaiserin.at

S. Krejsa MacManus, C. Fiala:

- Der Detektiv der fruchtbaren Tage - Die Geschichte des Gynäkologen Hermann Knaus Wien: Verlagshaus der Ärzte, 2016.
- In der Not benutzen die Verzweifelten Malvenwurzeln, Ärzte Woche 25 v. 21. Juni 2018 und Zahnarzt v. 7. August, 2018, 25.
- Babyleichen im Gebüsch – Schmerzliche Lehren aus der Vergangenheit, Medical Tribune Österreich 2020, 8, 12.
- »Ich werde doch meine Mutter nicht als Abtreiberin vorführen«, Der Frauenarzt 2/2020, 216–217.
- Abtreibungen vor Gericht: Macht und Ohnmacht durch Sprache, Wr. Geschichtsblätter 4/2020, 269–279.
- Heimlichkeit. Ein Mord erschüttert ein Museum über das man nicht spricht, Berlin: Omnino, Print und E-Book, 2020.
- Die »Oma« der Abtreibungsregelung – Adelheid Popp, MUVS-Eigenverlag, März 2022.
- Verschleierungen, https://www.springermedizin.at/gynaekologie-und-geburtshilfe/operative-gynaekologie/ungehoeriges-treiben/23229058, 7. Juli 2022 und Ärzte Woche 27 vom 7. Juli 2022, 13–14.
- Das Sanatorium Auerspergstrasse in Wien: Glorreicher Beginn, luxuriöser Verlauf, bitteres Ende, Wr. Geschichtsblätter 3/2023, 153–183.
- Geburtenstatistiken: Was gibt es, was gibt es nicht? Wie wahrheitsgemäß sind die vorhandenen und wer zieht daraus Nutzen? Jahrbuch 2024 der Österr. Ges. für Familien- und Regionalforschung, 69–78.
- Druck auf Japans Frauen steigt, Ärzte Woche v. 25. Jänner 2024, 17–18.

S. Krejsa MacManus, C. Fiala, T. Pire:

- Riskant, lukrativ, gefährlich – ärztliche Abtreibungen 1945–1974, CliniCum, 2018, 30–31.

C. Fiala, E. Parzer:

- Österreichischer Verhütungsreport 2012, 2015, 2019.

C. Fiala:

- Wissenschaftliche Publikationen auf Englisch: https://www.scopus.com/authid/detail.uri?authorId=55883208100
- Fachpublikationen zum Thema Abbruch (deutsch): https://gynmed.at/medien-publikationen/fachpublikationen/de/abbruch

S. Krejsa MacManus:

- Inoffiziell legalisiert – Abtreibungen zu Kriegsende in Österreich, ÖAW, 3. 11. 2021, https://www.oeaw.ac.at/detail/news/inoffiziell-legalisiert-abtreibungen-zu-kriegsende-in-oesterreich
- Die Medizin und der verbotene Schwangerschaftsabbruch: Aufgaben – Standpunkte – Entwicklungen, Beitrag zu: ›Medizin in Wien nach 1945 – Strukturen, Aushandlungsprozesse, Reflexionen.‹ Vienna University Press, Mai 2022, S. 325–345.

Newsletters des Museums für Verhütung und Schwangerschaftsabbruch:

- »Jede und jeder kennt jemanden, die …« – Familienplanung in der Weltliteratur, 15. März 2022.
- Wie bewirbt man Verbotenes?, 6. September 2023.
- Sterilisationen einfach rückgängig machen? Schön wär's! 20. November 2024.

Danksagung

Wir danken Claudia Grammer, Archivarin am MUVS, und Diana Riegler, Projektkoordinatorin am MUVS, für ihre fachliche und motivierende Unterstützung, und unseren Studierenden Maya Deimbacher-Sand, Tara Pire, Verena Radner und Chiara Steindl für ihre Assistenz bei der Auswertung von Gerichtsakten und historischen Zeitschriften. Akten aus dem Steiermärkischen Landesarchiv verdanken wir Sandra Abrams.

Unsere Recherchen wurden ermöglicht und unterstützt durch das Wiener Stadt- und Landesarchiv, das Niederösterreichische Landesarchiv, das Oberösterreichische Landesarchiv, das Steiermärkische Landesarchiv, das Vorarlberger Landesarchiv, das Archiv der Bundespolizeidirektion Wien, das Kreisky-Archiv, das Österreichische Staatsarchiv, die Österreichische Nationalbibliothek inklusive ANNO (*A*ustria*N* *N*ewspaper *O*nline), die Austria Presse Agentur, das Institut für Zeitgeschichte der Universität Wien und den Österreichischen Gewerkschaftsbund.

Erwähnen möchten wir auch die Beiträge von Angehörigen so genannter EngelmacherInnen und von Ärztinnen und Ärzten, die verbotene Abtreibungen durchgeführt haben. Für sie war die Auskunftserteilung mitunter schmerzhaft, weshalb wir für die gute Zusammenarbeit besonders dankbar sind. Auch ÄrztInnen, die selbst keine Schwangerschaftsabbrüche durchgeführt haben, ließen sich von uns über ihre Erfahrungen, Überlegungen und Beobachtungen befragen.

Das Museum

Das Museum für Verhütung und Schwangerschaftsabbruch (MUVS) im 15. Wiener Gemeindebezirk wurde im Jahr 2003 gegründet und wird privat finanziert. Es ist weltweit das einzige Museum, das dokumentiert, wie wir Menschen gelernt haben, das Ausmaß der natürlichen Fruchtbarkeit von durchschnittlich 12–15 Schwangerschaften im Leben einer Frau auf die individuell gewünschte Anzahl Kinder zu reduzieren. Sigmund Freud hat dieses Ziel vor 100 Jahren noch als (unvorstellbare) Vision formuliert: Die Trennung von Fruchtbarkeit und Sexualität wäre der größte Triumpf der Menschheit. Dieser Kampf um die Kontrolle der Fruchtbarkeit wurde über Jahrtausende erfolglos geführt, bis 1929 der Österreicher Hermann Knaus und der Japaner Kyūsaku Ogino die *fruchtbaren Tage* entdeckten und 1960 John Rock und Gregory Pincus die Verhütungspille entwickelten. Viele andere WissenschafterInnen sowie engagierte Menschen, wie etwa die Frauenrechtlerin Margret Sanger, trugen wesentlich dazu bei.

Die dadurch ermöglichte Zähmung der Fruchtbarkeit ist eine der größten kulturellen Errungenschaften unserer Zeit, vergleichbar mit der Zähmung des Feuers, und hat unser aller Leben in ähnlichem Ausmaß verändert. Das Museum dokumentiert dies mit den Schwerpunkten Verhütung, Schwangerschaftstests sowie Schwangerschaftsabbruch und fokussiert dabei auf das individuelle Erleben und die gesellschaftlichen Entwicklungen.

Sammlung, Archiv und Bibliothek umfassen etwa 2750 Objekte, 1300 Bücher, 100 Briefe und mehr als 2600 Fachartikel. Auch Vor- und Nachlässe verwahrt das Museum, darunter das umfangreiche Dokumentationsarchiv Hermann Knaus, dessen Bestände aus einer großzügigen Leihgabe seiner Familie sowie aus langjährigen Recherchen und Sammeltätigkeiten des MUVS entstanden sind.

Pro Jahr kommt eine Vielzahl an Jugendlichen und jungen Erwachsenen zu Führungen und Workshops: Schulen, Berufsschulen, Lehrlingsausbildungen, Universitätsexkursionen, Hebammenschulungen, Arbeitsmarktinitiativen, Vereinsausflüge etc. Bei der langen Nacht der Museen im Oktober 2024 konnten wir 501 Besucher begrüßen.

Bereits zwei Jahre nach der Eröffnung (2007) wurde das MUVS mit dem Österreichischen Museumsgütesiegel ausgezeichnet, das jeweils für fünf Jahre gilt und 2014, 2019 und 2024 verlängert wurde. Im Jahr 2010 war das MUVS der erste Preisträger des neugeschaffenen »Kenneth Hudson Award for Special Achievement« des European Museum Forums. Der Preis ehrt Personen, Projekte oder Museen, die sich gesellschaftsrelevanter Themen annehmen und diese wissenschaftlich kompetent und didaktisch fachgerecht aufbereiten. Weiters ist das MUVS Mitglied im Museumsbund Österreich und wurde im Jahr 2011 von der Europäischen Gesellschaft für Verhütung und Reproduktive Gesundheit unterstützt. Eine öffentliche Basisförderung erhält das MUVS nicht, lediglich einzelne Projekte werden unterstützt.

Wir kooperieren mit wissenschaftlichen Projekten und Forschungsinitiativen. Film- und Fernsehproduktionen drehen in unseren Räumen Dokumentationen – z. B. Arte-TV. Häufig leihen kleine und große Museen innerhalb und außerhalb Österreichs Objekte und Archivmaterial für ihre Ausstellungen aus. Wenn Sammlungsobjekte als ›*Requisiten*‹ für Spielfilme gewünscht werden, erwarten wir allerdings die Sicherstellung eines entsprechend fachgerechten Umganges.

Um von überall in der Welt erreichbar zu sein, haben wir eine äußerst umfangreiche Website auf Deutsch und Englisch aufgesetzt, die über eine große Datenbank, Veröffentlichungen, Audio Guides und eine virtuelle Museumstour verfügt. Alle historischen Bücher sind gescannt und mit OCR bearbeitet, somit online kostenlos erreichbar und downloadbar. Damit und mit einer speziellen Linksammlung helfen wir vielen Studierenden und ForscherInnen bei ihren selbstständigen Recherchen. Seit 2020 bieten wir auch Onlineführungen an. Wir sind aktiv auf Social Media und versenden immer wieder Newsletters.

www.muvs.org

Index